ARZNEIBUCH FÜR DAS DEUTSCHE REICH

Vierte Ausgabe
(Pharmacopœa Germanica, editio IV)

Unveränderter Nachdruck der Ausgabe von 1900
mit einem Nachwort von
Wolfgang Schneider

DEUTSCHER APOTHEKER VERLAG STUTTGART
1986

CIP-Kurztitelaufnahme der Deutschen Bibliothek

Arzneibuch für das Deutsche Reich = (Pharmacopœa Germanica). –
4. Ausg., unveränd. Nachdr. d. Ausg. von 1900 / mit e. Nachw. von Wolfgang Schneider. –
Stuttgart : Deutscher Apotheker-Verlag, 1986.
ISBN 3-7692-0973-7
NE: Schneider, Wolfgang [Vorr.]; PT

© 1986 Deutscher Apotheker Verlag, Birkenstraße 44, D-7000 Stuttgart 1
Printed in Germany (West)
Druck: Druckhaus Beltz, Hemsbach

Arzneibuch

für das

Deutsche Reich.

Vierte Ausgabe.

(Pharmacopoea Germanica, editio IV.)

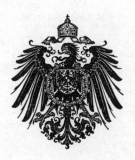

Berlin, 1900.

R. v. Decker's Verlag

G. Schenck,

Königl. Hofbuchhändler.

Bekanntmachung,

betreffend

das Arzneibuch für das Deutsche Reich.

Der Bundesrath hat in der Sitzung vom 7. Juni 1900 beschlossen, daß das

Arzneibuch für das Deutsche Reich, vierte Ausgabe, vom 1. Januar 1901 ab an Stelle der zur Zeit in Geltung befindlichen dritten Ausgabe nebst Nachtrag treten soll.

Dies wird hierdurch mit dem Bemerken zur öffentlichen Kenntniß gebracht, daß das Arzneibuch in R. v. Decker's Verlag (G. Schenck) zu Berlin erscheinen und im Wege des Buchhandels zum Ladenpreise von 2 M. 5 Pf. für ein geheftetes und von 3 M. 65 Pf. für ein gebundenes Exemplar zu beziehen sein wird.

Berlin, den 30. Juni 1900.

Der Reichskanzler.

In Vertretung:
Graf **von Posadowsky**.

Inhalt.

	Seite
Vorrede	VII
Die einzelnen Artikel in der alphabetischen Reihenfolge ihrer lateinischen Namen	1
Anlage I. Reagentien und volumetrische Lösungen	415
» II. Tabelle A, enthaltend die größten Gaben (Maximaldosen) der Arzneimittel für einen erwachsenen Menschen	431
» III. Tabelle B, enthaltend die gewöhnlich Gifte genannten Arzneimittel, welche unter Verschluß und sehr vorsichtig aufzubewahren sind	435
» IV. Tabelle C, enthaltend diejenigen Arzneimittel, welche von den übrigen getrennt und vorsichtig aufzubewahren sind	437
» V. Verzeichniß der Atomgewichte derjenigen Elemente, welche für das Deutsche Arzneibuch in Betracht kommen	443
» VI. Uebersicht über die zwischen + 12° und 25° eintretenden Veränderungen der bei den Revisionen der Apotheken festzustellenden spezifischen Gewichte von Flüssigkeiten	445
» VII. Verzeichniß der neben den amtlichen sonst noch gebräuchlichen Namen der Arzneimittel	449
» VIII. Verzeichniß der in das Arzneibuch aufgenommenen deutschen Arzneimittel-Namen	485

Vorrede.

Im Anschluß an eine bei den Berathungen über die zweite Ausgabe der deutschen Pharmakopöe gegebene Anregung hat der Bundesrath in seiner Sitzung vom 17. Februar 1887 beschlossen:

1. In Verbindung mit dem Kaiserlichen Gesundheitsamte wird eine ständige Kommission errichtet, welcher die Aufgabe obliegt, die Beschlüsse des Bundesrathes über periodisch herbeizuführende Berichtigungen und Ergänzungen der Pharmakopöe vorzubereiten. Die Kommission hat zu diesem Behufe das einschlägige Material zu sammeln, zu sichten und zu prüfen, sowie in Zwischenräumen von etwa zwei Jahren ihre bestimmt formulirten Anträge auf Berichtigung und Ergänzung der Pharmakopöe dem Reichskanzler zur weiteren Veranlassung zu unterbreiten.
2. Den Vorsitz in der Kommission führt der Direktor des Gesundheitsamtes, welchem auch die Leitung der laufenden Geschäfte obliegt. Die Büreauarbeiten werden im Gesundheitsamte ausgeführt.

3. Die Kommission besteht außer dem Vorsitzenden aus denjenigen außerordentlichen Mitgliedern des Gesundheitsamtes, welche eine Stellung in der obersten Medizinal-Verwaltungsbehörde eines Bundesstaates einnehmen, und aus weiteren Mitgliedern, welche vom Reichskanzler ernannt werden. Die Zahl der letzteren ist vorläufig nicht über 12 zu bemessen. Die Mitglieder erhalten Reisekosten und Tagegelder für die durch die Sitzungen der Kommission bedingte Abwesenheit von ihrem Wohnorte. Die Gewährung einer besonderen Vergütung für erhebliche Arbeitsleistung, sowie für die den Mitgliedern durch experimentelle oder litterarische Arbeiten etwa erwachsenden baaren Auslagen bleibt vorbehalten.

4. Die durch die Errichtung der Kommission bedingten Kosten werden aus den Fonds des Gesundheitsamtes bestritten.

In Ausführung dieses Beschlusses hat der Reichskanzler 12 Vertreter der klinischen und praktischen Medizin, der Pharmakologie, der Pharmakognosie und der angewandten Chemie und Pharmazie zu Mitgliedern der ständigen Kommission zur Bearbeitung der Pharmakopöe ernannt. Die Zahl der Mitglieder wurde im Jahre 1892 auf 15 und im Jahre 1897 auf 18 erhöht. Insbesondere gehören auch Vertreter der pharmazeutischen Großindustrie und der Thierheilkunde und Thierheilmittellehre der Kommission an. Den Vorsitz führt der Präsident des Kaiserlichen Gesundheitsamts; außerdem gehören der Kommission gemäß dem Bundesrathsbeschlusse 10 außerordentliche Mitglieder des Gesundheitsamts an, welche in der obersten Medizinal-Verwaltungsbehörde eines Bundesstaats eine Stellung einnehmen.

Behufs Regelung des Geschäftsganges innerhalb der Kommission ist seitens des Reichskanzlers eine Geschäftsordnung erlassen worden; die jetzt geltende trägt das Datum des 9. März 1891. Durch diese wurde dem bereits früher gebildeten pharmazeutischen Ausschusse ein ärztlicher Ausschuß für die Vorberathung medizinischer Fragen zur Seite gestellt.

Zufolge Bundesrathsbeschlusses vom 12. Juni 1890 trat die dritte Ausgabe des Arzneibuches vom 1. Januar 1891 ab an die Stelle der II. Auflage der Pharmacopoea Germanica.

Bereits im Jahre 1891 wurden die Arbeiten zu einer Berichtigung und Ergänzung des Arzneibuches gemäß dem Bundesrathsbeschlusse vom 17. Februar 1887 begonnen. Auf Grund der Ergebnisse der eingeleiteten Berathungen genehmigte der Bundesrath am 20. Dezember 1894 einen »Nachtrag zum Arzneibuche für das Deutsche Reich (dritte Ausgabe)«.

Schon bei den Berathungen über diesen Nachtrag lag ein derartig umfangreiches Material von Abänderungsvorschlägen vor, daß die Frage einer 4. Ausgabe in Betracht gezogen wurde. Die Vorbereitungen dazu wurden daher bald nach dem Erscheinen des Nachtrages begonnen. Es war zunächst die Aufgabe der Kommission, das einschlägige Material weiter zu sammeln und für ihre Berathungen zu sichten und zu prüfen. Der Vorsitzende der Kommission erließ am 22. Januar 1898 eine öffentliche Bekanntmachung, in welcher alle für die Angelegenheit sich interessirenden Fachmänner ersucht wurden, ihre Wünsche betreffs der Neuausgabe des Arzneibuches zu äußern, insonderheit solche, welche sich auf die Aufnahme neuer Mittel oder die Streichung von offizinellen Mitteln bezogen. Die Sammlung und Ordnung der daraufhin eingehenden Zuschriften erfolgte im Gesundheitsamte, während daselbst fortlaufend Auszüge aus den seit Erlaß der dritten Ausgabe der Pharmakopöe erschienenen Fachwerken und Zeitschriften, soweit sie Aenderungs- und Ergänzungsvorschläge zur Pharmakopöe betrafen, gefertigt und übersichtlich zusammengestellt wurden.

Infolge von Schreiben des Reichskanzlers vom 25. August 1897 und 19. März 1898 wurde bei Besitzern von Stadt- und Landapotheken mit größerem Geschäftsumsatze Umfrage gehalten, welche ältere, im Arzneibuche nicht enthaltene Mittel noch öfter ärztlich verordnet, und andererseits, welche im Arzneibuche enthaltene Mittel als veraltet nicht mehr häufig verordnet würden.

Die Ergebnisse dieser Umfragen wurden im Gesundheitsamte zusammengestellt und nebst den aus Aerzte- und Apothekerkreisen eingegangenen Vorschlägen bei den späteren Kommissionsberathungen verwerthet.

Die Kommission, und zwar zuerst der ärztliche Ausschuß, sodann die Gesammtkommission, trat am 4. und 6. Dezember 1897 im Gesundheitsamte zusammen. Den Berathungen wohnte je ein Vertreter des Patentamtes und des Königlich preußischen Kriegsministeriums, sowie außerdem ein Sachverständiger für Heilsera und Tuberkulin bei. Die Kommission entschied sich für die Veranstaltung einer neuen Ausgabe des Arzneibuches und traf eine Auswahl der neu in das Werk aufzunehmenden Mittel. Im Uebrigen wurde das gesammte wissenschaftliche und litterarische Material sowohl über die bereits im Arzneibuche (3. Ausgabe von 1895) befindlichen, als über die nach Ansicht der Kommission neu aufzunehmenden Mittel unter die Mitglieder des pharmazeutischen Ausschusses behufs gründlicher Durcharbeitung vertheilt.

Die hiernach von den Mitgliedern des pharmazeutischen Ausschusses entworfenen Fassungen der im Arzneibuche enthaltenen und der neu ausgewählten Artikel wurden vervielfältigt und sämmtlichen Kommissionsmitgliedern übersandt.

Unter Betheiligung von ordentlichen Mitgliedern des Gesundheitsamtes, je eines Vertreters des Patentamtes und des Königlich preußischen Kriegsministeriums, sowie des Direktors des Königlich preußischen Institutes für Serumforschung und Serumprüfung und eines pharmazeutischen Kommissars des Königlich preußischen Ministeriums der geistlichen ꝛc. Angelegenheiten fanden in der Zeit vom 3. bis 7. Januar 1899 die Berathungen des pharmazeutischen Ausschusses und der Gesammtkommission statt.

Der Text wurde auf Grund der gefaßten Beschlüsse von einer besonderen Redaktionskommission vorläufig festgesetzt und von dem pharmazeutischen Ausschusse in der Zeit vom 17. bis 20. April 1899 unter Berücksichtigung der Ergebnisse experimenteller Untersuchungen über den Gehalt einer Anzahl von Rohdrogen und Zubereitungen an wirksamen Bestandtheilen erneut geprüft. Der nunmehr im Gesundheitsamte unter Betheiligung der Redaktionskommission festgestellte Entwurf zur 4. Ausgabe des Arzneibuches für das Deutsche Reich wurde dem Bundesrathe vorgelegt. Dieser hat ihn am 7. Juni 1900 genehmigt.

In die 4. Ausgabe sind neu aufgenommen die Artikel: Adeps Lanae anhydricus, Adeps Lanae cum Aqua, Aether pro narcosi, Alcohol absolutus,

Arecolinum hydrobromicum, Baryum chloratum, Bismutum subgallicum, Bromoformium, Cautschuc, Coffeïno-Natrium salicylicum, Gelatina alba, Hydrargyrum salicylicum, Hydrastininum hydrochloricum, Mel, Methylsulfonalum, Oleum camphoratum forte, Oleum Chloroformii, Oleum Santali, Pilulae Ferri carbonici Blaudii, Pyrazolonum phenyldimethylicum salicylicum, Semen Erucae, Serum antidiphthericum, Tela depurata, Tuberculinum Kochi, Unguentum Adipis Lanae, Vinum Chinae.

Gestrichen sind folgende Artikel:

Auro-Natrium chloratum, Coffeïnum natriobenzoïcum, Kalium aceticum, Keratinum, Liquor Ferri subacetici, Moschus, Pilulae Ferri carbonici, Thallinum sulfuricum, Tinctura Ferri acetici aetherea, Tinctura Moschi; die bisherigen besonderen Artikel Tabulae und Trochisci sind durch eine erweiterte Fassung des Artikels Pastilli erledigt worden.

Außerdem haben die Anlagen des Arzneibuches eine Vermehrung durch ein Verzeichniß, enthaltend die Atomgewichte der in Betracht kommenden Elemente, erfahren.

XIV

Während der vorstehend bezeichneten Kommissions-Berathungen sind folgende besondere Gesichtspunkte als maßgebend angesehen worden.

Für die Schreibweise des neuen Arzneibuches ist die in der Gesetzessprache des Reiches übliche Rechtschreibung zum Vorbilde genommen worden.

Die Bemühungen, Fremdwörter durch deutsche Ausdrücke zu ersetzen, sind nicht immer erfolgreich gewesen, da es vor Allem darauf ankam, Mißverständnisse, welche bei einer Verdeutschung eingebürgerter, wissenschaftlicher Fremdwörter leicht unterlaufen können, sicher zu verhüten.

Soweit angängig, sollte die Beschreibung der bisher gebräuchlichen Mittel sich an diejenige in der dritten Ausgabe des Arzneibuches anlehnen.

Außer den amtlich eingeführten lateinischen und deutschen Benennungen jedes Mittels sind andere Namen grundsätzlich nicht in die Ueberschriften der einzelnen Mittel aufgenommen worden, jedoch wurde die Beifügung eines möglichst umfassenden, alphabetisch geordneten Verzeichnisses der neben den amtlichen sonst noch gebräuchlichen Namen für erforderlich erachtet.

Bei der Benennung der Rohdrogen wurde eine Aenderung der in der dritten Ausgabe des Arzneibuches angewandten lateinischen Namen aus praktischen Gründen thunlichst vermieden.

Um eine Gleichmäßigkeit in der Art der Beschreibung der einzelnen Mittel herbeizuführen, sollten stets nacheinander 1. die äußeren Merkmale angegeben, 2. die Anforderungen an die Beschaffenheit der Körper aufgezählt werden; Vorschriften zur Darstellung sollten nur bei denjenigen Mitteln vorangeschickt werden, welche entweder in den Apotheken selbst bereitet zu werden pflegen, oder für welche die Innehaltung der gewählten Bereitungsvorschrift die Vorbedingung für die Herstellung des Mittels in der gewünschten Beschaffenheit bildet.

Die Beschreibung der Rohdrogen hat, vorzüglich aus praktischen Gründen, eine durchgreifende Aenderung erfahren. Die Thatsache, daß die Drogen jetzt häufiger von den Apothekern in zerschnittenem und gepulvertem Zustande bezogen werden als früher, hat es nöthig erscheinen lassen, in dieser Ausgabe des Arzneibuches eine genauere Beschreibung der wichtigsten Drogen zu geben als in der vorigen und dabei die anatomischen Merkmale eingehender zu berücksichtigen. Von einer Beifügung der Autornamen zu den Namen der Pflanzen und Thiere wurde auch fernerhin abgesehen, soweit nicht die Nennung des Autors zur Vermeidung von Mißverständnissen nothwendig war.

Bei starkwirkenden Drogen ist, soweit es der Stand der Wissenschaft zuließ, auch eine Vorschrift zur chemischen Werthbestimmung gegeben worden.

Um den Gehalt der narkotischen Extrakte und Tinkturen an wirksamen Bestandtheilen, soweit es jetzt möglich ist, zu normiren, sind auch für diese Präparate chemische Prüfungsmethoden aufgenommen worden.

Den chemischen Verbindungen wurden Formeln ebenso wie bisher nicht beigefügt.

Die Aufnahme von Mitteln, welche durch Patent geschützt sind, ist thunlichst vermieden worden. An Stelle der, einzelnen Personen geschützten Namen für Arzneimittel sind die wissenschaftlichen Bezeichnungen der betreffenden Mittel gesetzt worden.

Die Löslichkeitsverhältnisse der in Wasser, Weingeist und Aether löslichen Mittel sind in ausreichender Vollständigkeit bereits in den Beschreibungen der Mittel angegeben; von der Beifügung einer besonderen Löslichkeitstabelle ist daher abgesehen worden.

Wie in der dritten, so ist auch in der neuen Ausgabe des Arzneibuches bei den Prüfungen die Maßanalyse möglichst allgemein benutzt worden.

Die Bestimmung des Schmelzpunktes wird in einem kleinen, engen, an einem Ende offenen Glasröhrchen von höchstens 1 mm lichter Weite ausgeführt. In dieses bringt man soviel von der fein gepulverten, vorher in einem Exsikkator über Schwefelsäure wenigstens 24 Stunden lang getrockneten Substanz, daß sie nach dem Zusammenrütteln eine 2 bis höchstens 3 mm hoch auf dem Boden des Röhrchens stehende Schicht bildet. Das Röhrchen ist hierauf mit einem geeigneten Thermometer zu verbinden und in ein etwa 30 mm weites Reagensglas zu bringen, in welchem sich die zum Erwärmen dienende Schwefelsäure befindet. Alsdann wird allmählich und unter häufigem Umrühren der Schwefelsäure erwärmt. Derjenige Wärmegrad, bei welchem die undurchsichtige Substanz durchsichtig wird und zu durchsichtigen Tröpfchen zusammenfließt, ist als der Schmelzpunkt anzusehen.

Die Bestimmung des Schmelzpunktes der Fette und der fettähnlichen Substanzen wird in einem dünnwandigen, an beiden Enden offenen Glasröhrchen von höchstens 1 mm lichter Weite ausgeführt. In dieses saugt man soviel von dem klar geschmolzenen Fette auf, daß es eine etwa 1 cm hoch auf dem Boden stehende Schicht bildet. Das Röhrchen läßt man nun 24 Stunden lang bei niederer Temperatur (etwa 10°) liegen, um das Fett völlig zum Erstarren zu bringen. Erst dann ist das Röhrchen mit einem geeigneten Thermometer zu verbinden und in ein etwa 30 mm weites Reagensglas zu bringen, in welchem sich das zum Erwärmen dienende Wasser befindet. Das Erwärmen soll allmählich und unter häufigem Umrühren des Wassers geschehen. Der Wärmegrad, bei welchem das Fettsäulchen durchsichtig wird und in die Höhe schnellt, ist als der Schmelzpunkt anzusehen.

Die Sterilisirung von Arznei- oder Verbandmitteln erfolgt, sofern etwas Anderes nicht vorgeschrieben ist, durch Anwendung von Wärme nach den Regeln der bakteriologischen Technik, unter Berücksichtigung der Eigenschaften des zu sterilisirenden Gegenstandes.

Die Liste der Reagentien aus der dritten Ausgabe hat eine Umarbeitung und Vervollständigung erfahren. Sie enthält in ihrer neuen Gestalt besonders Flüssigkeiten und Lösungen, welche zur Feststellung und Prüfung der Arzneimittel Verwendung finden; feste, den gleichen Zwecken dienende Stoffe sind nur insoweit aufgenommen, als sie sich im Arzneibuche selbst nicht bereits befinden.

Von der Aufstellung eines besonderen Verzeichnisses der Lösungen zu volumetrischen Prüfungen ist Abstand genommen worden, da diese ebenfalls nur als Reagentien aufzufassen sind und in Folge dessen auch mit zu den qualitativen Prüfungen Verwendung finden.

Mit den Vorschriften über Aufbewahrung der Mittel (Tabelle B und C), sowie über Lichtabschluß ist im Allgemeinen über die Grenzen der dritten Ausgabe nicht hinausgegangen worden. Das eigene Interesse des Apothekers muß indeß dazu führen, durch zweckentsprechende Aufbewahrung und allgemeinere Anwendung des Lichtschutzes und durch Schutz gegen Feuchtigkeit solche Veränderungen der Mittel zu verhindern, welche diese bei den amtlichen Besichtigungen als vorschriftswidrig erkennen lassen.

Die Aufnahme einer Tabelle der Atomgewichte hat sich als wünschenswerth herausgestellt (Anlage V). Sie entspricht den Beschlüssen der von der deutschen chemischen Gesellschaft eingesetzten Kommission (Berichte der deutschen chemischen Gesellschaft von 1898, S. 2761).

Die Veränderungen des spezifischen Gewichtes einiger Flüssigkeiten sind für die Wärmegrade von + 12° bis 25° in einer besonderen Uebersicht zusammengestellt worden (Anlage VI).

Zur weiteren Beachtung diene Folgendes:

1. Wo von Theilen die Rede ist, sind Gewichtstheile gemeint, wenn im Einzelfalle etwas Anderes nicht ausdrücklich bestimmt ist.
2. Bei der Angabe der Lösungsverhältnisse bedeuten die Ausdrücke 1 = 10, 1 = 20 u. s. w., daß 1 Theil Substanz in 9, bezüglich 19 Theilen Flüssigkeit u. s. w. zu lösen ist.
3. Unter Lösungen sind, soweit etwas Anderes nicht ausdrücklich vorgeschrieben oder aus dem Zusammenhange zu entnehmen ist, wässerige Lösungen zu verstehen.

4. Die Lösungen von Reagentien entsprechen, wenn ein besonderes Lösungsverhältniß nicht angegeben ist, den in dem Reagentien-Verzeichnisse vorgeschriebenen Lösungen. Andererseits sollen die Stoffe, welche zur Herstellung der in letzterem Verzeichnisse genannten Lösungen verwendet werden, sowie die einfachen flüssigen oder trockenen Reagentien den im Arzneibuche enthaltenen Vorschriften entsprechen. Sind besondere Vorschriften nicht gegeben, so müssen die benutzten Stoffe rein sein.

5. Unter Wasser ist stets, auch bei den Aufgüssen und Abkochungen, destillirtes Wasser zu verstehen.

6. Bei den Wärmeangaben ist überall das 100theilige Thermometer zur Grundlage genommen worden.

7. Unter einem Wasserbade ist, wenn im einzelnen Falle der Wärmegrad des Wassers nicht vorgeschrieben ist, siedendes Wasser zu verstehen. An Stelle des Wasserbades ist die Verwendung des Dampfbades, d. h. etwa 100° heißer Wasserdämpfe, zulässig.

8. Sind bei den Prüfungen besondere Wärmegrade nicht angegeben, so ist eine Wärme von 15° gemeint. Auch die volumetrischen Lösungen sind bei dieser Wärme zu bereiten und zu verwenden. Im Uebrigen ist unter gewöhnlicher Temperatur eine Wärme von 15° bis 20° zu verstehen.

9. Die qualitativen Untersuchungen sollen in der Regel in Probirrohren von ungefähr 20 mm Weite, und zwar, soweit im Einzelfalle etwas Anderes nicht bestimmt ist, mit 10 ccm der zu prüfenden Flüssigkeit ausgeführt werden.

10. Das Maß der Zerkleinerung ist in der Weise bestimmt, daß

> grob zerschnittene Drogen mittels eines Siebes von 4 mm Maschenweite (Nr. 1),
>
> mittelfein zerschnittene Drogen mittels eines Siebes von 3 mm Maschenweite (Nr. 2),
>
> fein zerschnittene Drogen mittels eines Siebes von 2 mm Maschenweite (Nr. 3),
>
> grobe Pulver mittels eines Siebes, welches 10 Maschen auf 1 cm Länge zeigt (Nr. 4),
>
> mittelfeine Pulver mit einem solchen von 26 Maschen auf 1 cm (Nr. 5),
>
> feine Pulver mit einem solchen von 43 Maschen auf 1 cm (Nr. 6)

hergestellt sein müssen.

Die mit den Sieben Nr 1 bis einschließlich Nr. 4 zerkleinerten Mittel sind von den beim Zerkleinern entstandenen feineren Theilen zu befreien.

11. Zur Bereitung pharmazeutischer Präparate sind die Pflanzentheile in getrocknetem Zustande zu verwenden, sofern das Gegentheil nicht ausdrücklich vorgeschrieben ist.

12. Bei Anfertigung von Extrakten, Theegemischen, Salben, Tinkturen u. s. w. sind die in den betreffenden allgemeinen Artikeln enthaltenen Vorschriften zu beachten. Das Ausziehen zur Herstellung von Extrakten, Tinkturen u. s. w. soll, wenn nicht etwas Anderes vorgeschrieben ist, unter wiederholtem Umrühren oder Bewegen der Gemische erfolgen.

Acetanilidum. — Antifebrin.

Farblose, glänzende Krystallblättchen, ohne Geruch und von schwach brennendem Geschmacke. Schmelzpunkt 113° bis 114°. Siedepunkt 295°. Antifebrin löst sich in 230 Theilen kaltem Wasser, in etwa 22 Theilen siedendem Wasser, sowie in 3,5 Theilen Weingeist. In Aether und noch mehr in Chloroform ist es leicht löslich. Diese Lösungen reagiren neutral.

Verdünnte Eisenchloridlösung wird durch Zusatz einer kaltgesättigten, wässerigen Antifebrinlösung in der Farbe nicht verändert. Beim Erhitzen mit Kalilauge entwickelt Antifebrin aromatisch riechende Dämpfe; wird die Flüssigkeit, nach Zusatz einiger Tropfen Chloroform, von Neuem erhitzt, so tritt der widerliche Isonitrilgeruch auf.

Wird eine Lösung von 0,2 g Antifebrin in 2 ccm Salzsäure eine Minute lang gekocht und alsdann mit 4 ccm Karbolsäurelösung versetzt, so ruft Chlorkalklösung eine schmutzigviolettblaue Färbung hervor, welche, nach dem Uebersättigen der Lösung mit Ammoniakflüssigkeit, beständig indigoblau wird.

0,1 g Antifebrin soll sich in 1 ccm Schwefelsäure ohne Färbung auflösen; ebenso soll sich 0,1 g Antifebrin beim Schütteln mit 1 ccm Salpetersäure nicht färben.

0,1 g Antifebrin soll nach dem Verbrennen einen wägbaren Rückstand nicht hinterlassen.

Vorsichtig aufzubewahren.
Größte Einzelgabe 0,5 g.
Größte Tagesgabe 1,5 g.

Acetum. — Essig.

Klare, fast farblose oder schwach gelbliche Flüssigkeit von saurem Geruche und Geschmacke. 100 Theile Essig enthalten 6 Theile Essigsäure. Essig wird, nach dem Neutralisiren mit Natronlauge, durch Zusatz einiger Tropfen Eisenchloridlösung tiefroth gefärbt.

Essig soll durch Schwefelwasserstoffwasser nicht verändert werden. 20 ccm sollen, nach dem Mischen mit 0,5 ccm Baryumnitratlösung und 1 ccm Zehntel-Normal-Silbernitratlösung, ein Filtrat geben, welches weder durch Baryumnitrat-, noch durch Silbernitratlösung verändert wird. Werden 2 ccm Essig vorsichtig mit 2 ccm Schwefelsäure gemischt und mit 1 ccm Ferrosulfatlösung überschichtet, so soll sich zwischen beiden Flüssigkeiten eine braune Zone nicht bilden. 100 Theile Essig sollen nach dem Verdampfen höchstens 0,5 Theile Rückstand hinterlassen; dieser soll weder scharf noch bitter schmecken und soll eine alkalisch reagirende Asche geben.

Zum Neutralisiren von 10 ccm Essig sollen 10 ccm Normal-Kalilauge erforderlich sein.

Acetum aromaticum. — Aromatischer Essig.

Zu bereiten aus:
Einem Theile Zimmtöl	1,
Einem Theile Wacholderöl	1,
Einem Theile Lavendelöl	1,
Einem Theile Pfefferminzöl	1,
Einem Theile Rosmarinöl	1,
Zwei Theilen Citronenöl	2,
Zwei Theilen Eugenol	2,
Vierhundertundeinundvierzig Theilen Weingeist	441,
Sechshundertundfünfzig Theilen verdünnter Essigsäure	650
und	
Neunzehnhundert Theilen Wasser	1 900.

Man löst die Oele in dem Weingeist, fügt die Säure und das Wasser hinzu, läßt die trübe Mischung 8 Tage lang unter häufigem Umschütteln stehen und filtrirt sie alsdann.

Aromatischer Essig ist eine klare und farblose Flüssigkeit, welche aromatisch und sauer riecht; mit Wasser ist er in allen Verhältnissen klar mischbar.

Acetum pyrolignosum crudum.
Roher Holzessig.

Braune, nach Theer und Essigsäure riechende, sauer und bitterlich schmeckende Flüssigkeit, aus welcher sich beim Aufbewahren theerartige Stoffe abscheiden. 100 Theile enthalten mindestens 6 Theile Essigsäure.

Ein Raumtheil roher Holzessig darf, mit einem Raumtheile Wasser verdünnt und filtrirt, durch Kaliumferrocyanidlösung höchstens hellblau gefärbt und sowohl durch Baryumnitrat-, als auch durch Silbernitratlösung nicht mehr als opalisirend getrübt werden; durch Schwefelwasserstoffwasser soll roher Holzessig in dieser Verdünnung nicht verändert werden.

10 ccm Holzessig sollen, nach Zusatz von 10 ccm Normal-Kalilauge, nicht alkalisch reagiren.

Acetum pyrolignosum rectificatum.
Gereinigter Holzessig.

Gelbliche, brenzlich und sauer riechende und schmeckende Flüssigkeit. 100 Theile enthalten mindestens 5 Theile Essigsäure.

Gereinigter Holzessig soll durch Schwefelwasserstoffwasser nicht verändert werden. Durch Baryumnitrat-, sowie durch Silbernitratlösung darf er, nach vorhergehendem Verdünnen mit gleichen Theilen Wasser, höchstens opalisirend getrübt werden.

20 ccm Kaliumpermanganatlösung sollen, nach dem Versetzen mit einer Mischung aus 1 ccm gereinigtem Holzessig, 9 ccm Wasser und 30 ccm verdünnter Schwefelsäure, die rothe Farbe binnen 5 Minuten vollständig verlieren.

Zum Neutralisiren von 10 ccm gereinigtem Holzessig sollen nicht weniger als 8,4 ccm und nicht mehr als 9 ccm Normal-Kalilauge erforderlich sein.

Acetum Scillae. — Meerzwiebelessig.

Zu bereiten aus:
Fünf Theilen mittelfein zerschnittener, getrock-
neter Meerzwiebel.................... 5,
Fünf Theilen Weingeist................ 5,
Neun Theilen verdünnter Essigsäure........ 9
   und
Sechsunddreißig Theilen Wasser........... 36.

Man mischt die Flüssigkeiten, fügt die Meerzwiebel hinzu und läßt die Mischung in einer verschlossenen Flasche 3 Tage lang bei 15° bis 20° unter häufigem Umschütteln stehen. Alsdann seiht man die Flüssigkeit ohne starkes Auspressen durch und filtrirt sie nach 24 stündigem Stehen.

Meerzwiebelessig ist eine klare, gelbliche Flüssigkeit, welche sauer, nachher bitter schmeckt und säuerlich riecht.

Zum Neutralisiren von 10 ccm Meerzwiebelessig sollen 8,0 bis 8,5 ccm Normal-Kalilauge erforderlich sein.

Acidum aceticum. — Essigsäure.

Klare, farblose, stechend sauer riechende und stark sauer schmeckende, flüchtige, in der Kälte krystallisirende Flüssigkeit, in jedem Verhältnisse mit Wasser, Weingeist und Aether mischbar. 100 Theile enthalten mindestens 96 Theile reine Säure. Spez. Gewicht höchstens 1,064. Siedepunkt 117° bis 118°. Eine Mischung aus Essigsäure und Wasser (1 = 20) wird, nach dem Neutralisiren mit Natronlauge, durch Zusatz einiger Tropfen Eisenchloridlösung tiefroth gefärbt.

Eine Mischung aus 1 ccm Essigsäure und 3 ccm Zinnchlorürlösung soll im Laufe einer Stunde eine dunklere Färbung nicht annehmen.

Die mit Wasser verdünnte Essigsäure (1 = 20) soll weder durch Baryumnitrat-, noch durch Silbernitratlösung, noch durch Schwefelwasserstoffwasser verändert werden.

1 ccm Kaliumpermanganatlösung soll, mit einer Mischung aus 5 ccm Essigsäure und 15 ccm Wasser versetzt, die rothe Farbe innerhalb 10 Minuten nicht verlieren.

Zum Neutralisiren von 5 ccm einer Mischung aus 1 Theile Essigsäure und 9 Theilen Wasser sollen mindestens 8 ccm Normal-Kalilauge erforderlich sein.

Acidum aceticum dilutum. — Verdünnte Essigsäure.

Klare, farblose, flüchtige Flüssigkeit von saurem Geruche und Geschmacke. 100 Theile enthalten 30 Theile reine Säure. Spez. Gewicht 1,041. Eine Mischung aus verdünnter Essigsäure und Wasser (1 = 6) wird, nach dem Neutralisiren mit Natronlauge, durch Zusatz einiger Tropfen Eisenchloridlösung tiefroth gefärbt.

Eine Mischung aus 1 ccm verdünnter Essigsäure und 3 ccm Zinnchlorürlösung soll im Laufe einer Stunde eine dunklere Färbung nicht annehmen.

Die mit Wasser verdünnte Säure (1 = 6) soll weder durch Baryumnitrat-, noch durch Silbernitratlösung, noch durch Schwefelwasserstoffwasser verändert werden.

1 ccm Kaliumpermanganatlösung soll, nach dem Mischen mit 20 ccm verdünnter Essigsäure, die rothe Farbe innerhalb 10 Minuten nicht verlieren.

Zum Neutralisiren von 5 ccm verdünnter Essigsäure sollen 26 ccm Normal-Kalilauge erforderlich sein.

Acidum arsenicosum. — Arsenige Säure.

Weiße, porzellan- oder glasartige Stücke oder ein aus solchen bereitetes, weißes Pulver, in 15 Theilen siedendem Wasser, wenn auch langsam, löslich. Beim vorsichtigen Erhitzen in einem Probirrohre giebt arsenige Säure ein weißes, in glasglänzenden Oktaedern oder Tetraedern krystallisirendes Sublimat; beim Erhitzen auf Kohle verflüchtigt sie sich unter Verbreitung eines knoblauchartigen Geruches.

Arsenige Säure soll sich in 10 Theilen Ammoniakflüssigkeit klar lösen; diese Lösung soll, nach Zusatz von 10 Theilen Wasser, durch überschüssige Salzsäure nicht gelb gefärbt werden.

Arsenige Säure soll sich beim Erhitzen ohne Rückstand verflüchtigen.

10 ccm einer aus 0,5 g arseniger Säure und 3 g Natriumbicarbonat in 20 ccm siedendem Wasser bereiteten und nach dem Erkalten auf 100 ccm verdünnten Lösung sollen 10 ccm Zehntel-Normal-Jodlösung entfärben.

Sehr vorsichtig aufzubewahren.
Größte Einzelgabe 0,005 g.
Größte Tagesgabe 0,015 g.

Acidum benzoïcum. — Benzoesäure.

Durch Sublimation aus Benzoe gewonnene, weißliche, später gelbliche bis bräunlichgelbe Blättchen oder nadelförmige Krystalle von seidenartigem Glanze, benzoeartigem und zugleich brenzlichem, jedoch weder brandigem, noch harnartigem Geruche. Benzoesäure ist in etwa 370 Theilen kaltem Wasser, reichlich in siedendem Wasser löslich. Die von siedendem Wasser nicht gelöste, im Ueberschusse hinzugefügte Säure schmilzt zu einer gelblichen bis bräunlichen Flüssigkeit, die sich am Boden des Gefäßes ansammelt. Benzoesäure ist auch in Weingeist, Aether und Chloroform löslich und mit Wasserdämpfen flüchtig.

Beim Erhitzen in einem Probirrohre schmilzt Benzoesäure zuerst zu einer gelblichen bis schwach bräunlichen Flüssigkeit und sublimirt dann vollständig oder mit Hinterlassung eines geringen, braunen Rückstandes.

In einer durch Uebergießen von 0,2 g Benzoesäure mit 20 ccm Wasser und 1 ccm Normal-Kalilauge bereiteten, häufig umgeschüttelten und nach 15 Minuten abfiltrirten Lösung ruft 1 Tropfen Eisenchloridlösung einen rothbraunen Niederschlag hervor.

Eine Mischung aus 1 Theile Benzoesäure, 1 Theile Kaliumpermanganat und 10 Theilen Wasser soll, in einem lose verschlossenen Probirrohre einige Zeit gelinde erwärmt und dann abgekühlt, beim Oeffnen des Probirrohres nicht nach Bittermandelöl riechen.

0,1 g Benzoesäure soll mit 1 ccm Ammoniakflüssigkeit eine gelbe bis bräunliche, trübe Lösung geben; diese Flüssigkeit scheidet, auf Zusatz von 2 ccm verdünnter Schwefelsäure, die Benzoesäure wieder aus; durch diese Mischung sollen 5 ccm Kaliumpermanganatlösung nach Verlauf von 4 Stunden fast vollständig entfärbt werden.

0,2 g Benzoesäure sollen, mit 0,3 g Calciumcarbonat gemischt und nach Zusatz von etwas Wasser eingetrocknet und

geglüht, einen Rückstand hinterlassen, welcher, in Salpetersäure gelöst und mit Wasser zu 10 ccm verdünnt, durch
Silbernitratlösung nach 5 Minuten höchstens schwach opalisirend getrübt wird.

Vor Licht geschützt aufzubewahren.

Acidum boricum. — Borsäure.

Farblose, glänzende, schuppenförmige, fettig anzufühlende
Krystalle, welche sich langsam in 25 Theilen kaltem Wasser,
schneller in 3 Theilen siedendem Wasser und in 15 Theilen
Weingeist, auch in Glycerin lösen. Beim Erhitzen bläht sich
Borsäure stark auf und schmilzt zu einer nach dem Erkalten
glasartigen Masse. Die wässerige Lösung von Borsäure
(1 = 50) färbt nach dem Zusatze von Salzsäure Kurkumapapier beim Eintrocknen braunroth; diese Färbung geht beim
Besprengen mit Ammoniakflüssigkeit in grünschwarz über.
Lösungen von Borsäure in Weingeist (1 = 16) oder Glycerin
(1 = 40) verbrennen mit grüngesäumter Flamme.

Die wässerige Lösung von Borsäure (1 = 50) soll weder
durch Schwefelwasserstoffwasser, noch durch Baryumnitrat-,
Silbernitrat-, Ammoniumoxalatlösung oder, nach Zusatz von
Ammoniakflüssigkeit, durch Natriumphosphatlösung verändert
werden. 50 ccm einer unter Zusatz von Salzsäure bereiteten,
wässerigen Lösung (1 = 50) sollen durch 0,5 ccm Kaliumferrocyanidlösung nicht sofort gebläut werden.

Acidum camphoricum. — Kamphersäure.

Farb- und geruchlose Krystallblättchen; sie lösen sich in
8 Theilen siedendem und in ungefähr 150 Theilen kaltem

Wasser, leicht in Weingeist und in Aether, schwerer in Chloroform. Die Lösungen röthen blaues Lackmuspapier. Schmelzpunkt 186°.

Eine kaltgesättigte, wässerige Lösung der Kamphersäure soll weder durch Silbernitrat-, noch durch Baryumnitratlösung verändert werden. Eine Mischung aus 2 ccm der wässerigen Lösung der Kamphersäure und 2 ccm Schwefelsäure soll, nach dem Ueberschichten mit 1 ccm Ferrosulfatlösung, eine gefärbte Zone nicht bilden.

Bei starkem Erhitzen soll sich Kamphersäure unter Entwickelung weißer, stechend riechender Dämpfe vollständig verflüchtigen.

Zum Neutralisiren von 1 g getrockneter Kamphersäure sollen 10 ccm Normal-Kalilauge erforderlich sein.

Acidum carbolicum. — Karbolsäure.

Farblose, eigenthümlich, aber nicht unangenehm riechende, im Wasserbade ohne Rückstand flüchtige, dünne, lange, zugespitzte Krystalle oder eine weiße, krystallinische Masse. Karbolsäure schmilzt bei 40° bis 42° zu einer stark lichtbrechenden Flüssigkeit. Siedepunkt 178° bis 182°. Karbolsäure verbrennt mit weißer Flamme und löst sich in 15 Theilen Wasser zu einer klaren, neutralen Flüssigkeit auf. Sie ist reichlich löslich in Weingeist, Aether, Chloroform, Glycerin, Schwefelkohlenstoff und Natronlauge. In einer Lösung von 20 Theilen Karbolsäure in 10 Theilen Weingeist ruft 1 Theil Eisenchloridlösung eine schmutziggrüne Färbung hervor, welche beim Verdünnen mit Wasser bis zu 1 000 Theilen in eine schön violette, ziemlich beständige

Färbung übergeht. In einer Lösung von 1 Theile Karbolsäure in 50 000 Theilen Wasser erzeugt Bromwasser noch einen weißen, flockigen Niederschlag.

Vorsichtig aufzubewahren.
Größte Einzelgabe 0,1 g.
Größte Tagesgabe 0,3 g.

Acidum carbolicum liquefactum.
Verflüssigte Karbolsäure.

Hundert Theile Karbolsäure 100
 werden bei gelinder Wärme geschmolzen und dann mit

Zehn Theilen Wasser 10
 vermischt.

Klare, farblose, nach Karbolsäure riechende Flüssigkeit. Spez. Gewicht 1,068 bis 1,069.

10 ccm verflüssigte Karbolsäure sollen bei 15° durch Zusatz von 2,3 ccm Wasser nicht getrübt werden, wohl aber durch weiteren Zusatz von 8 bis 10 Tropfen Wasser. Diese trübe Mischung soll, auf Zusatz von nicht weniger als 135 ccm und von nicht mehr als 140 ccm Wasser, eine klare Lösung geben.

Vorsichtig aufzubewahren.

Acidum chromicum. — Chromsäure.

Dunkelbraunrothe, stahlglänzende, in Wasser leicht lösliche Krystalle, welche beim Erwärmen mit Salzsäure Chlor entwickeln.

Die wässerige, mit Salzsäure versetzte Lösung der Chromsäure (1 = 100) soll durch Baryumnitratlösung nicht verändert werden. Der nach dem Glühen von 0,2 g Chromsäure verbleibende Rückstand soll an Wasser nichts abgeben. **Vorsichtig aufzubewahren.**

Acidum citricum. — Citronensäure.

Farblose, durchscheinende, luftbeständige Krystalle, welche bei gelinder Wärme verwittern, bei höherer Temperatur schmelzen und verkohlen. 1 Theil Citronensäure ist in 0,54 Theilen Wasser, in 1 Theile Weingeist und in etwa 50 Theilen Aether löslich. Eine Mischung aus 1 ccm der wässerigen Lösung (1 = 10) und 40 bis 50 ccm Kalkwasser bleibt klar. Wird diese Flüssigkeit eine Minute lang gekocht, so fällt ein flockiger, weißer Niederschlag aus, welcher sich beim Abkühlen in einem verschlossenen Gefäße innerhalb 3 Stunden vollständig wieder löst.

Eine Mischung aus 1 g Citronensäure und 10 ccm Schwefelsäure, welche in einem mit Schwefelsäure gereinigten Mörser bereitet worden ist, darf sich höchstens gelb, nicht aber braun färben, wenn sie in einem Probirrohre eine Stunde lang im Wasserbade erwärmt wird.

Die wässerige Lösung der Citronensäure (1 = 10) soll weder durch Baryumnitrat-, noch durch Ammoniumoxalatlösung verändert werden. Eine mit Ammoniakflüssigkeit bis zur schwach sauren Reaktion abgestumpfte Lösung von 5 g Citronensäure in 10 ccm Wasser soll durch Schwefelwasserstoffwasser nicht verändert werden.

0,5 g Citronensäure sollen nach dem Verbrennen einen wägbaren Rückstand nicht hinterlassen.

Acidum formicicum. — Ameisensäure.

Klare, farblose, flüchtige Flüssigkeit, welche stechend, nicht brenzlich riecht und stark sauer schmeckt. 100 Theile enthalten 24 bis 25 Theile reine Säure. Spez. Gewicht 1,060 bis 1,063. Ameisensäure bildet beim Vermischen mit Bleiessig einen weißen, krystallinischen Niederschlag. Die mit Wasser verdünnte Ameisensäure (1 = 6) giebt durch Sättigen mit gelbem Quecksilberoxyd eine klare Lösung, welche beim Erhitzen unter Gasentwickelung allmählich metallisches Quecksilber abscheidet.

Ameisensäure soll, nach dem Neutralisiren mit Kalilauge, nicht stechend oder brenzlich riechen.

Eine Lösung von Ameisensäure in Wasser (1 = 6) soll weder durch Silbernitratlösung, noch, nach dem Neutralisiren mit Ammoniakflüssigkeit, durch Calciumchloridlösung, noch durch Schwefelwasserstoffwasser verändert werden.

Eine Lösung von 1 ccm Ameisensäure in 5 ccm Wasser soll ein neutrales Filtrat geben, wenn sie mit 1,5 g gelbem Quecksilberoxyd unter wiederholtem Umschütteln im Wasserbade so lange erwärmt wird, bis eine Gasentwickelung nicht mehr stattfindet.

Zum Neutralisiren von 5 ccm Ameisensäure sollen 28 bis 29 ccm Normal-Kalilauge erforderlich sein.

Acidum hydrobromicum. — Bromwasserstoffsäure.

Klare, farblose, in der Wärme flüchtige Flüssigkeit. 100 Theile enthalten 25 Theile Bromwasserstoff. Spez. Gewicht 1,208. Chloroform färbt sich, beim Schütteln mit Bromwasserstoffsäure, welche mit Chlorwasser versetzt ist, braungelb. Mit Silbernitratlösung giebt sie einen gelblichweißen, in Ammoniakflüssigkeit wenig löslichen Niederschlag.

Die mit 5 Raumtheilen Wasser verdünnte und mit Ammoniakflüssigkeit annähernd neutralisirte Bromwasserstoffsäure soll weder durch Schwefelwasserstoffwasser, noch durch Baryumnitratlösung verändert werden. Beim Schütteln mit der gleichen Raummenge Chloroform soll sie dieses weder gelb, noch, nach vorherigem Zusatz eines Tropfens Eisenchloridlösung, violett färben.

10 ccm einer Mischung aus Bromwasserstoffsäure und Wasser (3 g = 100 ccm), mit Ammoniakflüssigkeit genau neutralisirt und mit einigen Tropfen Kaliumchromatlösung versetzt, sollen durch höchstens 9,3 ccm Zehntel-Normal-Silbernitratlösung bleibend geröthet werden.

1 ccm Bromwasserstoffsäure soll, mit 1 ccm Salpetersäure zum Kochen erhitzt und nach dem Erkalten mit Ammoniakflüssigkeit übersättigt, durch Magnesiumsulfatlösung auch nach längerem Stehen nicht verändert werden.

10 ccm der mit Wasser verdünnten Bromwasserstoffsäure (1 = 10) sollen durch 0,5 ccm Kaliumferrocyanidlösung nicht sofort gebläut werden.

Zum Neutralisiren von 5 ccm Bromwasserstoffsäure sollen 18,7 ccm Normal-Kalilauge erforderlich sein.

Vorsichtig und vor Licht geschützt aufzubewahren.

Acidum hydrochloricum. — Salzsäure.

Klare, farblose, in der Wärme flüchtige Flüssigkeit. 100 Theile enthalten 25 Theile Chlorwasserstoff. Spez. Gewicht 1,124. Nach dem Zusatze von Silbernitratlösung giebt Salzsäure einen weißen, käsigen, in Ammoniakflüssigkeit löslichen Niederschlag; beim Erwärmen mit Braunstein entwickelt sie Chlor.

Eine Mischung aus 1 ccm Salzsäure und 3 ccm Zinnchlorürlösung soll im Laufe einer Stunde eine dunklere Färbung nicht annehmen.

Die mit 5 Raumtheilen Wasser verdünnte und mit Ammoniakflüssigkeit annähernd neutralisirte Salzsäure soll Jodzinkstärkelösung nicht sofort bläuen und weder durch Schwefelwasserstoffwasser, noch innerhalb 5 Minuten durch Baryumnitratlösung, selbst nicht nach Zusatz von Jodlösung bis zur schwach gelben Färbung, verändert werden.

10 ccm der mit Wasser verdünnten Salzsäure (1 = 10) sollen durch Zusatz von 0,5 ccm Kaliumferrocyanidlösung nicht sofort gebläut werden.

Zum Neutralisiren von 5 ccm Salzsäure sollen 38,5 ccm Normal-Kalilauge erforderlich sein.

Vorsichtig aufzubewahren.

Acidum hydrochloricum dilutum.
Verdünnte Salzsäure.

Ein Theil Salzsäure 1
    und
Ein Theil Wasser 1
    werden gemischt.

Klare, farblose Flüssigkeit. 100 Theile enthalten 12,5 Theile Chlorwasserstoff. Spez. Gewicht 1,061.

Acidum lacticum. — Milchsäure.

Klare, farblose oder doch nur schwach gelbliche, geruchlose, sirupdicke, rein sauer schmeckende Flüssigkeit, welche in jedem Verhältnisse mit Wasser, Weingeist und Aether mischbar ist. 100 Theile enthalten annähernd 75 Theile reine Säure. Spez. Gewicht 1,210 bis 1,220. Milchsäure entwickelt beim Erwärmen mit Kaliumpermanganatlösung Aldehydgeruch, verkohlt bei starker Hitze und verbrennt mit leuchtender Flamme.

Milchsäure soll bei gelindem Erwärmen einen Geruch nach Fettsäuren nicht entwickeln und, in einem zuvor mit Schwefelsäure ausgespülten Glase über einen gleichen Raumtheil Schwefelsäure geschichtet, die letztere innerhalb 15 Minuten nicht färben. Die mit Wasser verdünnte Milchsäure (1 = 10) soll weder durch Schwefelwasserstoffwasser, noch durch Baryumnitrat-, Silbernitrat- oder Ammoniumoxalatlösung oder überschüssiges Kalkwasser — durch letzteres auch nicht beim Erhitzen — verändert werden. 2 ccm Aether sollen beim Zutropfen von 1 ccm Milchsäure weder vorübergehend, noch dauernd getrübt werden.

0,5 g Milchsäure sollen nach dem Verbrennen einen wägbaren Rückstand nicht hinterlassen.

Acidum nitricum. — Salpetersäure.

Klare, farblose, in der Wärme flüchtige Flüssigkeit. 100 Theile enthalten 25 Theile reine Säure. Spez. Gewicht 1,153. Salpetersäure löst Kupfer beim Erwärmen unter Entwickelung gelbrother Dämpfe zu einer blauen Flüssigkeit auf.

Eine mit Ammoniakflüssigkeit annähernd neutralisirte, wässerige Lösung von Salpetersäure (1 = 6) soll durch Schwefelwasserstoffwasser nicht verändert werden; durch Baryumnitratlösung darf sie innerhalb 5 Minuten nicht mehr als opalisirend getrübt werden. Durch Silbernitratlösung soll die wässerige Lösung von Salpetersäure (1 = 6) nicht verändert werden.

Die mit Wasser verdünnte, mit einem Stückchen Zink kurze Zeit versetzte Salpetersäure (1 = 3) soll eine zugesetzte, kleine Menge von Chloroform nach dem Schütteln nicht violett färben.

10 ccm der mit Wasser verdünnten Salpetersäure (1 = 10) sollen durch Zusatz von 0,5 ccm Kaliumferrocyanidlösung nicht sofort gebläut werden.

Zum Neutralisiren von 5 ccm Salpetersäure sollen 22,9 ccm Normal-Kalilauge erforderlich sein.

Vorsichtig aufzubewahren.

Acidum nitricum crudum. — Rohe Salpetersäure.

Klare, farblose oder gelblich gefärbte, an der Luft rauchende, beim Erwärmen ohne Rückstand flüchtige Flüssigkeit. 100 Theile enthalten mindestens 61 Theile reine Säure. Spez. Gewicht 1,380 bis 1,400.

Vorsichtig aufzubewahren.

Acidum nitricum fumans.
Rauchende Salpetersäure.

Klare, rothbraune, beim Erwärmen ohne Rückstand flüchtige Flüssigkeit, welche erstickende, gelbrothe Dämpfe ausstößt. 100 Theile enthalten mindestens 86 Theile reine Säure. Spez. Gewicht 1,486 bis 1,500.

Vorsichtig aufzubewahren.

Acidum phosphoricum. — Phosphorsäure.

Klare, farb- und geruchlose Flüssigkeit. 100 Theile enthalten 25 Theile reine Säure. Spez. Gewicht 1,154. Phosphorsäure giebt, nach dem Neutralisiren mittels Natriumcarbonatlösung, mit Silbernitratlösung einen gelben, in Ammoniakflüssigkeit und in Salpetersäure löslichen Niederschlag.

Eine Mischung aus 1 ccm Phosphorsäure und 3 ccm Zinnchlorürlösung soll im Laufe einer Stunde eine dunklere Färbung nicht annehmen.

Phosphorsäure soll weder durch Silbernitratlösung, sowohl in der Kälte, als auch beim Erwärmen, noch durch Vermischen mit Schwefelwasserstoffwasser verändert werden. Nach dem Verdünnen mit 3 Raumtheilen Wasser soll sie weder durch Baryumnitratlösung, noch, nach Zusatz von überschüssiger Ammoniakflüssigkeit, durch Ammoniumoxalatlösung verändert werden. Nach dem Mischen mit 4 Raumtheilen Weingeist soll sie klar bleiben. Eine Mischung aus 2 ccm Phosphorsäure und 2 ccm Schwefelsäure soll beim Ueberschichten mit 1 ccm Ferrosulfatlösung eine gefärbte Zone nicht bilden.

Acidum salicylicum. — Salichlsäure.

Leichte, weiße, nadelförmige Krystalle oder ein lockeres, weißes, krystallinisches, geruchloses Pulver von süßlich-saurem, kratzendem Geschmacke, in etwa 500 Theilen kaltem Wasser und in 15 Theilen siedendem Wasser, leicht in heißem Chloroform, sehr leicht in Weingeist und in Aether löslich. Salicylsäure schmilzt bei etwa 157°, verflüchtigt sich aber sodann bei weiterem vorsichtigen Erhitzen unzersetzt, bei schnellem Erhitzen unter Entwickelung von Karbolsäuregeruch. Die wässerige Lösung wird durch Eisenchloridlösung dauernd blauviolett, in starker Verdünnung violettroth gefärbt.

1 Theil Salicylsäure soll von 6 Theilen kalter Schwefelsäure fast ohne Färbung aufgenommen werden.

0,5 g Salicylsäure sollen sich bei gewöhnlicher Temperatur in 10 ccm einer Natriumcarbonatlösung (1 = 10) klar lösen. Schüttelt man diese Lösung mit Aether, so soll nach dem Verdunsten desselben höchstens ein unbedeutender, nicht nach Karbolsäure riechender Rückstand hinterbleiben.

Die Lösung der Salicylsäure in Weingeist (1 = 10) soll, nach Zusatz von wenig Salpetersäure, durch Silbernitratlösung nicht verändert werden. Läßt man die Lösung der Salicylsäure in Weingeist (1 = 10) bei gewöhnlicher Temperatur verdunsten, so soll ein Rückstand hinterbleiben, welcher vollkommen weiß ist.

0,5 g Salicylsäure sollen nach dem Verbrennen einen wägbaren Rückstand nicht hinterlassen.

Acidum sulfuricum. — Schwefelsäure.

Farb- und geruchlose, in der Wärme flüchtige, ölige Flüssigkeit. 100 Theile enthalten 94 bis 98 Theile reine Säure. Spez. Gewicht 1,836 bis 1,840. In der stark mit Wasser verdünnten Schwefelsäure wird durch Baryumnitratlösung ein weißer, in Säuren unlöslicher Niederschlag erzeugt.

Wird 1 ccm eines erkalteten Gemisches von 1 Raumtheile Schwefelsäure und 2 Raumtheilen Wasser in 3 ccm Zinnchlorürlösung gegossen, so soll die Mischung im Laufe einer Stunde eine dunklere Färbung nicht annehmen.

Schwefelsäure soll nach dem vorsichtigen Verdünnen mit 5 Raumtheilen Weingeist auch nach längerer Zeit nicht getrübt werden. 3 bis 4 Tropfen Kaliumpermanganatlösung sollen, mit 10 ccm der mit 5 Raumtheilen Wasser verdünnten Säure versetzt, in der Kälte nicht sogleich entfärbt werden.

Die mit 20 Raumtheilen Wasser verdünnte und mit Ammoniakflüssigkeit annähernd neutralisirte Schwefelsäure soll durch Schwefelwasserstoffwasser nicht verändert werden. Durch Silbernitratlösung soll die wässerige Lösung von Schwefelsäure (1 = 20) nicht getrübt werden.

2 ccm Schwefelsäure sollen beim Ueberschichten mit 1 ccm Ferrosulfatlösung eine gefärbte Zone nicht bilden.

Beim Ueberschichten von 2 ccm Schwefelsäure mit 2 ccm Salzsäure, welche ein Körnchen Natriumsulfit gelöst enthält, soll weder eine röthliche Zone, noch beim Erwärmen eine roth gefärbte Ausscheidung entstehen.

Vorsichtig aufzubewahren.

Acidum sulfuricum crudum. — Rohe Schwefelsäure.

Klare, farblose bis bräunliche, ölige Flüssigkeit. 100 Theile enthalten mindestens 91 Theile reine Säure. Spez. Gewicht nicht unter 1,830.

Vorsichtig aufzubewahren.

Acidum sulfuricum dilutum.
Verdünnte Schwefelsäure.

Fünf Theile Wasser 5
  und
Ein Theil Schwefelsäure 1
  werden gemischt.

Klare, farblose Flüssigkeit. 100 Theile enthalten 15,6 bis 16,3 Theile reine Säure.

Spez. Gewicht 1,110 bis 1,114.

Acidum tannicum. — Gerbsäure.

Weißes oder gelbliches Pulver oder glänzende, kaum gefärbte, lockere Masse. Gerbsäure löst sich in 5 Theilen Wasser, sowie in 2 Theilen Weingeist zu einer klaren Flüssigkeit, welche sauer reagirt, schwach eigenthümlich, aber nicht ätherartig riecht und zusammenziehend schmeckt. Sie ist leicht löslich in Glycerin, fast unlöslich in Aether.

Aus der wässerigen Lösung (1 = 5) wird die Gerbsäure durch Zusatz von Schwefelsäure oder von Natriumchlorid abgeschieden. Eisenchloridlösung erzeugt in einer wässerigen

Gerbsäurelösung einen blauschwarzen, auf Zusatz von Schwefelsäure wieder verschwindenden Niederschlag.

2 ccm einer wässerigen Lösung der Gerbsäure (1 = 6) sollen beim Vermischen mit 2 ccm Weingeist klar bleiben; diese Mischung soll auch durch Zusatz von 1 ccm Aether nicht getrübt werden.

100 Theile Gerbsäure sollen durch Trocknen bei 100° nicht mehr als 12 Theile an Gewicht verlieren.

0,5 g Gerbsäure sollen nach dem Verbrennen einen wägbaren Rückstand nicht hinterlassen.

Acidum tartaricum. — Weinsäure.

Farblose, durchscheinende, säulenförmige, oft in Krusten zusammenhängende, luftbeständige, beim Erhitzen unter Verbreitung des Caramelgeruches verkohlende Krystalle, in 0,8 Theilen Wasser, in 2,5 Theilen Weingeist und in 50 Theilen Aether löslich.

Die wässerige Lösung der Weinsäure (1 = 3) giebt mit Kaliumacetatlösung einen krystallinischen, mit überschüssigem Kalkwasser einen anfangs flockigen, bald krystallinisch werdenden Niederschlag, welcher in Ammoniumchloridlösung und in Natronlauge löslich ist, aus der Lösung in Natronlauge beim Kochen sich gallertig abscheidet, beim Erkalten jedoch sich wieder auflöst.

Die wässerige Lösung der Weinsäure (1 = 10) soll weder durch Baryumnitrat-, noch durch Ammoniumoxalatlösung, noch, mit Ammoniakflüssigkeit bis zur schwachsauren Reaktion versetzt, durch Calciumsulfatlösung verändert werden.

Die Lösung von 5 g Weinsäure in 10 ccm Wasser soll, nach dem Versetzen mit Ammoniakflüssigkeit bis zur schwachsauren Reaktion, durch Schwefelwasserstoffwasser nicht verändert werden.

0,5 g Weinsäure sollen nach dem Verbrennen einen wägbaren Rückstand nicht hinterlassen.

Acidum trichloraceticum. — Trichloressigsäure.

Farblose, leicht zerfließliche, rhomboedrische Krystalle von schwach stechendem Geruche und stark saurer Reaktion, in Wasser, Weingeist und Aether löslich. Schmelzpunkt gegen 55°. Siedepunkt gegen 195°. Trichloressigsäure verflüchtigt sich ohne Rückstand.

Die Krystalle entwickeln beim Erhitzen mit überschüssiger Kalilauge deutlich Chloroformgeruch.

10 ccm der wässerigen Lösung (1 = 10) dürfen, nach dem Zusatze von 2 Tropfen Zehntel-Normal-Silbernitratlösung, höchstens schwach opalisirend getrübt werden.

Zum Neutralisiren von 1 g zuvor getrockneter Trichloressigsäure sollen nicht mehr als 6,1 ccm Normal-Kalilauge erforderlich sein.

Vorsichtig aufzubewahren.

Adeps benzoatus. — Benzoeschmalz.

Ein Theil Benzoesäure.................. 1
   wird in
Neunundneunzig Theilen Schweineschmalz..... 99,
   welche im Wasserbade geschmolzen sind, gelöst.

Adeps Lanae anhydricus. — Wollfett.

Das gereinigte, wasserfreie Fett der Schafwolle. Hellgelbe, salbenartige Masse von sehr schwachem Geruche, welche bei etwa 40° schmilzt, in Aether und Chloroform löslich, in Wasser unlöslich ist, sich aber mit mehr als dem doppelten Gewichte des letzteren mischen läßt, ohne die salbenartige Konsistenz zu verlieren. Wird eine Lösung von Wollfett in Chloroform (1 = 50) über Schwefelsäure geschichtet, so entsteht an der Berührungsstelle der beiden Flüssigkeiten eine Zone von feurig braunrother Farbe, welche nach etwa 24 Stunden die höchste Stärke erreicht.

Wollfett verbrennt mit leuchtender, stark rußender Flamme.

Eine Lösung von 2 g Wollfett in 10 ccm Aether soll nach dem Zusatze von zwei Tropfen Phenolphthaleinlösung farblos bleiben, dagegen sich roth färben, wenn sie mit 0,1 ccm Zehntel-Normal-Kalilauge versetzt wird.

Werden 10 g Wollfett mit 50 g Wasser unter beständigem Umrühren im Wasserbade geschmolzen, so soll sich nach dem Erkalten eine matt hellgelbe, wasserfreie Fettschicht über der klaren, wässerigen Flüssigkeit abscheiden. Letztere soll neutral reagiren, beim Abdampfen Glycerin nicht hinterlassen und beim Erhitzen mit Kalkwasser rothes Lackmuspapier bläuende Dämpfe nicht entwickeln. 10 ccm der zuvor filtrirten, wässerigen Flüssigkeit sollen durch 2 Tropfen Kaliumpermanganatlösung bleibend roth gefärbt werden.

1 g Wollfett, mit 20 ccm absolutem Alkohol gekocht, soll nach dem Erkalten ein Filtrat liefern, welches, auf Zusatz einer Lösung von Silbernitrat in Weingeist (1 = 20), keine

oder nur eine, beim Erwärmen wieder vollständig verschwindende Trübung erleidet.

100 Theile Wollfett dürfen nach dem Verbrennen höchstens $1/20$ Theil Asche hinterlassen; diese soll befeuchtetes, rothes Lackmuspapier nicht bläuen.

Adeps Lanae cum Aqua. — Wasserhaltiges Wollfett.

Fünfundsiebzig Theile Wollfett 75
  und
Fünfundzwanzig Theile Wasser 25
  werden gemischt.

Gelblichweiße, fast geruchlose, salbenartige Masse, welche beim Erwärmen im Wasserbade schmilzt und sich in eine wässerige und eine auf dieser schwimmende, ölige Schicht trennt.

Das nach Entfernung des Wassers durch Erhitzen im Wasserbade zurückbleibende Fett zeigt die Reaktionen des Wollfettes und wird wie dieses auf Reinheit geprüft.

100 Theile wasserhaltiges Wollfett sollen nach dem Trocknen bei 100° nicht mehr als 26 Theile an Gewicht verlieren.

Adeps suillus. — Schweineschmalz.

Das aus dem frischen, ungesalzenen, gewaschenen Zellgewebe des Netzes und der Nierenumhüllung gesunder Schweine ausgeschmolzene und von Wasser befreite Fett. Schweineschmalz ist weiß, weich, gleichmäßig, von schwachem, eigenartigem, nicht ranzigem Geruche; es schmilzt bei 36° bis 42° zu einer klaren Flüssigkeit, welche bei einer bis zu 1 cm dicken Schicht farblos ist.

Werden 10 g Schweineschmalz in 10 ccm Chloroform gelöst, 10 ccm Weingeist und 1 Tropfen Phenolphthalein=lösung hinzugefügt, so soll die Lösung, nach Zusatz von 0,2 ccm Normal=Kalilauge und nach kräftigem Schütteln, rothgefärbt sein. Kocht man 2 Theile Schweineschmalz mit 3 Theilen Kalilauge und 2 Theilen Weingeist, bis sich die Mischung klärt, so soll sie, bei Zugabe von 50 Theilen Wasser und 10 Theilen Weingeist, eine klare oder nur schwach opalisirende Flüssigkeit geben.

Zur Bestimmung der Jodaufnahmefähigkeit löst man etwa 1 g Schweineschmalz in einer mit Glasstöpsel zu ver=schließenden Flasche in 15 ccm Chloroform, fügt je 25 ccm weingeistige Jodlösung und weingeistige Quecksilberchlorid=lösung hinzu und läßt 4 Stunden lang an einem vor direktem Tageslichte geschützten Orte stehen. Alsdann versetzt man sie mit 1,5 g Kaliumjodid und 100 ccm Wasser und titrirt mit Zehntel=Normal=Natriumthiosulfatlösung bis zur Entfärbung. 100 Theile Schweineschmalz sollen nicht weniger als 46 und nicht mehr als 66 Theile Jod aufnehmen.

Werden 5 g geschmolzenes Schweinefett in einem Probir=rohre mit einer Lösung von 0,05 g Silbernitrat in 2 g Aether, 10 g Weingeist und 2 Tropfen verdünnter Salpeter=säure geschüttelt, und wird die Mischung 15 Minuten lang in ein Wasserbad gestellt, so soll sie eine braune oder schwarze Färbung nicht annehmen.

Aether. — Aether.

Klare, farblose, leicht bewegliche, eigenthümlich riechende und schmeckende, leicht flüchtige, in jedem Verhältnisse mit

Weingeist und fetten Oelen mischbare Flüssigkeit. Siedepunkt 35°. Spez. Gewicht 0,720.

Bestes Filtrirpapier, welches mit Aether getränkt wurde, soll nach dem Verdunsten des Aethers nicht mehr riechen.

Läßt man 5 ccm Aether in einer Glasschale bei gewöhnlicher Temperatur verdunsten, so hinterbleibt ein feuchter Beschlag, welcher blaues Lackmuspapier nicht röthen soll.

In erbsengroße Stücke zerstoßenes Kaliumhydroxyd soll sich, wenn es nach dem Zerkleinern in einer verschlossenen Flasche sogleich mit Aether übergossen, und die Mischung vor Licht geschützt wird, innerhalb einer halben Stunde nicht gelblich färben.

10 ccm Aether sollen, mit 1 ccm Kaliumjodidlösung in einem völlig gefüllten, geschlossenen Glasstöpselglase häufig geschüttelt und vor Licht geschützt, innerhalb einer Stunde eine Färbung nicht annehmen.

Vor Licht geschützt aufzubewahren.

Aether aceticus. — Essigäther.

Klare, farblose, flüchtige Flüssigkeit von eigenthümlichem, angenehm erfrischendem Geruche, mit Weingeist und Aether in jedem Verhältnisse mischbar. Siedepunkt 74° bis 76°. Spez. Gewicht 0,900 bis 0,904.

Blaues Lackmuspapier soll durch Essigäther nicht sofort geröthet werden.

Wird bestes Filtrirpapier mit Essigäther getränkt, so soll es gegen Ende der Verdunstung desselben nicht nach fremden Aetherarten riechen.

1 Raumtheil Wasser soll, nach dem kräftigen Schütteln mit 1 Raumtheile Essigäther bei 15°, höchstens um den zehnten Theil zunehmen.

Beim Ueberschichten von 1 Raumtheile Schwefelsäure mit 1 Raumtheile Essigäther soll eine gefärbte Zone nicht entstehen.

Aether bromatus. — Aethylbromid.

Zwölf Theile Schwefelsäure.............. 12
und
Sieben Theile Weingeist von 0,816 spez. Gewichte   7
werden gemischt und nach dem Erkalten allmählich mit

Zwölf Theilen gepulvertem Kaliumbromid.... 12
versetzt. Die Mischung unterwirft man der Destillation im Sandbade. Das Destillat schüttelt man zuerst mit einem gleichen Raumtheile Schwefelsäure, sodann mit einer Lösung von Kaliumcarbonat (1 = 20), entwässert es dann mit Calciumchlorid und destillirt es im Wasserbade.

Klare, farblose, flüchtige, stark lichtbrechende, angenehm ätherisch riechende, neutrale, in Wasser unlösliche, in Weingeist und Aether lösliche Flüssigkeit. Siedepunkt 38° bis 40°. Spez. Gewicht 1,453 bis 1,457.

5 ccm Schwefelsäure sollen, mit 5 ccm Aethylbromid in einem 3 cm weiten, vorher mit Schwefelsäure gespülten Glase mit Glasstöpsel geschüttelt, binnen einer Stunde nicht gelb gefärbt werden.

Schüttelt man 5 ccm Aethylbromid mit 5 ccm Wasser einige Sekunden lang, hebt von dem Wasser sofort 2,5 ccm ab und versetzt sie mit 1 Tropfen Silbernitratlösung, so soll die Mischung mindestens 5 Minuten lang klar bleiben.

Vor Licht geschützt aufzubewahren.

Aether pro narcosi. — Narkoseäther.

Klare, farblose, leicht bewegliche, eigenthümlich riechende und schmeckende, leicht flüchtige, in jedem Verhältnisse mit Weingeist und fetten Oelen mischbare Flüssigkeit. Siedepunkt 35°. Spez. Gewicht 0,720.

Bestes Filtrirpapier, welches mit Narkoseäther getränkt wurde, soll nach dem Verdunsten des Aethers nicht mehr riechen.

Läßt man 20 ccm Narkoseäther in einer Glasschale bei gewöhnlicher Temperatur verdunsten, so hinterbleibt ein feuchter Beschlag, welcher blaues Lackmuspapier weder bleichen, noch röthen soll.

In erbsengroße Stücke zerstoßenes Kaliumhydroxyd soll sich, wenn es nach dem Zerkleinern in einer verschlossenen Flasche sogleich mit Narkoseäther übergossen, und die Mischung vor Licht geschützt wird, innerhalb 6 Stunden nicht gelblich färben.

10 ccm Narkoseäther sollen, mit 1 ccm Kaliumjodidlösung in einem völlig gefüllten, geschlossenen Glasstöpselglase häufig geschüttelt und vor Licht geschützt, innerhalb 3 Stunden eine Färbung nicht annehmen.

Narkoseäther soll in braunen, ganz gefüllten und gut verschlossenen Flaschen von 150 ccm Inhalt an einem kühlen, vor Licht geschützten Orte aufbewahrt werden.

Agaricinum. — Agaricin.

Weißes, geruch- und geschmackloses, krystallinisches Pulver, welches bei gegen 140° zu einer gelblichen Flüssigkeit schmilzt, bei stärkerem Erhitzen unter Ausstoßung weißer Dämpfe verkohlt und nach verbrennenden Fettsäuren riecht. Agaricin löst sich wenig in kaltem Wasser, quillt in heißem Wasser auf und löst sich in siedendem Wasser zu einer klaren, stark schäumenden Flüssigkeit, welche blaues Lackmuspapier röthet und sich beim Erkalten stark trübt. Agaricin löst sich in 130 Theilen kaltem und in 10 Theilen heißem Weingeist, leichter in heißer Essigsäure und in heißem Terpentinöl, nur wenig in Aether, kaum in Chloroform. Kalilauge und Ammoniakflüssigkeit nehmen das Agaricin zu einer klaren, beim Schütteln stark schäumenden Flüssigkeit auf.

Beim Kochen von 0,1 g Agaricin mit 10 ccm verdünnter Schwefelsäure erhält man eine trübe Flüssigkeit, aus der sich beim Stehen im Wasserbade ölige Tropfen abscheiden, welche beim Erkalten krystallinisch erstarren.

0,1 g Agaricin soll nach dem Verbrennen einen wägbaren Rückstand nicht hinterlassen.

Vorsichtig aufzubewahren.
Größte Einzelgabe 0,1 g.

Albumen Ovi siccum. — Trockenes Hühnereiweiß.

Durchscheinende, hornartige Massen ohne Geruch und Geschmack. Trockenes Hühnereiweiß giebt mit Wasser eine trübe, neutrale Lösung; in Weingeist und in Aether ist es nicht löslich.

Aus 5 ccm einer wässerigen Lösung (1 = 1000), welche mit 10 Tropfen Salpetersäure versetzt sind, scheiden sich beim vorsichtigen Erwärmen reichlich Flocken von geronnenem Eiweiß ab.

Ein Gemisch von 10 ccm einer wässerigen Lösung (1 = 100) und 5 ccm Karbolsäurelösung, welches mit 5 Tropfen Salpetersäure versetzt wird, soll nach dem Durchschütteln ein klares Filtrat geben. Beim vorsichtigen Ueberschichten von 5 ccm dieses Filtrates mit 5 ccm Weingeist soll an der Berührungsfläche eine milchige Trübung nicht entstehen. 5 ccm des klaren Filtrates dürfen durch Zusatz von 1 Tropfen Jodlösung nur rein gelb, nicht aber rothgelb gefärbt werden.

Alcohol absolutus. — Absoluter Alkohol.

Klare, farblose, flüchtige, leicht entzündliche Flüssigkeit, welche mit schwach leuchtender Flamme verbrennt. Absoluter Alkohol riecht eigenthümlich, schmeckt brennend und verändert Lackmuspapier nicht. Siedepunkt 78,5°. Spez. Gewicht 0,796 bis 0,800. 100 Theile enthalten 99,7 bis 99,4 Raumtheile oder 99,6 bis 99,0 Gewichtstheile Alkohol.

Absoluter Alkohol soll nicht fremdartig riechen und sich mit Wasser ohne Trübung mischen.

10 ccm absoluter Alkohol sollen sich nach dem Zusatze von 5 Tropfen Silbernitratlösung selbst beim Erwärmen weder trüben, noch färben.

Eine bis auf 1 ccm verdunstete Mischung aus 10 ccm absolutem Alkohol und 0,2 ccm Kalilauge soll nach dem Uebersättigen mit verdünnter Schwefelsäure nicht nach Fuselöl riechen.

5 ccm Schwefelsäure, in einem Probirrohre vorsichtig mit 5 ccm absolutem Alkohol überschichtet, sollen auch bei längerem Stehen an der Berührungsfläche eine rosenrothe Zone nicht bilden.

Die rothe Farbe einer Mischung aus 10 ccm absolutem Alkohol und 1 ccm Kaliumpermanganatlösung soll nicht vor Ablauf von 20 Minuten in gelb übergehen.

Absoluter Alkohol soll weder durch Schwefelwasserstoffwasser, noch durch Ammoniakflüssigkeit gefärbt werden.

5 ccm absoluter Alkohol sollen nach dem Verdunsten im Wasserbade einen wägbaren Rückstand nicht hinterlassen.

Aloë. — Aloe.

Der eingekochte Saft der Blätter von afrikanischen Arten der Gattung Aloë. Aloe stellt eine dunkelbraune Masse von eigenthümlichem Geruche und bitterem Geschmacke dar, welche leicht in großmuschelige, glasglänzende Stücke und in scharfkantige, röthliche bis hellbraune, durchsichtige Splitterchen zerbricht, die sich bei mikroskopischer Betrachtung nicht als krystallinisch erweisen.

Siedendes Chloroform und Aether werden durch Aloe nur sehr schwach gelblich gefärbt. Der durch Aloe gefärbte Aether hinterläßt nach dem Abdunsten nur einen sehr geringen, gelben, schmierigen Rückstand. Wird eine Lösung von Aloe in heißem Wasser mit einer konzentrirten Natriumboratlösung versetzt, so zeigt die Mischung eine grünliche Fluorescenz.

5 Theile Aloe sollen mit 60 Theilen siedendem Wasser eine fast klare Lösung geben, aus welcher sich beim Er-

kalten ungefähr 3 Theile wieder abscheiden. Die durch Erwärmen hergestellte Lösung von Aloe in 5 Theilen Weingeist soll auch nach dem Erkalten klar bleiben.

Uebergießt man einen Aloesplitter mit Salpetersäure, so soll sich innerhalb 3 Minuten um ihn nicht eine rothe, sondern nur eine schwach grünliche Zone bilden.

Zur Bereitung von Aloepulver ist völlig ausgetrocknete Aloe zu verwenden. Das Pulver soll bei 100° weder zusammenkleben, noch seine Farbe verändern.

Alumen. — Kali-Alaun.

Farblose, durchscheinende, harte, oktaedrische Krystalle oder krystallinische Bruchstücke, häufig oberflächlich bestäubt, in 10,5 Theilen Wasser löslich, in Weingeist unlöslich.

Die wässerige Lösung reagirt sauer und schmeckt stark zusammenziehend; sie giebt mit Natronlauge einen weißen, gallertigen, im Ueberschusse des Fällungsmittels löslichen Niederschlag, der sich auf genügenden Zusatz von Ammoniumchloridlösung wieder ausscheidet. In der gesättigten, wässerigen Lösung erzeugt Weinsäurelösung bei kräftigem Schütteln innerhalb einer halben Stunde einen krystallinischen Niederschlag.

Die wässerige Lösung (1 = 20) soll durch Schwefelwasserstoffwasser nicht verändert werden. 20 ccm derselben Lösung sollen durch Zusatz von 0,5 ccm Kaliumferrocyanidlösung nicht sofort gebläut werden. 1 g gepulverter Kali-Alaun soll beim Erhitzen mit 1 ccm Wasser und 3 ccm Natronlauge Ammoniak nicht entwickeln.

Alumen ustum. — Gebrannter Kali-Alaun.

Weißes Pulver, welches sich in 30 Theilen Wasser langsam, aber fast vollständig auflöst.

Bezüglich seiner Reinheit soll gebrannter Kali-Alaun den bei Kali-Alaun gestellten Anforderungen entsprechen, wobei wässerige Lösungen (1 = 40) für die Prüfungen zu benutzen sind.

100 Theile gebrannter Kali-Alaun sollen beim vorsichtigen Glühen nicht mehr als 10 Theile an Gewicht verlieren.

Aluminium sulfuricum. — Aluminiumsulfat.

Weiße, krystallinische Stücke, welche sich in 1,2 Theilen kaltem, weit leichter in heißem Wasser lösen, in Weingeist aber unlöslich sind. Die wässerige Lösung reagirt sauer und schmeckt sauer und zusammenziehend; sie giebt mit Baryumnitratlösung einen weißen, in Salzsäure unlöslichen, mit Natronlauge einen farblosen, gallertigen, im Ueberschusse des Fällungsmittels löslichen Niederschlag, der sich auf genügenden Zusatz von Ammoniumchloridlösung wieder ausscheidet.

Die filtrirte, wässerige Lösung (1 = 10) soll farblos sein und darf weder durch Schwefelwasserstoffwasser verändert, noch, auf Zusatz einer gleichen Menge Zehntel-Normal-Natriumthiosulfatlösung, mehr als opalisirend getrübt werden.

20 ccm einer wässerigen Lösung (1 = 20) sollen durch Zusatz von 0,5 ccm Kaliumferrocyanidlösung nicht sofort gebläut werden.

Eine Mischung aus 1 g zuvor bei 100° getrocknetem und zerriebenem Aluminiumsulfat und 3 ccm Zinnchlorürlösung soll im Laufe einer Stunde eine dunklere Färbung nicht annehmen.

Ammoniacum. — Ammoniakgummi.

Das Gummiharz von Dorema Ammoniacum. Ammoniakgummi besteht aus losen oder mehr oder weniger zusammenhängenden Körnern oder aus größeren Klumpen von bräunlicher, auf dem frischen Bruche trübeweißlicher Farbe. In der Kälte ist Ammoniakgummi spröde, in der Wärme erweicht es, ohne klar zu schmelzen; sein Geruch ist eigenartig, sein Geschmack bitter, scharf und aromatisch.

Die beim Kochen mit 10 Theilen Wasser entstehende trübe Flüssigkeit wird durch Eisenchloridlösung schmutzig rothviolett gefärbt. Beim Zerreiben von 1 Theile Ammoniakgummi mit 3 Theilen Wasser bildet sich eine weiße Emulsion, welche durch Natronlauge gelb, dann braun wird.

Kocht man 5 g thunlichst fein zerriebenes Ammoniakgummi mit 15 g rauchender Salzsäure eine Viertelstunde lang, filtrirt und übersättigt das klare Filtrat vorsichtig mit Ammoniakflüssigkeit, so soll die Mischung im auffallenden Lichte eine blaue Fluorescenz nicht zeigen.

Der nach dem vollkommenen Ausziehen von 100 Theilen Ammoniakgummi mit siedendem Weingeist hinterbleibende Rückstand soll nach dem Trocknen höchstens 40 Theile der ursprünglichen Masse, und der Aschengehalt von 100 Theilen Ammoniakgummi soll nicht mehr als 5 Theile betragen.

Ammoniakgummi wird gepulvert, indem man es über gebranntem Kalk trocknet und dann bei möglichst niedriger Temperatur zerreibt.

Ammonium bromatum. — Ammoniumbromid.

Weißes, krystallinisches Pulver, in Wasser leicht, in Weingeist schwer löslich, beim Erhitzen flüchtig. Die wässerige Lösung färbt nach Zusatz von wenig Chlorwasser Chloroform beim Schütteln rothbraun und entwickelt beim Erhitzen mit Natronlauge Ammoniak.

Eine kleine Menge des zerriebenen Ammoniumbromids soll sich, auf weißem Porzellan ausgebreitet, auf Zusatz weniger Tropfen verdünnter Schwefelsäure nicht sofort gelb färben.

Die wässerige Lösung (1 = 20) soll klar und neutral sein und weder durch Schwefelwasserstoffwasser, noch durch Baryumnitratlösung, noch durch verdünnte Schwefelsäure verändert werden.

20 ccm der wässerigen Lösung (1 = 20) sollen durch 0,5 ccm Kaliumferrocyanidlösung nicht sofort gebläut werden.

10 ccm der wässerigen Lösung des bei 100° getrockneten Ammoniumbromids (3 g = 100 ccm) sollen, nach Zusatz einiger Tropfen Kaliumchromatlösung, nicht mehr als 30,9 ccm Zehntel-Normal-Silbernitratlösung bis zur bleibenden Röthung erfordern.

Ammonium carbonicum. — Ammoniumcarbonat.

Farblose, dichte, harte, durchscheinende, faserig-krystallinische Massen von stark ammoniakalischem Geruche.

Ammoniumcarbonat braust mit Säuren auf, verwittert an der Luft und ist häufig an der Oberfläche mit einem weißen Pulver bedeckt. In der Wärme ist es flüchtig und in etwa 5 Theilen Wasser langsam, aber vollständig löslich.

Die wässerige Lösung (1 = 20) soll, nach dem Uebersättigen mit Essigsäure, weder durch Schwefelwasserstoffwasser, noch durch Baryumnitrat-, noch durch Ammoniumoxalatlösung verändert werden.

Die mit Salzsäure übersättigte Lösung (1 = 20) soll durch Zusatz von Eisenchloridlösung nicht geröthet werden.

Die mit Silbernitratlösung im Ueberschusse versetzte, wässerige Lösung (1 = 20) soll, nach dem Uebersättigen mit Salpetersäure, weder gebräunt, noch innerhalb 2 Minuten mehr als opalisirend getrübt werden.

1 g Ammoniumcarbonat soll, mit Salpetersäure übersättigt und im Wasserbade zur Trockne eingedampft, einen farblosen, beim weiteren Erhitzen flüchtigen Rückstand geben.

Ammonium chloratum. — Ammoniumchlorid.

Weiße, harte, faserig-krystallinische Kuchen, oder weißes, geruchloses, luftbeständiges Krystallpulver, beim Erhitzen flüchtig, in 3 Theilen kaltem und in 1 Theile siedendem Wasser löslich, in Weingeist fast unlöslich. Die wässerige Lösung giebt mit Silbernitratlösung einen weißen, käsigen, in Ammoniakflüssigkeit löslichen Niederschlag und entwickelt beim Erwärmen mit Natronlauge Ammoniak.

Die wässerige Lösung (1 = 20) soll klar und neutral sein und weder durch Schwefelwasserstoffwasser, noch durch Baryumnitrat-, Ammoniumoxalatlösung oder verdünnte

Schwefelsäure verändert, noch, nach dem Ansäuern mit Salzsäure, auf Zusatz von Eisenchloridlösung geröthet werden.

20 ccm der wässerigen Lösung (1 = 20) sollen durch 0,5 ccm Kaliumferrocyanidlösung nicht sofort gebläut werden.

1 g Ammoniumchlorid soll, mit wenig Salpetersäure im Wasserbade zur Trockne verdampft, einen weißen, bei höherer Temperatur flüchtigen Rückstand geben.

Ammonium chloratum ferratum. — Eisensalmiak.

Zweiunddreißig Theile mittelfein gepulvertes Ammoniumchlorid.................... 32
werden in einer Porzellanschale mit
Neun Theilen Eisenchloridlösung............ 9
gemischt und unter fortwährendem Umrühren im Wasserbade zur Trockne eingedampft.

Rothgelbes, an der Luft feucht werdendes, in Wasser leicht lösliches Pulver. 100 Theile enthalten gegen 2,5 Theile Eisen.

1 g Eisensalmiak wird in 10 ccm Wasser unter Zusatz von 2 ccm Salzsäure gelöst. Die Lösung versetzt man mit 2 g Kaliumjodid, läßt sie eine Stunde lang bei gewöhnlicher Temperatur im geschlossenen Gefäße stehen und titrirt sie darauf mit Zehntel-Normal-Natriumthiosulfatlösung; zur Bindung des ausgeschiedenen Jods sollen 4,4 bis 4,6 ccm Zehntel-Normal-Natriumthiosulfatlösung erforderlich sein.

Vor Licht geschützt aufzubewahren.

Amygdalae amarae. — Bittere Mandeln.

Samen von Prunus Amygdalus. Sie sind unsymmetrisch-eiförmig, abgeplattet, durchschnittlich 2 cm lang, bis 1,2 cm breit; an dem einen Ende sind sie zugespitzt, am entgegengesetzten abgerundet und hier bis 0,8 cm dick. Ihre Samenschale ist braun, außen durch leicht abfallende, dickwandige Epidermiszellen schülferig und wird von zahlreichen Leitbündeln durchzogen, welche von der Chalaza ausgehen. Nach dem Einweichen des Samens in heißem Wasser läßt sich die Samenschale nebst dem dünnen Endosperm als Haut von dem Keimlinge abziehen. Der Keimling soll nach dieser Behandlung eine rein weiße Farbe zeigen.

Bittere Mandeln sollen stark bitter und nicht ranzig schmecken.

Amygdalae dulces. — Süße Mandeln.

Samen von Prunus Amygdalus. Sie sind unsymmetrisch-eiförmig, abgeplattet, durchschnittlich 2,25 cm lang, bis 1,5 cm breit; an dem einen Ende sind sie zugespitzt, am entgegengesetzten abgerundet und hier bis über 1 cm dick. Ihre Samenschale ist braun, außen durch leicht abfallende, dickwandige Epidermiszellen schülferig und wird von zahlreichen Leitbündeln durchzogen, welche von der Chalaza ausgehen. Nach dem Einweichen des Samens in heißem Wasser läßt sich die Samenschale nebst dem dünnen Endosperm als Haut von dem Keimlinge abziehen. Der Keimling soll nach dieser Behandlung eine rein weiße Farbe zeigen.

Süße Mandeln sollen mild ölig, etwas süß, schleimig und nicht ranzig schmecken.

Amylenum hydratum. — Amylenhydrat.

Klare, farblose, flüchtige, neutrale Flüssigkeit von eigenthümlichem, ätherisch-gewürzhaftem Geruche und brennendem Geschmacke, in 8 Theilen Wasser löslich, mit Weingeist, Aether, Chloroform, Petroleumbenzin, Glycerin und fetten Oelen klar mischbar. Spez. Gewicht 0,815 bis 0,820. Siedepunkt 99° bis 103°.

20 ccm der wässerigen Lösung (1 = 20) sollen 2 Tropfen Kaliumpermanganatlösung innerhalb 10 Minuten nicht entfärben. Die wässerige Lösung (1 = 20) soll auf Silbernitratlösung, welche zuvor mit überschüssiger Ammoniakflüssigkeit versetzt ist, bei 10 Minuten langem Erwärmen im Wasserbade nicht reduzirend einwirken.

Vorsichtig und vor Licht geschützt aufzubewahren.
Größte Einzelgabe 4,0 g.
Größte Tagesgabe 8,0 g.

Amylium nitrosum. — Amylnitrit.

Klare, gelbliche, flüchtige Flüssigkeit von nicht unangenehmem, fruchtartigem Geruche, von brennendem, gewürzhaftem Geschmacke, kaum löslich in Wasser, in allen Verhältnissen mit Weingeist und Aether mischbar. Amylnitrit verbrennt angezündet mit gelber, leuchtender und rußender Flamme. Spez. Gewicht 0,870 bis 0,880. Siedepunkt 97° bis 99°.

5 ccm Amylnitrit sollen die alkalische Reaktion einer Mischung aus 0,1 ccm Ammoniakflüssigkeit und 1 ccm Wasser nicht aufheben.

1 ccm Amylnitrit soll eine Mischung aus 1,5 ccm Silbernitratlösung, 1,5 ccm absolutem Alkohol und einigen Tropfen Ammoniakflüssigkeit bei gelindem Erwärmen nicht bräunen oder schwärzen.

Auf 0° abgekühlt, soll sich Amylnitrit nicht trüben.

Vorsichtig und vor Licht geschützt aufzubewahren.

Amylum Tritici. — Weizenstärke.

Das Stärkemehl der Früchte von Triticum vulgare. Weizenstärke ist ein weißes, sehr feines, geruch- und geschmackloses Pulver. Es besteht der Hauptsache nach aus undeutlich konzentrisch geschichteten, 0,015 bis 0,045 mm breiten, unregelmäßig linsenförmigen Körnern und aus kleineren, meist rundlichen, selten etwas eckigen oder spindelförmigen, einen Durchmesser von 0,002 bis 0,008 mm besitzenden Körnchen. Viel seltener sind Körnchen zu beobachten, welche nach Größe und Form Uebergänge zwischen beiden Arten bilden.

1 Theil Weizenstärke soll, mit 50 Theilen Wasser gekocht, nach dem Erkalten einen dünnflüssigen, trüben Schleim geben, welcher Lackmuspapier nicht verändert.

100 Theile Weizenstärke sollen nach dem Verbrennen nicht mehr als 1 Theil Rückstand hinterlassen.

Antrophore siehe unter Cereoli.

Apomorphinum hydrochloricum.
Apomorphinhydrochlorid.

Weiße oder grauweiße, in Aether und Chloroform fast unlösliche Kryställchen, welche mit etwa 40 Theilen Wasser oder Weingeist neutrale Lösungen geben. An feuchter Luft, besonders unter Mitwirkung von Licht, färbt sich Apomorphinhydrochlorid bald grün; von Salpetersäure wird es mit blutrother Farbe gelöst. Eine Lösung von Apomorphinhydrochlorid in überschüssiger Natronlauge färbt sich an der Luft bald purpurroth und allmählich schwarz. Der durch Natriumbicarbonatlösung in der wässerigen Lösung von Apomorphinhydrochlorid hervorgerufene Niederschlag färbt sich an der Luft sehr bald grün; er wird dann von Aether mit purpurvioletter, von Chloroform mit blauvioletter Farbe gelöst. Silbernitratlösung wird von der mit Ammoniakflüssigkeit versetzten Lösung von Apomorphinhydrochlorid sofort reduzirt.

Die wässerige Lösung von Apomorphinhydrochlorid soll farblos oder doch nur wenig gefärbt sein; Apomorphinhydrochlorid, welches mit 100 Theilen Wasser eine smaragdgrüne Lösung giebt, ist zu verwerfen. Beim Schütteln von trockenem Apomorphinhydrochlorid mit Aether soll letzterer gar nicht, oder doch nur blaßröthlich gefärbt werden.

Apomorphinhydrochlorid soll nach dem Verbrennen einen Rückstand nicht hinterlassen.

Vorsichtig und vor Licht geschützt aufzubewahren.
Größte Einzelgabe 0,02 g.
Größte Tagesgabe 0,06 g.

Aquae destillatae. — Destillirte Wässer.

Die destillirten Wässer werden durch Destillation der zerkleinerten, vorher mit Wasser angefeuchteten Stoffe mittels durchströmenden Wasserdampfes dargestellt. Sie werden nach ihrer Bereitung in lose bedeckten Gefäßen 24 Stunden lang bei mittlerer Temperatur stehen gelassen, wiederholt kräftig umgeschüttelt und schließlich filtrirt.

Durch Flocken getrübte, schleimige und gefärbte Wässer sind zu verwerfen.

Die destillirten Wässer sollen durch Schwefelwasserstoffwasser nicht verändert werden.

Sie sollen den Geruch und den eigenthümlichen Geschmack der flüchtigen Bestandtheile derjenigen Substanzen aufweisen, aus denen sie dargestellt sind.

Aqua Amygdalarum amararum.
Bittermandelwasser.

Zwölf Theile grob gepulverte, bittere Mandeln.. 12
  werden mittels der Presse ohne Erwärmen
  soweit als möglich von dem fetten Oele befreit
  und dann in ein mittelfeines Pulver verwandelt. Dieses mischt man mit

Zwanzig Theilen gewöhnlichem Wasser 20,
  bringt den Brei in eine geräumige Destillirblase, welche so eingerichtet ist, daß Wasserdämpfe hindurch streichen können, und destillirt
  unter sorgfältiger Abkühlung

Neun Theile........................ 9
 in eine Vorlage ab, welche
Drei Theile Weingeist................. 3
 enthält.
 Das Destillat wird auf seinen Gehalt an Cyanwasserstoff geprüft und nöthigenfalls mit einer Mischung aus
Einem Theile Weingeist................ 1
 und
Drei Theilen Wasser.................. 3
 verdünnt, so daß in 1000 Theilen desselben etwa 1 Theil Cyanwasserstoff enthalten ist.

Spez. Gewicht 0,970 bis 0,980.

Bittermandelwasser ist klar oder fast klar und soll blaues Lackmuspapier nicht röthen. Sein eigenartiger, starker Geruch soll auch nach Bindung der Blausäure mittels Silbernitratlösung verbleiben.

Werden 10 ccm Bittermandelwasser mit 0,8 ccm Zehntel-Normal-Silbernitratlösung und einigen Tropfen Salpetersäure vermischt, und wird vom entstandenen Niederschlage abfiltrirt, so soll das Filtrat durch weiteren Zusatz von Silbernitratlösung nicht mehr getrübt werden.

Zur Bestimmung des Blausäuregehaltes verdünnt man 25 ccm Bittermandelwasser mit 100 ccm destillirtem Wasser, versetzt sie mit 1 ccm Kalilauge und dann unter fortwährendem Umrühren so lange mit Zehntel-Normal-Silbernitratlösung, bis eine bleibende, weißliche Trübung eingetreten ist. Hierzu sollen mindestens 4,5 und höchstens 4,8 ccm Zehntel-Normal-Silbernitratlösung erforderlich sein.

5 ccm Bittermandelwasser sollen nach dem Abdampfen einen wägbaren Rückstand nicht hinterlassen.

Vorsichtig und vor Licht geschützt aufzubewahren.

Für Aqua Lauro-Cerasi darf Bittermandelwasser abgegeben werden.

Größte Einzelgabe 2,0 g.
Größte Tagesgabe 6,0 g.

Aqua Calcariae. — Kalkwasser.

Ein Theil gebrannter Kalk	1
wird mit	
Vier Theilen Wasser	4
gelöscht. Der entstandene Brei wird in einem gut zu verschließenden Gefäße unter Umschütteln mit	
Fünfzig Theilen Wasser	50
gemischt. Wenn sich die Mischung geklärt hat, gießt man die klare, wässerige Flüssigkeit fort, schüttelt den Bodensatz mit weiteren	
Fünfzig Theilen Wasser	50
mehrmals kräftig durch und läßt absetzen.	

Zum Gebrauche wird das Kalkwasser filtrirt.

Kalkwasser ist klar, farblos und von stark alkalischer Reaktion. Zum Neutralisiren von 100 ccm Kalkwasser sollen nicht weniger als 4 und nicht mehr als 4,5 ccm Normal-Salzsäure erforderlich sein.

Aqua carbolisata. — Karbolwasser.

Zweiundzwanzig Theile verflüssigte Karbolsäure 22
und
Neunhundertundachtundsiebzig Theile Wasser . . 978
werden gemischt.

Klare, farblose Flüssigkeit. 100 Theile enthalten 2 Theile Karbolsäure.

Aqua chlorata. — Chlorwasser.

Klare, gelbgrüne, in der Wärme flüchtige, erstickend riechende Flüssigkeit, welche blaues Lackmuspapier nicht röthet, sondern bleicht. 1000 Theile enthalten mindestens 4, höchstens 5 Theile Chlor.

25 g Chlorwasser werden in eine wässerige Lösung von 1 g Kaliumjodid in 5 g Wasser eingegossen und mit Zehntel-Normal-Natriumthiosulfatlösung titrirt. Zur Bindung des ausgeschiedenen Jods sollen 28,2 bis 35,3 ccm Zehntel-Normal-Natriumthiosulfatlösung erforderlich sein.

Vor Licht geschützt in gut verschlossenen Flaschen aufzubewahren.

Aqua Cinnamomi. — Zimmtwasser.

Ein Theil grob gepulverter Chinesischer Zimmt 1
wird mit
Einem Theile Weingeist 1
und der nöthigen Menge gewöhnlichem Wasser übergossen und 12 Stunden lang stehen gelassen; darauf werden aus der Mischung

Zehn Theile Zimmtwasser.............. 10
abdestillirt.

Zimmtwasser ist anfangs trübe und wird später klar.

Aqua cresolica. — Kresolwasser.

Ein Theil Kresolseifenlösung.............. 1
und
Neun Theile Wasser................. 9
werden gemischt. 100 Theile enthalten 5 Theile rohes Kresol.

Für Heilzwecke ist destillirtes, für Desinfektionszwecke gewöhnliches Wasser zu nehmen.

Mit destillirtem Wasser hergestelltes Kresolwasser ist hellgelb und klar.

Mit gewöhnlichem Wasser hergestelltes Kresolwasser darf etwas trübe sein; Oeltropfen sollen sich aus ihm jedoch nicht abscheiden.

Aqua destillata. — Destillirtes Wasser.

Klare, farb-, geruch- und geschmacklose Flüssigkeit.

Destillirtes Wasser soll weder durch Silbernitrat- oder Quecksilberchloridlösung, noch durch Schwefelwasserstoffwasser auch nach Zusatz von Ammoniakflüssigkeit verändert werden. Beim Vermischen mit 2 Raumtheilen Kalkwasser soll es klar bleiben.

Werden 100 ccm destillirtes Wasser, nach Zusatz von 1 ccm verdünnter Schwefelsäure, bis zum Sieden erhitzt, hierauf mit 0,3 ccm Kaliumpermanganatlösung versetzt und

3 Minuten lang im Sieden erhalten, so soll die Flüssigkeit nicht entfärbt werden.

Werden 10 ccm destillirtes Wasser verdampft, so soll ein wägbarer Rückstand nicht hinterbleiben.

Aqua Foeniculi. — Fenchelwasser.

Ein Theil gequetschter Fenchel............. 1
   wird mit der nöthigen Menge gewöhnlichem Wasser angefeuchtet; darauf werden aus der Mischung
Dreißig Theile 30
   abdestillirt.

Fenchelwasser ist anfangs trübe und wird später klar.

Aqua Menthae piperitae. — Pfefferminzwasser.

Ein Theil grob zerschnittene Pfefferminzblätter 1
   wird mit der nöthigen Menge gewöhnlichem Wasser angefeuchtet; darauf werden aus der Mischung
Zehn Theile 10
   abdestillirt.

Pfefferminzwasser ist klar oder etwas trübe.

Aqua Picis. — Theerwasser.

Ein Theil Holztheer.................... 1
   wird mit
Drei Theilen grob gepulvertem Bimsstein.... 3,

welcher vorher mit Wasser ausgewaschen und wieder getrocknet wurde, gemischt und zum Gebrauche aufbewahrt.

Von dieser Mischung werden

Zwei Theile.......................... 2
  mit
Fünf Theilen Wasser................... 5
  5 Minuten lang geschüttelt; die Flüssigkeit wird alsdann filtrirt.

Theerwasser ist klar, gelblich bis bräunlichgelb und besitzt den Geruch und Geschmack des Holztheers.

Es soll entweder jedesmal frisch bereitet oder doch nur für kurze Zeit vorräthig gehalten werden.

Aqua Plumbi. — Bleiwasser.

Ein Theil Bleiessig 1
  und
Neunundvierzig Theile Wasser 49
  werden gemischt.

Bleiwasser darf etwas trübe sein.
Vor der Abgabe ist es umzuschütteln.

Aqua Rosae. — Rosenwasser.

Vier Tropfen Rosenöl
  werden mit
Einem Liter lauwarmem Wasser
  einige Zeit lang geschüttelt; darauf wird die Mischung filtrirt.

Rosenwasser ist fast klar.

Arecolinum hydrobromicum.
Arekolinhydrobromid.

Feine, weiße, luftbeständige Nadeln, welche sich leicht in Wasser und in Weingeist, schwer in Aether und in Chloroform lösen. Schmelzpunkt gegen 167°. Die wässerige Lösung des Arekolinhydrobromids (1 = 10) röthet blaues Lackmuspapier kaum. In der wässerigen Lösung (1 = 20) rufen Platinchlorid-, Quecksilberchlorid- und Gerbsäurelösung, sowie Kalilauge eine Fällung nicht hervor, dagegen bewirkt Jodlösung eine braune, Bromwasser eine gelbe und Silbernitratlösung eine blaßgelbe Ausscheidung.

Arekolinhydrobromid soll nach dem Verbrennen einen Rückstand nicht hinterlassen.

Argentum foliatum. — Blattsilber.

Zarte Blättchen von reinem Silberglanze. Blattsilber ist in Salpetersäure zu einer klaren, farblosen Flüssigkeit löslich, in welcher durch Salzsäure ein weißer, käsiger, in Salpetersäure unlöslicher, in Ammoniakflüssigkeit ohne Färbung leicht löslicher Niederschlag erzeugt wird.

Argentum nitricum. — Silbernitrat.

Weiße, glänzende oder grauweiße, schmelzbare Stäbchen mit krystallinisch strahligem Bruche, in 0,6 Theilen Wasser, in etwa 10 Theilen Weingeist und in einer genügenden Menge Ammoniakflüssigkeit klar und farblos löslich. Die wässerige Lösung ist neutral und giebt mit Salzsäure einen weißen, käsigen Niederschlag, welcher in Ammoniakflüssigkeit löslich, dagegen in Salpetersäure unlöslich ist.

5 ccm einer wässerigen Lösung (1 = 20), in der Siedehitze mit überschüssiger Salzsäure versetzt, sollen nach dem Filtriren eine Flüssigkeit geben, welche nach dem Verdampfen einen wägbaren Rückstand nicht hinterläßt.

Vorsichtig aufzubewahren.
Größte Einzelgabe 0,03 g.
Größte Tagesgabe 0,1 g.

Argentum nitricum cum Kalio nitrico.
Salpeterhaltiges Silbernitrat.

Ein Theil Silbernitrat 1
  und
Zwei Theile Kaliumnitrat 2
  werden gemischt, vorsichtig geschmolzen und in Stäbchenform gegossen.

Weiße oder grauweiße, harte, im Bruche porzellanartige, kaum krystallinische Stäbchen.

1 g salpeterhaltiges Silbernitrat wird in 10 ccm Wasser gelöst; die Lösung wird mit 20 ccm Zehntel-Normal-Natriumchloridlösung und einigen Tropfen Kaliumchromatlösung gemischt und mit Zehntel-Normal-Silbernitratlösung bis zur Röthung der Flüssigkeit titrirt; hierzu sollen 0,5 bis 1 ccm Zehntel-Normal-Silbernitratlösung erforderlich sein.

Vorsichtig aufzubewahren.

Asa foetida. — Asant.

Das Gummiharz asiatischer Ferula-Arten, namentlich von Ferula Asa foetida und Ferula Narthex. Asant bildet entweder lose oder verklebte Körner oder ansehnliche Klumpen von gelblicher, violetter oder brauner Oberfläche und weißer Bruchfläche, welche roth anläuft und bald braun wird.

Ein Theil Asant giebt beim Verreiben mit 3 Theilen Wasser eine weißliche Emulsion, welche auf Zusatz einiger Tropfen Ammoniakflüssigkeit eine gelbe Farbe annimmt.

Der nach dem vollkommenen Ausziehen von 100 Theilen Asant mit siedendem Weingeist hinterbleibende Rückstand soll nach dem Trocknen bei 100° höchstens 50 Theile der ursprünglichen Masse, und der Aschengehalt von 100 Theilen soll nicht mehr als 10 Theile betragen.

Asant wird gepulvert, indem man ihn über gebranntem Kalk trocknet und dann bei möglichst niedriger Temperatur zerreibt.

Asant riecht und schmeckt eigenthümlich.

Atropinum sulfuricum. — Atropinsulfat.

Weiße, krystallinische, gegen 180° schmelzende, aus Atropin mit einem Schmelzpunkte von 115,5° bereitete Massen. 1 Theil Atropinsulfat giebt mit 1 Theile Wasser oder mit 3 Theilen Weingeist eine farblose, neutrale Lösung; in Aether oder Chloroform ist es fast unlöslich. Die Lösungen schmecken bitter und nachhaltig kratzend.

Giebt man zu 0,01 g Atropinsulfat, welches im Probirrohre bis zum Auftreten weißer Nebel erhitzt wurde, 1,5 ccm Schwefelsäure, erwärmt dann bis zur beginnenden Bräunung und setzt sofort vorsichtig 2 ccm Wasser hinzu, so tritt ein angenehmer, eigenthümlich aromatischer Geruch auf; nach Zusatz eines kleinen Krystalls Kaliumpermanganat riecht die Flüssigkeit nach Bittermandelöl.

0,01 g Atropinsulfat hinterläßt, mit 5 Tropfen rauchender Salpetersäure im Wasserbade in einem Porzellanschälchen eingetrocknet, einen kaum gelblich gefärbten Rückstand, welcher nach dem Erkalten beim Uebergießen mit weingeistiger Kalilauge eine violette Farbe annimmt.

Die wässerige Lösung des Atropinsulfats (1 = 60) soll durch Natronlauge, nicht aber durch Ammoniakflüssigkeit getrübt werden. Schwefelsäure soll es ohne Färbung lösen; auch nach Zusatz von etwas Salpetersäure soll sich diese Lösung nicht färben.

Atropinsulfat soll nach dem Verbrennen einen Rückstand nicht hinterlassen.

Sehr vorsichtig aufzubewahren.
Größte Einzelgabe 0,001 g.
Größte Tagesgabe 0,003 g.

Balsamum Copaïvae. — Copaivabalsam.

Der aus den verwundeten Stämmen verschiedener Copaïfera-Arten, besonders der Copaïfera officinalis, Copaïfera guyanensis und Copaïfera coriacea, ausfließende Balsam.

Copaivabalsam ist eine klare, mehr oder weniger dickliche, gelbbräunliche, gar nicht oder nur schwach fluorescirende Flüssigkeit von eigenthümlich aromatischem Geruche und anhaltend scharfem und bitterlichem Geschmacke. Copaivabalsam giebt mit Chloroform, Petroleumbenzin, Amylalkohol und absolutem Alkohol klare, allenfalls leicht opalisirende Lösungen. Spez. Gewicht 0,980 bis 0,990.

Eine Lösung von 1 g Copaivabalsam in 50 ccm Weingeist wird, nach Zusatz von 10 Tropfen Phenolphthaleinlösung, mit weingeistiger Halb-Normal-Kalilauge bis zur Röthung versetzt; hierzu sollen nicht weniger als 2,7 und nicht mehr als 3 ccm Lauge erforderlich sein. Darauf fügt man der Mischung weitere 20 ccm weingeistiger Halb-Normal-Kalilauge hinzu, erhitzt die gesammte Flüssigkeit eine Viertelstunde lang im Wasserbade und titrirt mit Halb-Normal-Salzsäure; zum Neutralisiren der überschüssigen Kalilauge sollen mindestens 19,7 ccm Säure erforderlich sein.

Balsamum Nucistae. — Muskatbalsam.

Zwei Theile gelbes Wachs 2,
Ein Theil Olivenöl 1
    und
Sechs Theile Muskatnußöl 6
    werden im Wasserbade zusammengeschmolzen,
    durchgeseiht und in Kapseln ausgegossen.
Muskatbalsam ist bräunlichgelb und riecht aromatisch.

Balsamum peruvianum. — Perubalsam.

Der durch Anschwelen der Rinde von Myroxylon Pereirae gewonnene Balsam. Perubalsam ist eine dunkelbraune, in dünner Schicht klare, nicht fadenziehende, mit Weingeist klar mischbare Flüssigkeit von angenehmem Geruche und scharf kratzendem, bitterlichem Geschmacke. An der Luft trocknet Perubalsam nicht ein. Spez. Gewicht 1,140 bis 1,150.

Verreibt man 10 Tropfen Perubalsam mit 20 Tropfen Schwefelsäure, so soll eine zähe Masse entstehen, welche, nach einigen Minuten mit kaltem Wasser übergossen, auf der Oberfläche violett gefärbt erscheint und sich nach dem Auswaschen mit kaltem Wasser zerbröckeln läßt.

Man löst 1 g Perubalsam in 20 ccm Weingeist, fügt 50 ccm weingeistige Halb-Normal-Kalilauge hinzu, erhitzt das Gemisch eine halbe Stunde lang im Wasserbade, verdünnt mit 300 ccm Wasser und titrirt mit Halb-Normal-Salzsäure; zum Neutralisiren der überschüssigen Kalilauge sollen nicht mehr als 42 ccm Säure erforderlich sein.

Man schüttelt eine Mischung aus 2,5 g Perubalsam, 5 ccm Wasser und 5 ccm Natronlauge dreimal mit je 10 ccm Aether aus, dunstet den Aether ab und erwärmt den Rückstand im Wasserbade, bis eine Gewichtsabnahme nicht mehr stattfindet; der Rückstand soll mindestens 1,4 g betragen. Die Lösung des Rückstandes in 25 ccm Weingeist wird, nach Zusatz von 25 ccm weingeistige Halb-Normal-Kalilauge, eine halbe Stunde lang im Wasserbade erwärmt, mit 10 Tropfen Phenolphthaleinlösung und mit Halb-Normal-Salzsäure bis zur Entfärbung versetzt; hierzu sollen nicht mehr als 13,2 ccm Säure erforderlich sein.

Balsamum tolutanum. — Tolubalsam.

Das Harz von Myroxylon Toluifera. Tolubalsam ist eine braunrothe, krystallinische, nach dem Austrocknen zu einem gelblichen Pulver zerreibliche Masse von feinem Wohlgeruche und aromatischem, säuerlichem, nur wenig kratzendem Geschmacke. Tolubalsam ist in Weingeist, Chloroform und Kalilauge klar löslich, in Schwefelkohlenstoff unlöslich. Die weingeistige Lösung röthet blaues Lackmuspapier.

Eine Lösung von 1 g Tolubalsam in 50 ccm Weingeist wird, nach Zusatz von 10 Tropfen Phenolphthaleinlösung, mit weingeistiger Halb-Normal-Kalilauge bis zur Röthung titrirt; hierzu sollen nicht weniger als 4 und nicht mehr als 6 ccm Lauge erforderlich sein. Darauf fügt man der Mischung noch so viel weingeistige Halb-Normal-Kalilauge hinzu, daß die Gesammtmenge der Lauge 20 ccm beträgt, erhitzt die Flüssigkeit eine halbe Stunde lang im Wasserbade und titrirt mit Halb-Normal-Salzsäure; zum Neutralisiren der überschüssigen Kalilauge sollen 13,2 bis 14,5 ccm Säure erforderlich sein.

Baryum chloratum. — Baryumchlorid.

Farblose, tafelförmige, an der Luft beständige Krystalle, in 2,5 Theilen kaltem und 1,5 Theilen siedendem Wasser löslich, in Weingeist unlöslich. Die wässerige Lösung giebt mit verdünnter Schwefelsäure einen weißen, in Säuren unlöslichen Niederschlag, mit Silbernitratlösung einen weißen, käsigen, in Säuren unlöslichen, dagegen in Ammoniakflüssigkeit leicht löslichen Niederschlag.

Die wässerige Lösung (1 = 20) soll durch Schwefel=
wasserstoffwasser nicht verändert werden und soll neutral
reagiren.

25 ccm der wässerigen Lösung (1 = 20) werden in der
Siedehitze durch Zusatz von verdünnter Schwefelsäure vom
Baryum befreit und filtrirt; das erhaltene Filtrat soll nach
dem Verdunsten und schwachem Glühen einen wägbaren
Rückstand nicht hinterlassen. 20 ccm der wässerigen Lösung
(1 = 20) sollen durch 0,5 ccm Kaliumferrocyanidlösung nicht
gebläut werden.

Vorsichtig aufzubewahren.

Benzinum Petrolei. — Petroleumbenzin.

Niedrig siedende Antheile des Petroleums. Petroleum=
benzin ist eine farblose, nicht fluorescirende, leicht entzünd=
bare, flüchtige Flüssigkeit von starkem, nicht unangenehmem
Geruche. Petroleumbenzin siedet zwischen 50° und 75° und
erstarrt nicht bei 0°. Spez. Gewicht 0,640 bis 0,670.

Benzoë. — Benzoe.

Das aus Siam kommende Harz einer noch nicht fest=
gestellten Pflanze. Benzoe bildet flache oder gerundete,
braune, innen weiße Stücke, welche beim Erwärmen im
Wasserbade einen sehr angenehmen Geruch, bei stärkerem Er=
hitzen stechende Dämpfe abgeben.

Erwärmt man Benzoe mit Weingeist, filtrirt und ver=
mischt das Filtrat mit Wasser, so erhält man eine milchige,
blaues Lackmuspapier röthende Flüssigkeit. 1 Theil Benzoe

erweicht beim Erwärmen mit 10 Theilen Schwefelkohlenstoff; aus der farblosen Flüssigkeit krystallisirt beim Erkalten Benzoesäure aus.

Eine kleine Menge feingepulverte, mit Kaliumpermanganatlösung erhitzte Benzoe soll auch bei längerem Stehen einen Geruch nach Bittermandelöl nicht entwickeln.

Der nach dem vollkommenen Erschöpfen von 100 Theilen Benzoe mit siedendem Weingeist hinterbleibende Rückstand soll nach dem Trocknen nicht mehr als 5 Theile der ursprünglichen Masse, und der Aschengehalt von 100 Theilen Benzoe nicht mehr als 2 Theile betragen.

Bismutum subgallicum. — Basisches Wismutgallat.

Citronengelbes, amorphes, geruch- und geschmackloses Pulver. Basisches Wismutgallat ist in Aether, Wasser und Weingeist unlöslich und verkohlt beim Erhitzen, ohne zu schmelzen, unter Hinterlassung eines gelben Rückstandes.

Beim Schütteln von 0,1 g basischem Wismutgallat mit überschüssigem Schwefelwasserstoffwasser entsteht ein schwarzer Niederschlag; die filtrirte, zum Kochen erhitzte und wieder erkaltete Flüssigkeit färbt sich auf Zusatz einiger Tropfen verdünnter Eisenchloridlösung blauschwarz.

Wird 1 g basisches Wismutgallat eingeäschert, der verbleibende gelbe Rückstand in Salpetersäure gelöst, die Lösung vorsichtig zur Trockne eingedampft, und der Rückstand abermals geglüht, so sollen mindestens 0,52 g Wismutoxyd zurückbleiben. Das so erhaltene Wismutoxyd wird in Salpetersäure gelöst, und die Lösung auf 20 ccm verdünnt. Diese Lösung soll weder durch Baryumnitrat-, noch durch Silbernitratlösung, noch durch 2 Raumtheile verdünnte Schwefelsäure verändert werden und soll, nach Zusatz von überschüssiger Ammoniakflüssigkeit, ein farbloses Filtrat geben.

1 g basisches Wismutgallat löst sich in 5 ccm Natronlauge klar auf; die braunrothe Lösung soll beim Erwärmen mit einem Gemische von je 0,5 g Zinkfeile und Eisenpulver Ammoniak nicht entwickeln.

Eine Mischung aus 1 g basischem Wismutgallat und 3 ccm Zinnchlorürlösung soll im Laufe einer Stunde eine dunklere Färbung nicht annehmen.

1 g basisches Wismutgallat soll, mit 10 ccm Weingeist geschüttelt, ein Filtrat geben, welches beim Eindampfen einen wägbaren Rückstand nicht hinterläßt.

Bismutum subnitricum. — Basisches Wismutnitrat.

Ein Theil grob gepulvertes Wismut......... 1
    wird in
Fünf Theile Salpetersäure von 1,200 spez. Gewichte 5,
    welche zuvor auf 75° bis 90° erhitzt war, ohne Unterbrechung in kleinen Mengen eingetragen, und die gegen das Ende sich abschwächende, heftige Einwirkung durch verstärktes Erhitzen der Wismutlösung unterstützt. Letztere wird nach mehrtägigem Stehen klar abgegossen und zum Krystallisiren eingedampft. Die erhaltenen Krystalle werden mit wenig salpetersäurehaltendem Wasser einige Male abgespült; hierauf wird

Ein Theil derselben.................... 1
  mit
Vier Theilen Wasser.................... 4
  gleichmäßig zerrieben und unter Umrühren in
Einundzwanzig Theile siedendes Wasser....... 21
  eingetragen.

Sobald der Niederschlag sich ausgeschieden hat, wird die überstehende Flüssigkeit entfernt, der Niederschlag gesammelt, nach völligem Ablaufen des Filtrates mit einem gleichen Raumtheile kaltem Wasser nachgewaschen und nach Ablaufen der Flüssigkeit bei 30° ausgetrocknet.

Weißes, mikrokrystallinisches, sauer reagirendes Pulver. 100 Theile basisches Wismutnitrat hinterlassen beim Glühen unter Entwickelung gelbrother Dämpfe 79 bis 82 Theile Wismutoxyd.

0,5 g basisches Wismutnitrat lösen sich bei gewöhnlicher Temperatur in 25 ccm verdünnter Schwefelsäure ohne Entwickelung von Kohlensäure klar auf. Ein Theil dieser Lösung soll, nach dem Zusatze von überschüssiger Ammoniakflüssigkeit, ein farbloses Filtrat geben; ein zweiter Theil soll, mit mehr Wasser verdünnt und mit Schwefelwasserstoffwasser im Ueberschusse versetzt, ein Filtrat liefern, welches nach dem Verdampfen einen wägbaren Rückstand nicht hinterläßt.

Wird 1 g basisches Wismutnitrat bis zum Aufhören der Dampfbildung erhitzt, nach dem Erkalten zerrieben, in wenig Salzsäure gelöst, und diese Lösung mit der doppelten Raummenge Zinnchlorürlösung versetzt, so soll die Mischung im Laufe einer Stunde eine dunklere Färbung nicht annehmen.

0,5 g basisches Wismutnitrat sollen, in 5 ccm Salpetersäure gelöst, eine klare Flüssigkeit geben, welche durch

0,5 ccm Silbernitratlösung höchstens opalisirend getrübt, sowie durch 0,5 ccm einer mit der gleichen Menge Wasser verdünnten Baryumnitratlösung nicht verändert wird. Mit Natronlauge im Ueberschusse erwärmt, soll es Ammoniak nicht entwickeln.

Bismutum subsalicylicum.
Basisches Wismutsalicylat.

Weißes, amorphes, geruch- und geschmackloses Pulver, welches in Wasser und Weingeist fast unlöslich ist und beim Erhitzen, ohne zu schmelzen, unter Hinterlassung eines gelben Rückstandes verkohlt.

Beim Uebergießen von 0,5 g basischem Wismutsalicylat mit einer verdünnten Eisenchloridlösung (1 = 20) entsteht eine violette, beim Uebergießen mit Schwefelwasserstoffwasser eine braunschwarze Färbung.

0,5 g basisches Wismutsalicylat sollen, mit 5 ccm Wasser geschüttelt, ein Filtrat geben, welches blaues Lackmuspapier nicht sofort röthet.

Wird 1 g basisches Wismutsalicylat eingeäschert, der verbleibende Rückstand in Salpetersäure gelöst, die Lösung vorsichtig zur Trockne eingedampft, und der Rückstand abermals geglüht, so sollen mindestens 0,63 g Wismutoxyd zurückbleiben. Das so erhaltene Wismutoxyd wird in Salpetersäure gelöst, und die Lösung bis auf 20 ccm verdünnt. Diese Lösung soll weder durch Baryumnitrat-, noch durch Silbernitratlösung, noch durch 2 Raumtheile verdünnte Schwefelsäure verändert werden. Nach Zusatz von überschüssiger Ammoniakflüssigkeit soll sie ein farbloses Filtrat geben. Nach Zusatz von überschüssigem Schwefelwasserstoffwasser soll sie ein Filtrat liefern, welches nach dem Eindampfen einen wägbaren Rückstand nicht hinterläßt.

Eine Mischung aus 1 g basischem Wismutsalicylat und 3 ccm Zinnchlorürlösung soll im Laufe einer Stunde eine dunklere Färbung nicht annehmen.

Erwärmt man 0,5 g basisches Wismutsalicylat mit 5 ccm Natronlauge unter Zusatz von je 0,5 g Zinkfeile und Eisenpulver, so soll sich Ammoniak nicht entwickeln.

Vor Licht geschützt aufzubewahren.

Bolus alba. — Weißer Thon.

Weiße, zerreibliche, abfärbende, durchfeuchtet etwas zähe, im Wasser zerfallende, aber nicht lösliche, erdige Masse, welche hauptsächlich aus wasserhaltigem Aluminiumsilikat besteht.

Weißer Thon soll beim Uebergießen mit Salzsäure nicht aufbrausen und beim Abschlämmen einen sandigen Rückstand nicht hinterlassen.

Borax. — Natriumborat.

Harte, weiße Krystalle oder krystallinische Stücke, welche beim Erhitzen unter Aufblähen schmelzen und sich in 17 Theilen kaltem, in 0,5 Theilen siedendem Wasser und reichlich in Glycerin lösen, in Weingeist aber unlöslich sind.

Die alkalisch reagirende, wässerige Lösung färbt nach dem Ansäuern mit Salzsäure Kurkumapapier braun; diese

Färbung tritt besonders beim Trocknen hervor und geht beim Besprengen mit wenig Ammoniakflüssigkeit in grünschwarz über.

Die wässerige Lösung (1 = 50) soll weder durch Schwefelwasserstoffwasser, noch durch Ammoniumoxalatlösung verändert werden. Nach dem Ansäuern mit Salpetersäure, wobei ein Aufbrausen nicht stattfinden soll, darf sie weder durch Baryumnitrat-, noch durch Silbernitratlösung mehr als opalisirend getrübt werden. 50 ccm einer unter Zusatz von einigen Tropfen Salzsäure bereiteten, wässerigen Lösung (1 = 50) sollen durch 0,5 ccm Kaliumferrocyanidlösung nicht sofort gebläut werden.

Bromoformium. — Bromoform.

Farblose, chloroformartig riechende Flüssigkeit, von süßlichem Geschmacke, sehr wenig in Wasser, leicht in Aether und Weingeist löslich.

Bromoform erstarrt beim Abkühlen mit Eis krystallinisch und ist bei + 7° wieder völlig geschmolzen. Siedepunkt 148° bis 150°. Spez. Gewicht 2,829 bis 2,833.

Mit gleichen Raumtheilen Bromoform geschütteltes Wasser soll blaues Lackmuspapier nicht sofort röthen und, wenn es vorsichtig über eine mit gleichviel Wasser verdünnte Silbernitratlösung geschichtet wird, eine Trübung nicht hervorrufen. Beim Schütteln von 2 ccm Bromoform und 2 ccm Wasser mit 0,5 ccm Jodzinkstärkelösung soll sofort weder die Stärkelösung gebläut, noch das Bromoform gefärbt werden.

Bromoform soll nicht erstickend riechen.

Beim Schütteln gleicher Mengen Bromoform und Schwefelsäure in einem zuvor mit Schwefelsäure gespülten Glase soll die Schwefelsäure innerhalb 10 Minuten nicht gefärbt werden. **Vorsichtig und vor Licht geschützt aufzubewahren.**
Größte Einzelgabe 0,5 g.
Größte Tagesgabe 1,5 g.

Bromum. — Brom.

Dunkelrothbraune, flüchtige Flüssigkeit, welche bei gewöhnlicher Temperatur gelbrothe Dämpfe bildet. Brom löst sich in 30 Theilen Wasser, leicht in Weingeist, Aether, Schwefelkohlenstoff und Chloroform mit rothbrauner Farbe. Spez. Gewicht 2,900 bis 3,000.

Brom soll sich in Natronlauge zu einer dauernd klar bleibenden Flüssigkeit auflösen. Eine Lösung in Wasser (1 = 30) soll, mit überschüssigem, gepulvertem Eisen geschüttelt, eine Flüssigkeit geben, welche, nach Zusatz von Eisenchlorid- und Stärkelösung, nicht gebläut wird.

Vorsichtig aufzubewahren.

Bulbus Scillae. — Meerzwiebel.

Die im frischen Zustande in Streifen geschnittenen, getrockneten, fleischigen Zwiebelschalen von Urginea maritima. Die Epidermis beider Seiten der Zwiebelschale besitzt Spaltöffnungen. Das Mesophyll besteht hauptsächlich aus fast kugeligen, stärkefreien Zellen, enthält zahlreiche Raphidenzellen und umschließt parallel verlaufende collaterale Leitbündel.

Meerzwiebel schmeckt widerlich bitter.

Die gelblich weißen, durchscheinenden Stücke sollen fast glasig brechen.

Das an nadelförmigen Oxalatkrystallen reiche Pulver der Meerzwiebel darf nur wenige Stärkekörner und keine Sklerenchymelemente enthalten.

Calcaria chlorata. — Chlorkalk.

Weißes oder weißliches Pulver von chlorähnlichem Geruche, in Wasser nur theilweise löslich. 100 Theile enthalten mindestens 25 Theile wirksames Chlor. Chlorkalk giebt auf Zusatz von Essigsäure unter reichlicher Chlorentwickelung eine Lösung, in welcher, nach dem Verdünnen mit Wasser und Filtriren, durch Ammoniumoxalatlösung ein weißer Niederschlag hervorgerufen wird.

0,5 g Chlorkalk werden mit einer Lösung von 1 g Kaliumjodid in 20 ccm Wasser gemischt und mit 20 Tropfen Salzsäure angesäuert. Zur Bindung des in der klaren, rothbraunen Lösung ausgeschiedenen Jods sollen mindestens 35,2 ccm Zehntel-Normal-Natriumthiosulfatlösung erforderlich sein.

Wässerige Lösungen von Chlorkalk sind filtrirt abzugeben.

Calcaria usta. — Gebrannter Kalk.

Dichte, weißliche Massen, welche, mit der Hälfte ihres Gewichtes Wasser besprengt, sich stark erhitzen und zu Pulver zerfallen, mit 3 bis 4 Theilen Wasser einen dicken, gleichmäßigen Brei bilden und in Salpetersäure fast ohne Aufbrausen bis auf einen geringen Rückstand löslich sind. Diese

Lösung giebt, nach dem Verdünnen mit Wasser und nach dem Zusatze von Natriumacetatlösung im Ueberschusse, mit Ammoniumoxalatlösung einen weißen Niederschlag.

Calcium carbonicum praecipitatum.
Calciumcarbonat.

Weißes, mikrokrystallinisches, in Wasser fast unlösliches Pulver. Calciumcarbonat löst sich in Essigsäure unter Aufbrausen; diese Lösung giebt mit Ammoniumoxalatlösung einen weißen Niederschlag.

Wird 1 Theil Calciumcarbonat mit 50 Theilen ausgekochtem Wasser geschüttelt, und die Mischung filtrirt, so soll das Filtrat nicht alkalisch reagiren und nach dem Verdunsten einen wägbaren Rückstand nicht hinterlassen.

Die mit Hülfe von verdünnter Essigsäure in der Siedehitze hergestellte, wässerige Lösung (1 = 50) soll durch Baryumnitratlösung nicht sofort verändert, durch Silbernitratlösung nach 5 Minuten höchstens opalisirend getrübt werden und soll weder nach dem Uebersättigen mit Ammoniakflüssigkeit, noch mit Kalkwasser eine Ausscheidung geben.

Die mit Hülfe von Salzsäure aus 1 g Calciumcarbonat hergestellte, wässerige Lösung (1 = 50) soll durch 0,5 ccm Kaliumferrocyanidlösung nicht gebläut werden.

Calcium phosphoricum. — Calciumphosphat.

Zwanzig Theile Calciumcarbonat 20
   werden mit
Fünfzig Theilen Salzsäure 50
   und

Fünfzig Theilen Wasser.................. 50
übergossen. Die Mischung wird, sobald die Entwickelung von Kohlensäure bei gewöhnlicher Temperatur aufgehört hat, erwärmt. Die klar abgegossene Flüssigkeit wird mit Chlorwasser im Ueberschusse vermischt, darauf erwärmt, bis der Chlorgeruch verschwunden ist, und eine halbe Stunde lang bei 35° bis 40° mit

Einem Theile Kalkhydrat................. 1
stehen gelassen. Der filtrirten, erkalteten, mit

Einem Theile Phosphorsäure.............. 1
angesäuerten Calciumchloridlösung setzt man eine filtrirte Lösung von

Einundsechzig Theilen Natriumphosphat..... 61
in

Dreihundert Theilen warmem Wasser...... 300,
die bis auf 25° bis 20° abgekühlt ist, nach und nach unter Umrühren zu. Hierauf wird das Ganze so lange umgerührt, bis der entstandene Niederschlag krystallinisch geworden ist. Dieser wird auf einem angefeuchteten, leinenen Tuche gesammelt und so lange mit Wasser ausgewaschen, bis eine Probe der Waschflüssigkeit, nach dem Ansäuern mit Salpetersäure, mit Silbernitratlösung nur noch eine schwache Opalescenz zeigt. Nach vollständigem Abtropfen wird der Niederschlag stark ausgepreßt, bei gelinder Wärme getrocknet und fein gepulvert.

Leichtes, weißes, krystallinisches, in Wasser kaum lösliches Pulver, in kalter Essigsäure schwer löslich, in Salzsäure und Salpetersäure ohne Aufbrausen leicht löslich.

Die mit Hülfe von verdünnter Essigsäure in der Siedehitze hergestellte, wässerige Lösung des Calciumphosphats (1 = 20) giebt mit Ammoniumoxalatlösung einen weißen Niederschlag. Beim Befeuchten mit Silbernitratlösung wird Calciumphosphat gelb gefärbt.

Eine Mischung aus 1 g Calciumphosphat und 3 ccm Zinnchlorürlösung soll im Laufe einer Stunde eine dunklere Färbung nicht annehmen.

Wird 1 Theil Calciumphosphat mit 20 Theilen Wasser geschüttelt und filtrirt, so soll das Filtrat, nach dem Ansäuern mit Essigsäure, durch Baryumnitratlösung nicht verändert werden.

Die mit Hülfe von Salpetersäure hergestellte, wässerige Lösung (1 = 20) darf durch Silbernitratlösung nach 2 Minuten höchstens opalisirend getrübt werden und soll, mit überschüssiger Ammoniakflüssigkeit und Schwefelwasserstoffwasser versetzt, einen rein weißen Niederschlag geben.

100 Theile Calciumphosphat sollen beim Glühen 25 bis 26 Theile an Gewicht verlieren.

Calcium sulfuricum ustum. — Gebrannter Gips.

Weißes Pulver.

1 Theil gebrannter Gips soll nach dem Mischen mit 0,5 Theilen Wasser innerhalb 5 Minuten erhärten.

Camphora. — Kampher.

Der Kampher stammt von Cinnamomum Camphora. Er bildet weiße, krystallinische, mürbe Massen oder ein weißes, krystallinisches Pulver von eigenartig durchdringendem Geruche und brennend scharfem, bitterlichem, hinterher kühlendem Geschmacke. Erwärmt man Kampher in offener Schale, so verdampft er in kurzer Zeit vollständig. In Wasser ist er nur sehr wenig, in Aether, Chloroform und Weingeist reichlich löslich. Schmelzpunkt 175°.

Um Kampher zu pulvern, besprengt man ihn zuvor mit Aether oder Weingeist.

Cantharides. — Spanische Fliegen.

Der getrocknete, möglichst wenig beschädigte Käfer Lytta vesicatoria; er ist schön glänzend grün und besonders in der Wärme blauschillernd, 1,5 bis gegen 3 cm lang und 6 bis 8 mm breit und besitzt einen starken, unangenehmen Geruch.

100 Theile Spanische Fliegen sollen nach dem Verbrennen nicht mehr als 8 Theile Asche hinterlassen.

Zur Bestimmung des Cantharidingehaltes übergießt man 25 g mittelfein gepulverte Spanische Fliegen in einem Arzneiglase mit 100 g Chloroform und 2 ccm Salzsäure, läßt das Gemisch unter häufigem Umschütteln 24 Stunden lang stehen und filtrirt alsdann 52 g der Chloroformlösung durch ein trockenes Filter gut bedeckt in ein genau gewogenes Kölbchen. Hierauf destillirt man das Chloroform ab, übergießt den Destillationsrückstand mit 5 ccm Petroleumbenzin und läßt die Mischung unter zeitweiligem Umschwenken 12 Stunden lang verschlossen stehen. Alsdann filtrirt man die Flüssigkeit durch ein bei 100° getrocknetes und gewogenes, zuvor mit Petroleumbenzin befeuchtetes Filter von 5 cm Durchmesser, übergießt das Ungelöste unter Umschwenken zweimal mit je 10 ccm Petroleumbenzin und filtrirt dieses auch durch jenes Filter, ohne dabei auf die an den Wänden des Kölbchens haftenden Krystalle Rücksicht zu nehmen. Hierauf trocknet man das Filter und das Kölbchen, wäscht beide mit kleinen Mengen Wasser, dem auf je 10 ccm ein Tropfen Ammoniumcarbonatlösung zugesetzt ist, so lange aus, bis die ablaufende Flüssigkeit nur noch gelb gefärbt erscheint, und wäscht schließlich noch einmal mit 5 ccm Wasser nach. Nach dem Austropfen des Kölbchens und dem vollständigen Abtropfen des Filters trocknet man beide, bringt dann das Filter mit Inhalt in das Kölbchen und trocknet so lange bei 100°, bis eine Gewichtsabnahme nicht mehr erfolgt. Das Gewicht des krystallinischen Rückstandes soll alsdann mindestens 0,1 g betragen.

Vorsichtig aufzubewahren.
Größte Einzelgabe 0,05 g.
Größte Tagesgabe 0,15 g.

Capsulae. — Kapseln.

Stärkemehl ‐ (Oblaten ‐) oder Weiße ‐ Leim ‐ (Gelatine ‐) Kapseln.

Stärkemehlkapseln werden aus feinstem Weizenmehle und Weizenstärke in Gestalt dünner, rundlicher, in der Mitte vertiefter Blättchen hergestellt.

Weiße=Leim=Kapseln werden aus weißem Leim mit oder ohne Zusatz von Glycerin oder Zucker bereitet und haben entweder die Gestalt rundlicher Hohlkörper oder paarweise übereinander geschobener, einseitig geschlossener Röhrchen (Deckelkapseln).

Kapseln sollen geruchlos und ohne fremdartigen Geschmack sein.

Carbo Ligni pulveratus. — Gepulverte Holzkohle.

Die käufliche Meilerkohle wird in genügend geschlossenen Gefäßen erhitzt, bis sie Dämpfe nicht mehr giebt, und nach dem Erkalten sogleich fein gepulvert.

Gepulverte Holzkohle soll schwarz sein und an Weingeist nichts abgeben. Auf Platinblech erhitzt, soll sie bis auf eine geringe Menge Asche ohne Flamme verbrennen.

Carrageen. — Irländisches Moos.

Die höchstens handgroßen, laubartigen, in schmälere oder breitere Lappen getheilten, getrockneten Pflanzen Chondrus crispus und Gigartina mammillosa. Andere Algen dürfen nur in sehr geringer Menge in der Droge vorhanden sein. Mit 30 Theilen Wasser übergossen, wird das Irländische Moos schlüpfrig weich und giebt damit beim Kochen einen fade schmeckenden, in der Kälte ziemlich dicken Schleim, welcher durch Jod nicht blau gefärbt wird.

Irländisches Moos wird mit 5 Theilen Wasser durchfeuchtet, und die Flüssigkeit dann abfiltrirt; diese soll blaues Lackmuspapier nicht röthen, und 10 ccm davon sollen durch 1 Tropfen Zehntel-Normal-Jodlösung gelb gefärbt werden.

Caryophylli. — Gewürznelken.

Die noch geschlossenen, getrockneten Blüthen von Eugenia aromatica. Sie besitzen einen schlanken, mit 2, im oberen Theile liegenden, sehr kurzen Fächern versehenen Fruchtknoten, 4 Kelchblätter, 4 fast kreisrunde, sich dachziegelartig deckende, zu einer kugeligen Kappe zusammenschließende Kronenblätter, welche heller braun sind, als die übrigen Blüthentheile, und zahlreiche Staubblätter.

Besonders der Fruchtknoten und der Kelch enthalten große, rundliche Sekretbehälter, aus denen schon ätherisches Oel austritt, wenn man die Droge mit dem Fingernagel drückt.

Gewürznelken riechen und schmecken kräftig nach Eugenol.

Catechu. — Katechu.

Ein aus den Blättern und jungen Trieben von Ourouparia Gambir, sowie auch aus dem Kernholze von Acacia Catechu in Indien bereitetes Extrakt.

Katechu stellt bräunliche, innen hellere, zerreibliche Massen oder durch und durch dunkelbraune, bisweilen löcherige, großmuschelig brechende Blöcke dar. Mit Glycerin angerieben, erscheint Katechu bei 200 facher Vergrößerung krystallinisch. Katechu schmeckt zusammenziehend bitterlich, zuletzt süßlich. Die stark verdünnte, weingeistige Lösung nimmt auf Zusatz von Eisenchloridlösung eine grüne Farbe an.

100 Theile Katechu geben, mit der zehnfachen Menge siedendem Wasser versetzt, eine braunrothe, trübe, blaues Lackmuspapier röthende Flüssigkeit. Diese läßt nach dem Abgießen von dem Rückstande beim Erkalten einen reichlichen, braunen Niederschlag fallen. Das Gewicht jenes, in Wasser unlöslichen Rückstandes soll, nach dem Auswaschen mit heißem Wasser und nach dem Trocknen bei 100°, 15 Theile nicht übersteigen. Die nach dem vollkommenen Ausziehen von 100 Theilen Katechu mit siedendem Weingeist etwa zurückbleibenden Pflanzentheile sollen, bei 100° getrocknet, nicht mehr als 15 Theile betragen.

100 Theile Katechu dürfen nach dem Verbrennen höchstens 6 Theile Asche hinterlassen.

Cautschuc. — Kautschuk.

Kautschuk wird durch Reinigung des eingetrockneten Milchsaftes verschiedener tropischer Bäume aus den Familien der Moraceen, Urticaceen, Euphorbiaceen und Apocynaceen gewonnen. Kautschuk bildet etwa 0,5 mm dicke, braune, durchscheinende Tafeln, welche sehr elastisch, in Wasser und Weingeist unlöslich, in Benzol, Petroleumbenzin, Chloroform und Schwefelkohlenstoff löslich sind. Kautschuk schmilzt bei etwa 120°; in heißes Wasser gelegt, erweicht er nicht und wird nicht knetbar.

Ein Theil Kautschuk soll sich in 7,5 Theilen Petroleumbenzin innerhalb weniger Stunden ohne Rückstand lösen. Werden 0,2 g in kleine Stücke zerschnittener Kautschuk nach und nach in 2 g eines geschmolzenen Gemisches von 2 Theilen Natriumnitrat und 1 Theile Natriumcarbonat eingetragen, so entsteht unter Aufflammen eine Schmelze, welche sich nach dem Erkalten in Wasser ohne Rückstand löst. Die Lösung (1 = 50) darf nach dem Ansäuern durch Salpetersäure auf Zusatz von Baryumnitratlösung eine Veränderung nicht erleiden.

Cera alba. — Weißes Wachs.

Das an der Sonne gebleichte, weiße oder weißliche Bienenwachs, welches bei 64° zu einer farblosen Flüssigkeit schmilzt. Spez. Gewicht 0,966 bis 0,970.

Weißes Wachs soll nicht ranzig riechen.

Mischt man 2 Theile Weingeist mit 7 Theilen Wasser, läßt diese Flüssigkeit bei 15° stehen, bis alle Luftblasen daraus verschwunden sind, und bringt kleine Kugeln von weißem Wachs hinein, so sollen diese in der Flüssigkeit schweben oder doch zum Schweben gelangen, wenn durch Zusatz von Wasser das spezifische Gewicht des verdünnten Weingeistes auf 0,966 bis 0,970 gebracht worden ist. Die hierzu erforderlichen Wachskugeln werden so dargestellt, daß man das Wachs bei möglichst niederer Temperatur schmilzt und tropfenweise in ein Becherglas mit Weingeist fallen läßt. Bevor die so erhaltenen, allseitig abgerundeten Körper zur Bestimmung des spezifischen Gewichtes benutzt werden, sollen sie 24 Stunden lang an der Luft liegen bleiben.

Wird 1 g weißes Wachs mit 20 ccm Weingeist während einiger Minuten gekocht und nach einer Stunde abfiltrirt, so soll die erkaltete, farblose Flüssigkeit weder blaues Lackmuspapier röthen, noch durch hinzugefügtes Wasser stark getrübt werden.

Wird 1 g weißes Wachs mit 10 ccm Wasser und 3 g Natriumcarbonat bis zum lebhaften Sieden erhitzt, so soll sich nach dem Erkalten das Wachs über der Salzlösung wieder abscheiden. Diese selbst darf nicht mehr als opalisirend getrübt erscheinen.

Werden 5 g weißes Wachs mit 50 ccm Weingeist im Wasserbade bis zum beginnenden Sieden erwärmt, und wird, nach Zusatz von 20 Tropfen Phenolphthaleinlösung, weingeistige Halb-Normal-Kalilauge zugesetzt, so sollen zur Röthung 3,3 bis 4,3 ccm Lauge erforderlich sein. Fügt man darauf weitere 20 ccm derselben Kalilauge hinzu, erhitzt die Mischung eine halbe Stunde lang im Wasserbade und setzt Halb-Normal-Salzsäure hinzu, so sollen zur Bindung der überschüssigen Lauge 6,5 bis 7 ccm Säure erforderlich sein.

Cera flava. — Gelbes Wachs.

Das durch sorgfältiges Ausschmelzen der entleerten Honigwaben erhaltene Bienenwachs. Gelbe, körnig brechende, bei 63° bis 64° zu einer klaren, nach Honig riechenden Flüssigkeit schmelzende Masse. Spez. Gewicht 0,962 bis 0,966.

Mischt man 2 Theile Weingeist mit 7 Theilen Wasser, läßt diese Flüssigkeit bei 15° stehen, bis alle Luftblasen daraus verschwunden sind, und bringt kleine Kugeln von gelbem Wachs hinein, so sollen diese in der Flüssigkeit schweben oder doch zum Schweben gelangen, wenn durch Zusatz von Wasser das spezifische Gewicht des verdünnten Weingeistes auf 0,962 bis 0,966 gebracht worden ist. Die hierzu erforderlichen Wachskugeln werden so dargestellt, daß man das Wachs bei möglichst niederer Temperatur schmilzt und tropfenweise in ein Becherglas mit Weingeist fallen läßt. Bevor die so erhaltenen, allseitig abgerundeten Körper zur Bestimmung des spezifischen Gewichtes benutzt werden, sollen sie 24 Stunden lang an der Luft liegen bleiben.

Wird 1 g gelbes Wachs mit 20 ccm Weingeist während einiger Minuten gekocht und nach einer Stunde abfiltrirt, so soll die erkaltete, fast farblose Flüssigkeit weder blaues Lackmuspapier röthen, noch durch hinzugefügtes Wasser stark getrübt werden.

Wird 1 g gelbes Wachs mit 10 ccm Wasser und 3 g Natriumcarbonat bis zum lebhaften Sieden erhitzt, so soll sich nach dem Erkalten das Wachs über der Salzlösung wieder abscheiden. Diese selbst darf nicht mehr als opalisirend getrübt erscheinen.

Werden 5 g gelbes Wachs mit 50 ccm Weingeist auf dem Wasserbade bis zum beginnenden Sieden erwärmt, und wird, nach Zusatz von 20 Tropfen Phenolphtaleinlösung, weingeistige Halb=Normal=Kalilauge zugesetzt, so sollen zur Röthung 3,3 bis 4,3 ccm Lauge erforderlich sein. Fügt man darauf weitere 20 ccm derselben Kalilauge hinzu, erhitzt die Mischung eine halbe Stunde lang im Wasserbade und setzt Halb=Normal=Salzsäure hinzu, so sollen zur Bindung der überschüssigen Lauge 6,5 bis 7 ccm Säure erforderlich sein.

Cereoli. — Arzneistäbchen.

Zur Einführung in Kanäle des Körpers bestimmte, auf verschiedenen Wegen hergestellte, meist nach dem einen Ende hin verjüngte, selten starre, in der Regel biegsame oder elastische, runde Stäbchen, welche bald in ihrer ganzen Masse, bald nur in deren äußerer Schicht Arzneimittel eingebettet enthalten oder mit solchen überzogen sind.

Antrophore sind Arzneistäbchen, bei welchen eine Metallspirale als Arzneimittelträger dient. Die aus feinem Messingdrahte gedrehte Metallspirale, an deren oberem Ende sich eine Oese aus stärkerem Draht befindet, dessen unteres Ende in den Hohlraum der Spirale hineingesteckt ist, ist in ihrer ganzen Ausdehnung zunächst mit einer unlöslichen Masse aus weißem Leim und dann mit einer dünnen Gummischicht überzogen.

Die mit den Antrophoren zur Anwendung kommenden Arzneimittel werden einer Masse aus weißem Leim, Glycerin und Wasser einverleibt, welche bei Körpertemperatur schmilzt.

Cerussa. — Bleiweiß.

Weißes, schweres, stark abfärbendes Pulver oder leicht zerreibliche Stücke, in Wasser unlöslich, in verdünnter Salpetersäure und in Essigsäure unter Aufbrausen löslich. In dieser Lösung wird durch Schwefelwasserstoffwasser ein schwarzer, durch verdünnte Schwefelsäure ein weißer Niederschlag hervorgerufen.

Die Lösung in Essigsäure soll nach dem vollkommenen Ausfällen des Bleis mit Schwefelwasserstoffwasser ein Filtrat liefern, welches nach dem Verdampfen einen wägbaren Rückstand nicht hinterläßt.

Wird 1 g Bleiweiß in 2 ccm Salpetersäure unter Zusatz von 4 ccm Wasser gelöst, so darf höchstens 0,01 g ungelöst bleiben. Der in dieser Lösung durch Natronlauge entstehende Niederschlag soll sich im Ueberschusse des Fällungsmittels lösen. Wird zu dieser alkalischen Lösung 1 Tropfen verdünnte Schwefelsäure zugefügt, so entsteht an der Einfallsstelle eine weiße Trübung; diese soll beim Umschütteln verschwinden. Wird die alkalische Lösung mit Schwefelsäure im Ueberschusse versetzt, und hierauf die Flüssigkeit abfiltrirt, so soll das Filtrat durch Kaliumferrocyanidlösung nicht verändert werden.

100 Theile Bleiweiß sollen nach dem Glühen mindestens 85 Theile Bleioxyd hinterlassen.

Vorsichtig aufzubewahren.

Cetaceum. — Walrat.

Der gereinigte, feste Antheil des Inhaltes besonderer Höhlen im Körper der Potwale, hauptsächlich des Physeter macrocephalus. Walrat bildet großblätterige, glänzende, leicht zerreibliche Krystallmassen, welche zwischen 45° und 50° zu einer farblosen, klaren Flüssigkeit von schwachem, nicht ranzigem Geruche schmelzen. Spez. Gewicht durchschnittlich 0,943.

Walrat ist in Aether, Chloroform, Schwefelkohlenstoff und siedendem Weingeist löslich. Aus der Auflösung in

Weingeist, von dem ungefähr 50 Theile für 1 Theil Walrat erforderlich sind, krystallisirt er bei gewöhnlicher Temperatur allmählich wieder aus. Die von den Krystallen abgegossene Flüssigkeit soll weder Lackmuspapier verändern, noch, auf Zusatz einer gleichen Menge Wasser, einen flockigen Niederschlag geben.

Kocht man 1 g Walrat mit 1 g geglühtem Natriumcarbonat und 50 ccm Weingeist und filtrirt die Mischung, so darf in dem Filtrate, nach dem Ansäuern mit Essigsäure, höchstens eine Trübung, nicht aber ein Niederschlag entstehen.

Charta nitrata. — Salpeterpapier.

Weißes Filtrirpapier wird mit einer Auflösung von 1 Theile Kaliumnitrat in 5 Theilen Wasser getränkt und darauf getrocknet.

Charta sinapisata. — Senfpapier.

Mit gepulvertem, von fettem Oel befreitem Senfsamen überzogenes Papier. Der Ueberzug soll dem Papier fest anhaften und nicht ranzig sein.

Zur Bestimmung des Gehaltes an ätherischem Senföl werden 100 qcm in Streifen geschnittenes Senfpapier in einem Kolben mit 50 ccm Wasser von 20° bis 25° übergossen. Man läßt den verschlossenen Kolben unter wiederholtem Umschwenken 10 Minuten lang stehen, setzt alsdann dem Inhalte 10 ccm Weingeist und 2 ccm Olivenöl zu und destillirt ihn unter sorgfältiger Kühlung. Die zuerst übergehenden 20 bis 30 ccm werden in einem 100 ccm fassenden Meßkolben, welcher 10 ccm Ammoniakflüssigkeit enthält, aufgefangen und mit 10 ccm Zehntel-Normal-Silbernitratlösung versetzt. Alsdann füllt man mit Wasser bis zur Marke auf und läßt die Mischung unter häufigem Umschütteln in dem verschlossenen Kolben 24 Stunden lang stehen. 50 ccm des klaren Filtrates sollen alsdann, nach Zusatz von 6 ccm Salpetersäure und 1 ccm Ferriammoniumsulfatlösung, nicht mehr als 3,8 ccm Zehntel-Normal-Ammoniumrhodanidlösung bis zum Eintritt der Rothfärbung erfordern.

Chininum ferro-citricum. — Eisenchinincitrat.

Glänzende, durchscheinende, dunkelrothbraune Blättchen von eisenartigem und bitterem Geschmacke. 100 Theile enthalten 9 bis 10 Theile Chinin. In Wasser ist Eisenchinincitrat zwar langsam, jedoch in jedem Verhältnisse löslich, dagegen wenig löslich in Weingeist. Die mit Salzsäure angesäuerte, wässerige Lösung giebt sowohl mit Kaliumferrocyanid-, als auch mit Kaliumferricyanidlösung eine blaue, mit Jodlösung eine braune Fällung.

Wird eine Lösung von 1 g Eisenchinincitrat in 4 ccm Wasser mit Natronlauge bis zur stark alkalischen Reaktion versetzt und alsdann dreimal mit je 7 ccm Aether ausgeschüttelt, so soll die abgehobene, ätherische Schicht nach dem Verdunsten und Trocknen des Rückstandes bei 100° mindestens 0,09 g Chinin liefern. Wird das aus einer größeren Menge Eisenchinincitrat in obiger Weise abgeschiedene Chinin durch Lösen in Weingeist, genaues Neutralisiren dieser Lösung mit verdünnter Schwefelsäure und darauffolgendes Verdunsten in Chininsulfat übergeführt, so soll das letztere in seinem Verhalten den an dieses Salz gestellten Anforderungen entsprechen.

1 g Eisenchinincitrat wird in einem Porzellantiegel mit Salpetersäure durchfeuchtet, diese in gelinder Wärme verdunstet, und der Rückstand geglüht, bis alle Kohle verbrannt ist. Es sollen nicht weniger als 0,30 g Eisenoxyd hinterbleiben, welches an heißes Wasser nichts abgiebt und rothes Lackmuspapier nicht bläut.

Vor Licht geschützt aufzubewahren.

Chininum hydrochloricum. — Chininhydrochlorid.

Weiße, nadelförmige Krystalle von bitterem Geschmacke, welche mit 3 Theilen Weingeist und mit 34 Theilen Wasser farblose, neutrale, nicht fluorescirende Lösungen geben. 5 ccm der wässerigen Lösung (1 = 200) werden durch Zusatz von 1 ccm Chlorwasser und von Ammoniakflüssigkeit im Ueberschusse grün gefärbt. Silbernitratlösung ruft in der wässerigen, mit Salpetersäure angesäuerten Auflösung des Chininhydrochlorids einen weißen Niederschlag hervor.

Die wässerige Lösung des Chininhydrochlorids (1 = 50) soll durch Baryumnitratlösung nur sehr wenig, durch verdünnte Schwefelsäure gar nicht getrübt werden. 0,05 g des Salzes, mit 10 Tropfen Schwefelsäure und 1 Tropfen Salpetersäure gemischt, sollen eine rothgelbe Färbung nicht annehmen.

2 g Chininhydrochlorid werden in einem erwärmten Mörser in 20 ccm Wasser von 60° gelöst; die Lösung wird

mit 1 g zerriebenem, unverwittertem Natriumsulfat versetzt, und die Masse gleichmäßig durchgearbeitet. Nach dem Erkalten läßt man diese unter wiederholtem Umrühren eine halbe Stunde lang bei 15° stehen, preßt sie alsdann durch ein trockenes Stück Leinwand von etwa 100 Quadratcentimeter Flächeninhalt aus und filtrirt die abgepreßte Flüssigkeit durch ein aus bestem Filtrirpapiere gefertigtes Filter von 7 cm Durchmesser. Von dem 15° zeigenden Filtrate werden 5 ccm in einem trockenen Probirrohre allmählich mit Ammoniakflüssigkeit von 15° versetzt, bis der entstandene Niederschlag wieder klar gelöst ist. Hierzu sollen nicht mehr als 4 ccm Ammoniakflüssigkeit erforderlich sein.

1 g Chininhydrochlorid soll bei 100° nicht mehr als 0,09 g an Gewicht verlieren.

Chininhydrochlorid soll nach dem Verbrennen einen Rückstand nicht hinterlassen.

Chininum sulfuricum. — Chininsulfat.

Weiße, feine Krystallnadeln von bitterem Geschmacke, welche sich in etwa 800 Theilen kaltem, in 25 Theilen siedendem Wasser, sowie in 6 Theilen siedendem Weingeist lösen. Die wässerige Lösung ist neutral und zeigt keine Fluorescenz. Ein Tropfen verdünnte Schwefelsäure ruft in der Auflösung des Chininsulfats blaue Fluorescenz hervor. 5 ccm der kalt gesättigten, wässerigen Lösung werden durch Zusatz von 1 ccm Chlorwasser und von Ammoniakflüssigkeit im Ueberschusse grün gefärbt. In der wässerigen, mit einigen Tropfen Salpetersäure angesäuerten Chininsulfatlösung wird durch Baryumnitratlösung ein Niederschlag hervorgerufen, dagegen tritt auf Zusatz von Silbernitratlösung eine Veränderung nicht ein.

Beim Durchfeuchten mit Schwefelsäure oder mit Salpetersäure soll sich Chininsulfat kaum färben.

1 g Chininsulfat soll sich in 7 ccm einer Mischung aus 2 Raumtheilen Chloroform und 1 Raumtheile absolutem Alkohol nach kurzem Erwärmen auf 40° bis 50° vollständig auflösen; diese Lösung soll auch nach dem Erkalten klar bleiben.

2 g bei 40° bis 50° völlig verwittertes Chininsulfat übergießt man in einem Probirrohre mit 20 ccm destillirtem Wasser und stellt das Ganze eine halbe Stunde lang, unter häufigem Umschütteln, in ein auf 60° bis 65° erwärmtes Wasserbad. Alsdann setzt man das Probirrohr in Wasser von 15° und läßt es, unter häufigem Schütteln, 2 Stunden lang darin stehen. Hierauf wird die Masse durch ein trockenes Stück Leinwand von etwa 100 Quadratcentimeter Flächeninhalt abgepreßt, und die ausgepreßte Flüssigkeit durch ein aus bestem Filtrirpapiere gefertigtes Filter von 7 cm Durchmesser filtrirt. Von dem 15° zeigenden Filtrate werden 5 ccm in einem trockenen Probirrohre allmählich mit Ammoniakflüssigkeit von 15° versetzt, bis der entstandene Niederschlag wieder klar gelöst ist. Hierzu sollen nicht mehr als 4 ccm Ammoniakflüssigkeit erforderlich sein.

1 g Chininsulfat soll bei 100° nicht mehr als 0,15 g an Gewicht verlieren.

Chininsulfat soll nach dem Verbrennen einen Rückstand nicht hinterlassen.

Vor Licht geschützt aufzubewahren.

Chininum tannicum. — Chinintannat.

Gelblich weißes, amorphes, geruchloses Pulver von sehr schwach bitterem und kaum zusammenziehendem Geschmacke. 100 Theile enthalten 30 bis 32 Theile Chinin. In Wasser ist Chinintannat nur wenig, etwas mehr in Weingeist löslich. Jede dieser Lösungen wird durch Eisenchloridlösung blauschwarz gefärbt.

Der mit Hülfe von Salpetersäure durch Schütteln und darauf folgendes Filtriren bereitete, wässerige Auszug des Chinintannats (1 = 50) soll durch Schwefelwasserstoffwasser nicht verändert, durch Silbernitrat- und durch Baryumnitratlösung nicht sofort getrübt werden.

Wird 1 g Chinintannat mit 4 ccm Wasser gemischt, mit Natronlauge bis zur stark alkalischen Reaktion versetzt, und die Mischung dreimal mit je 7 ccm Aether ausgeschüttelt, so sollen, nach dem Verdunsten der abgehobenen, ätherischen Schicht und Trocknen des Rückstandes bei 100°, mindestens 0,3 g Chinin hinterbleiben. Wird das aus einer größeren Menge Chinintannat in obiger Weise abgeschiedene Chinin durch Lösen in Weingeist, genaues Neutralisiren dieser Lösung mit verdünnter Schwefelsäure und darauf folgendes Verdunsten in Chininsulfat übergeführt, so soll das letztere in seinem Verhalten den an dieses Salz gestellten Anforderungen entsprechen.

0,2 g Chinintannat sollen nach dem Verbrennen einen wägbaren Rückstand nicht hinterlassen.

Vor Licht geschützt aufzubewahren.

Chloralum formamidatum. — Chloralformamid.

Farblose, glänzende, geruchlose, schwach bitter schmeckende Krystalle, welche sich langsam in etwa 20 Theilen kaltem Wasser, sowie in 1,5 Theilen Weingeist lösen. Schmelzpunkt 114° bis 115°. Beim Erwärmen mit Natronlauge giebt Chloralformamid eine trübe, unter Abscheidung von Chloroform sich klärende Lösung, deren Dämpfe rothes Lackmuspapier bläuen.

Die Lösung von 1 g Chloralformamid in 10 ccm Weingeist soll blaues Lackmuspapier nicht röthen und sich auf Zusatz von Silbernitratlösung nicht sofort verändern. 0,2 g Chloralformamid sollen beim vorsichtigen Erhitzen in offener Schale brennbare Dämpfe nicht entwickeln und sich ohne wägbaren Rückstand verflüchtigen.

Vorsichtig aufzubewahren.
Größte Einzelgabe 4,0 g.
Größte Tagesgabe 8,0 g.

Chloralum hydratum. — Chloralhydrat.

Trockene, luftbeständige, farblose, durchsichtige Krystalle von stechendem Geruche und schwach bitterem, ätzendem Geschmacke. Chloralhydrat löst sich leicht in Wasser, Weingeist und Aether, weniger leicht in fetten Oelen und Schwefelkohlenstoff, langsam in 5 Theilen Chloroform. Schmelzpunkt 58°. Beim Erwärmen mit Natronlauge giebt Chloralhydrat eine trübe, unter Abscheidung von Chloroform sich klärende Lösung.

Die Lösung von 1 g Chloralhydrat in 10 ccm Weingeist darf blaues Lackmuspapier erst beim Trocknen schwach röthen und sich auf Zusatz von Silbernitratlösung nicht sofort verändern. 0,5 g Chloralhydrat sollen bei häufigem Schütteln mit 5 ccm Schwefelsäure in einem 3 cm weiten, vorher mit Schwefelsäure gespülten Glase mit Glasstöpsel innerhalb einer Stunde die Schwefelsäure nicht färben.

0,2 g Chloralhydrat sollen beim vorsichtigen Erhitzen in offener Schale brennbare Dämpfe nicht entwickeln und sich ohne wägbaren Rückstand verflüchtigen.

Vorsichtig aufzubewahren.
Größte Einzelgabe 3,0 g.
Größte Tagesgabe 6,0 g.

Chloroformium. — Chloroform.

Klare, farblose, flüchtige Flüssigkeit von eigenthümlichem Geruche und süßlichem Geschmacke. Chloroform ist sehr wenig in Wasser löslich und mischt sich mit Weingeist, Aether, fetten und ätherischen Oelen. Siedepunkt 60° bis 62°. Spez. Gewicht 1,485 bis 1,489.

Mit 2 Raumtheilen Chloroform geschütteltes Wasser soll blaues Lackmuspapier nicht röthen und, wenn es vorsichtig über eine mit gleichviel Wasser verdünnte Silbernitratlösung geschichtet wird, eine Trübung nicht hervorrufen. Beim Schütteln von Chloroform mit Jodzinkstärkelösung soll weder die Stärkelösung gebläut, noch das Chloroform gefärbt werden.

Chloroform soll nicht erstickend riechen. Bestes Filtrirpapier soll, mit Chloroform getränkt, nach dem Verdunsten desselben einen Geruch nicht mehr abgeben.

20 ccm Chloroform sollen bei häufigem Schütteln mit 15 ccm Schwefelsäure in einem 3 cm weiten, vorher mit Schwefelsäure gespülten Glase mit Glasstöpsel innerhalb einer Stunde die Schwefelsäure nicht färben.

Vorsichtig und vor Licht geschützt aufzubewahren.
Größte Einzelgabe 0,5 g.
Größte Tagesgabe 1,5 g.

Chrysarobinum. — Chrysarobin.

Die gereinigte, in Höhlungen der Stämme von Andira Araroba ausgeschiedene Masse. Chrysarobin ist ein gelbes, leichtes, krystallinisches Pulver; es giebt, mit 2000 Theilen Wasser gekocht, ohne sich völlig zu lösen, ein schwach braunröthlich gefärbtes, geschmackloses Filtrat, welches Lackmuspapier nicht verändert und durch Eisenchloridlösung nicht gefärbt wird. Ammoniakflüssigkeit, welche man mit Chrysarobin schüttelt, nimmt im Laufe eines Tages allmählich karminrothe Farbe an. Streut man 0,001 g Chrysarobin auf 1 Tropfen rauchende Salpetersäure und breitet die rothe Lösung in dünner Schicht aus, so wird diese beim Betupfen mit Ammoniakflüssigkeit violett.

Auf Schwefelsäure gestreut, soll Chrysarobin eine röthlichgelbe Lösung geben. In 150 Theilen heißem Weingeist, in warmem Chloroform und in Schwefelkohlenstoff soll es sich bis auf einen geringen Rückstand auflösen.

0,2 g Chrysarobin, im offenen Schälchen erhitzt, schmelzen, stoßen gelbe Dämpfe aus, verkohlen wenig und sollen nach dem Verbrennen einen wägbaren Rückstand nicht hinterlassen.

Cocaïnum hydrochloricum. — Cocainhydrochlorid.

Ansehnliche, farblose, durchscheinende, geruchlose Krystalle. Schmelzpunkt gegen 183°. Mit Wasser und mit Weingeist giebt Cocainhydrochlorid neutrale Lösungen. Die Lösungen besitzen bitteren Geschmack und rufen auf der Zunge eine vorübergehende Unempfindlichkeit hervor. In der wässerigen, mit Salzsäure angesäuerten Lösung ruft Quecksilberchloridlösung einen weißen, Jodlösung einen braunen, Kalilauge einen weißen, in Weingeist und in Aether leicht löslichen Niederschlag hervor. Silbernitratlösung erzeugt in der wässerigen, mit Salpetersäure angesäuerten Lösung des Cocainhydrochlorids einen weißen Niederschlag.

Wird 0,1 g Cocainhydrochlorid mit 1 ccm Schwefelsäure 5 Minuten lang auf etwa 100° erwärmt, so macht sich, nach vorsichtigem Zusatze von 2 ccm Wasser, der Geruch nach Benzoeäther bemerkbar, und es findet beim Erkalten eine reichliche Ausscheidung von Krystallen statt, welche beim Hinzufügen von 2 ccm Weingeist wieder verschwinden.

Ein aus gleichen Theilen Cocainhydrochlorid und Quecksilberchlorür bereitetes Gemisch schwärzt sich beim Befeuchten mit verdünntem Weingeist.

Wird die Lösung von 0,05 g Cocainhydrochlorid in 5 ccm Wasser mit 5 Tropfen Chromsäurelösung versetzt, so entsteht durch jeden Tropfen ein gelber Niederschlag, welcher sich jedoch beim Umschwenken der Mischung wieder auflöst, auf weiteren Zusatz von 1 ccm Salzsäure sich aber wieder abscheidet.

Je 0,1 g des Salzes soll sich in 1 ccm Schwefelsäure und 1 ccm Salpetersäure ohne Färbung auflösen; 0,1 g

Cocainhydrochlorid soll, in 5 ccm Wasser unter Zusatz von 3 Tropfen verdünnter Schwefelsäure gelöst, eine Flüssigkeit liefern, welche durch 5 Tropfen Kaliumpermanganatlösung violett gefärbt wird. Bei Ausschluß von Staub soll diese Färbung im Laufe einer halben Stunde kaum eine Abnahme zeigen.

Wird die Lösung von 0,1 g Cocainhydrochlorid in 100 ccm Wasser mit 4 Tropfen Ammoniakflüssigkeit versetzt, so soll bei ruhigem Stehen innerhalb einer Stunde eine Trübung nicht entstehen. Bei 100° soll das Cocainhydrochlorid einen Gewichtsverlust nicht erleiden und nach dem Verbrennen einen wägbaren Rückstand nicht hinterlassen.

Vorsichtig aufzubewahren.
Größte Einzelgabe 0,05 g.
Größte Tagesgabe 0,15 g.

Codeïnum phosphoricum. — Kodeinphosphat.

Feine, weiße, bitter schmeckende Nadeln oder derbe Krystalle, welche sich in etwa 3,2 Theilen Wasser, schwerer in Weingeist lösen. Die wässerige Lösung reagirt schwach sauer. Bei 100° verlieren 100 Theile Kodeinphosphat nahezu 8 Theile an Gewicht.

0,01 g Kodeinphosphat liefert mit 10 ccm Schwefelsäure eine farblose Lösung. Verwendet man jedoch hierzu Schwefelsäure, welche in 10 ccm einen Tropfen Eisenchloridlösung enthält, so färbt sich die Lösung beim Erwärmen blau oder violett. In der wässerigen Lösung des Kodeinphosphats (1 = 20) ruft Silbernitratlösung einen gelben, Kalilauge einen weißen Niederschlag hervor.

Die Lösung eines Körnchens Kaliumferricyanid in 10 ccm Wasser, mit 1 Tropfen Eisenchloridlösung versetzt, soll durch 1 ccm der wässerigen Kodeinphosphatlösung (1 = 100) nicht sofort blau gefärbt werden. Die wässerige, mit Salpetersäure angesäuerte Lösung des Kodeinphosphats (1 = 20) soll durch Silbernitratlösung nicht verändert, durch Baryumnitratlösung nicht sogleich getrübt werden.

Vorsichtig aufzubewahren.
Größte Einzelgabe 0,1 g.
Größte Tagesgabe 0,3 g.

Coffeïno-Natrium salicylicum.
Koffein=Natriumsalicylat.

Fünfzig Theile Koffein	50
und	
Sechzig Theile Natriumsalicylat	60
werden in	
Zweihundert Theilen Wasser	200

gelöst und zu einem trockenen Pulver eingedampft.

Weißes, amorphes Pulver oder weiße, körnige Masse, ohne Geruch, von süßlich bitterem Geschmacke, in 2 Theilen Wasser, sowie in etwa 50 Theilen Weingeist löslich.

Beim Erhitzen in einem engen Probirrohre entwickelt Koffein=Natriumsalicylat weiße, nach Karbolsäure riechende Dämpfe und giebt einen kohlehaltigen, mit Säuren aufbrausenden, die Flamme gelb färbenden Rückstand. Die wässerige Lösung (1 = 10) scheidet auf Zusatz von Salzsäure weiße, in Aether lösliche Krystalle ab; sie wird durch Eisen=

chloridlösung, selbst bei starker Verdünnung (1 = 1000), blauviolett gefärbt. Wird Koffein-Natriumsalicylat mit Chloroform erwärmt, und die Flüssigkeit filtrirt, so hinterläßt das Filtrat nach dem Verdunsten einen krystallinischen Rückstand, welcher die Reaktionen des Koffeins zeigt.

Die wässerige Lösung des Koffein-Natriumsalicylats (1 = 5) soll farblos sein; nach einigem Stehen darf sie sich höchstens schwach röthlich färben und nur schwach sauer reagiren. 0,1 g Koffein-Natriumsalicylat soll von 1 ccm Schwefelsäure ohne Aufbrausen und ohne Färbung aufgenommen werden.

Die wässerige Lösung des Koffein-Natriumsalicylats (1 = 20) soll durch Schwefelwasserstoffwasser und durch Baryumnitratlösung nicht verändert werden. 2 Raumtheile dieser Lösung (1 = 20) sollen, mit 3 Raumtheilen Weingeist versetzt und mit Salpetersäure angesäuert, durch Zusatz von Silbernitratlösung nicht verändert werden.

Werden 0,5 g Koffein-Natriumsalicylat wiederholt mit je 5 ccm Chloroform ausgekocht, so soll das abfiltrirte Chloroform nach dem Verdunsten mindestens 0,2 g trockenes Koffein hinterlassen.

Vorsichtig aufzubewahren.
Größte Einzelgabe 1,0 g.
Größte Tagesgabe 3,0 g.

Coffeïnum. — Koffein.

Weiße, glänzende, biegsame Nadeln, welche mit 80 Theilen Wasser eine farblose, neutrale, schwach bitter schmeckende Lösung geben. 1 Theil Koffein wird von 2 Theilen siedendem Wasser zu einer Flüssigkeit gelöst, welche beim Er-

kalten zu einem Kryſtallbrei erſtarrt. Koffein löſt ſich in
nahezu 50 Theilen Weingeiſt und in 9 Theilen Chloroform;
in Aether iſt es wenig löslich. An der Luft verliert es
einen Theil ſeines Kryſtallwaſſers; bei 100° wird es waſſer=
frei. Es ſchmilzt bei 230,5°, beginnt jedoch ſchon bei wenig
über 100° ſich in geringer Menge zu verflüchtigen und
bereits bei 180° ohne Rückſtand zu ſublimiren.

Gerbſäurelöſung ruft in der wäſſerigen Koffeinlöſung
einen ſtarken Niederſchlag hervor, welcher ſich jedoch in
einem Ueberſchuſſe des Fällungsmittels wieder auflöſt.

Wird eine Löſung von 1 Theile Koffein in 10 Theilen
Chlorwaſſer im Waſſerbade eingedampft, ſo verbleibt ein
gelbrother Rückſtand, welcher bei ſofortiger Einwirkung von
wenig Ammoniakflüſſigkeit ſchön purpurroth gefärbt wird.

Eine kalt geſättigte, wäſſerige Löſung von Koffein ſoll
durch Chlorwaſſer oder Jodlöſung nicht getrübt, durch
Ammoniakflüſſigkeit nicht gefärbt werden. In 1 ccm Schwefel=
ſäure und in 1 ccm Salpeterſäure ſoll ſich je 0,1 g Koffein
ohne Färbung auflöſen.

Vorſichtig aufzubewahren.
Größte Einzelgabe 0,5 g.
Größte Tagesgabe 1,5 g.

Collodium. — Kollodium.

Vierhundert Theile rohe Salpeterſäure.....	400
werden vorſichtig mit	
Tauſend Theilen roher Schwefelſäure	1000
gemiſcht; nachdem die Miſchung bis auf	
20° abgekühlt iſt, drückt man in dieſelbe	

Fünfundfünfzig Theile gereinigte Baumwolle   55
ein und läßt das Gemisch 24 Stunden lang
bei 15° bis 20° stehen. Hierauf bringt man
die Kollodiumwolle in einen Trichter und
läßt sie 24 Stunden lang zum Abtropfen
des überflüssigen Säuregemisches stehen.
Die zurückbleibende Kollodiumwolle wäscht
man sodann mit Wasser so lange aus, bis
die Säure vollständig entfernt ist, drückt
sie aus und trocknet sie bei 25°. Darauf
werden

Zwei Theile dieser Kollodiumwolle   2
in einer Flasche mit

Sechs Theilen Weingeist   6
durchfeuchtet und mit

Zweiundvierzig Theilen Aether   42
versetzt. Die Mischung wird wiederholt
geschüttelt, und die gewonnene Lösung nach
dem Absetzen klar abgegossen.

Kollodium ist eine farblose oder nur schwach gelblich
gefärbte, neutrale, sirupdicke Flüssigkeit, welche nach dem
Verdunsten des Aetherweingeistes in dünner Schicht ein farb=
loses, fest zusammenhängendes Häutchen hinterläßt.

Collodium cantharidatum.
Spanischfliegen=Kollodium.

Ein Theil grob gepulverte Spanische Fliegen . . .   1
wird mit der hinreichenden Menge Aether er=
schöpft; der klare Auszug wird in gelinder

Wärme zur Sirupdicke eingedampft und mit
soviel Kollodium vermischt, daß das Gesammtgewicht

Einen Theil.......................... 1

beträgt.

Spanischfliegen-Kollodium ist eine olivengrüne, sirupdicke, klare Flüssigkeit von schwach saurer Reaktion, welche nach dem Verdunsten des Aetherweingeistes in dünner Schicht ein grünes, festzusammenhängendes Häutchen hinterläßt.

Vorsichtig aufzubewahren.

Collodium elasticum. — Elastisches Kollodium.

Ein Theil Ricinusöl...... 1,
Fünf Theile Terpentin................. 5
und
Vierundneunzig Theile Kollodium 94
werden gemischt.

Elastisches Kollodium ist fast farblos oder schwach gelblich.

Colophonium. — Kolophonium.

Das vom Terpentinöl befreite Harz verschiedener Pinus-Arten. Glasartige, durchsichtige, oberflächlich bestäubte, groß-muschelige, in scharfkantige Stücke zerspringende, gelbliche oder hellbräunliche Massen, welche im Wasserbade zu einer zähen, klaren Flüssigkeit schmelzen und beim stärkeren Erhitzen schwere, weiße, aromatische Dämpfe ausstoßen.

Kolophonium löst sich langsam in 1 Theile Weingeist und in 1 Theile Essigsäure, auch in Natronlauge klar auf.

Zur Bestimmung des Säuregehaltes löst man 1 g Kolophonium bei gewöhnlicher Temperatur in 25 ccm weingeistiger Halb-Normal-Kalilauge auf und versetzt die Lösung, nach Zusatz von 10 Tropfen Phenolphthaleinlösung, mit Halb-Normal-Salzsäure bis zur Entfärbung; hierzu sollen 18,6 bis 19,6 ccm Säure erforderlich sein.

Cortex Aurantii Fructus. — Pomeranzenschale.

Die äußere Schicht der Fruchtwand, welche von reifen, frischen Früchten von Citrus vulgaris in Längsvierteln abgezogen und getrocknet wurde. Pomeranzenschale zeigt eine bräunliche, durch die eingesunkenen Sekretbehälter grob vertieft punktirte Außenseite und eine weißliche Innenseite.

Vor ihrer Verwendung weicht man die trockenen Pomeranzenschalen eine Viertelstunde lang in kaltem Wasser ein, gießt das Wasser vollkommen ab und stellt die Schalen in einem bedeckten Gefäße an einen kühlen Ort; am anderen Tage werden die noch feuchten Schalen von dem inneren, schwammigen Gewebe durch Ausschneiden befreit und darauf getrocknet.

Pomeranzenschale schmeckt aromatisch und stark bitter.

Cortex Cascarillae. — Cascarillrinde.

Die Rinde der oberirdischen Achsen von Croton Eluteria. Die 1 bis 2 mm dicken, mehr oder weniger zusammengerollten Stücke sind auf der Außenseite theilweise noch von einer weißlichen Korkschicht bedeckt, welche gerade, rißartige, querstehende Lenticellen und unregelmäßige Längsrisse zeigt; die

Spuren beider Arten von Rissen finden sich auch auf den von der Korkschicht entblößten, bräunlichen Stellen der Rinde.

In dem Gewebe der Rinde sind schlanke Sklerenchymfasern, jedoch keine Steinzellen enthalten.

Cascarillrinde riecht aromatisch und schmeckt aromatisch und bitter.

Die Droge soll frei von Holz sein.

Cortex Chinae. — Chinarinde.

2 bis 5 mm dicke, getrocknete Stamm- und Zweigrinde kultivirter Pflanzen von Cinchona succirubra.

Chinarinde bricht mürbe und faserig; ihre Querschnittfläche ist braunroth. Die Außenseite zeigt grobe Längsrunzeln und feinere Querrisse. Der Querschnitt läßt bei mikroskopischer Betrachtung eine aus dünnwandigen, mehr oder weniger mit braunen Massen gefüllten Zellen bestehende Korkschicht erkennen. Die primäre Rinde enthält Milchsaftschläuche und nur an ihrer Innengrenze Sklerenchymfasern, sonst aber keine Sklerenchymzellen. Die sekundäre Rinde zeigt 1 bis 3 Zellen breite, sekundäre Markstrahlen, ihre Rindenstränge sind durch einzeln stehende oder zu Radialreihen oder kleinen Gruppen angeordnete, spindelförmige Sklerenchymfasern ausgezeichnet Letztere sind ungefähr 0,5 bis 0,8 mm lang und ungefähr 0,05 mm dick.

Chinarindenpulver darf nur die braunen Bestandtheile der Kork- und Parenchymzellen sowie der Siebröhren, Milchsaftschläuche und Sklerenchymzellen, die rundlichen Stärkekörner und den äußerst feinen Krystallsand der Oxalatzellen der Droge enthalten.

Zur Bestimmung des Alkaloidgehaltes übergießt man 12 g feines, bei 100° getrocknetes Chinarindenpulver in einem Arzneiglase mit 90 g Aether und 30 g Chloroform, versetzt die Mischung mit 10 ccm Natronlauge und läßt sie unter häufigem, kräftigem Umschütteln 3 Stunden lang stehen. Hierauf fügt man 10 ccm oder nöthigenfalls soviel Wasser zu, bis sich das Chinarindenpulver beim kräftigen Umschütteln zusammenballt, und die darüber stehende Chloroform-Aetherlösung sich vollständig klärt. Nach einstündigem Stehen filtrirt man alsdann 100 g von der klaren Chloroform-Aetherlösung durch ein trockenes, gut bedecktes Filter in ein Kölbchen und destillirt etwa die Hälfte derselben ab. Die verbleibende Chloroform-Aetherlösung bringt man hierauf in einen Scheidetrichter, spült das Kölbchen noch dreimal mit je 5 ccm eines Gemisches von 3 Theilen Aether und 1 Theile Chloroform nach und schüttelt alsdann die vereinigten Flüssigkeiten mit 25 ccm Zehntel-Normal-Salzsäure tüchtig durch. Nach vollständiger Klärung, nöthigenfalls nach Zusatz von noch soviel Aether, daß die Chloroform-Aetherlösung auf der sauren Flüssigkeit schwimmt, filtrirt man letztere durch ein kleines, mit Wasser angefeuchtetes Filter in einen Kolben von 100 ccm. Hierauf schüttelt man die Chloroform-Aetherlösung noch dreimal mit je 10 ccm Wasser aus, filtrirt auch diese Auszüge durch dasselbe Filter, wäscht letzteres noch mit Wasser nach und verdünnt die gesammte Flüssigkeit mit Wasser zu 100 ccm. Von dieser Lösung mißt man schließlich 50 ccm ab, fügt die frisch bereitete Lösung eines Körnchens Hämatoxylin in 1 ccm Weingeist zu und läßt unter Umschwenken soviel Zehntel-Normal-Kalilauge zufließen, bis die Mischung eine gelbliche, beim kräftigen

Umschwenken rasch in bläulich-violett übergehende Färbung angenommen hat. Die Menge der hierzu verbrauchten Lauge soll nicht mehr als 4,3 ccm betragen.

5 ccm der nicht zum Titriren verwendeten Alkaloidlösung sollen, mit 1 ccm Chlorwasser vermischt, auf Zusatz von Ammoniakflüssigkeit eine schön grüne Färbung annehmen.

Cortex Cinnamomi. — Chinesischer Zimmt.

Die getrocknete Rinde von oberirdischen Achsen des in Südchina kultivirten Cinnamomum Cassia. Chinesischer Zimmt stellt ungefähr 1 bis 3 mm dicke, fast ganz von der graubraunen Korkschicht befreite, hellbraune Rindenstücke dar, welche zu Röhren oder Halbröhren von 0,5 bis 3 cm Durchmesser eingerollt sind.

Die sekundäre Rinde ist bei mikroskopischer Betrachtung durch meist 0,5 mm lange, in der Mitte meist 0,03 bis 0,04 mm dicke Sklerenchymfasern, die einzeln, selten zu 2 oder 3 bei einander stehen, ferner durch Schleim- und Sekretzellen, welche in den Rindensträngen liegen, und durch meist 2 Zellen breite Markstrahlen gekennzeichnet.

Die Rinde riecht nach Zimmtöl und soll kaum herbe und nicht schleimig schmecken.

Cortex Citri Fructus. — Citronenschale.

Die äußere Schicht der Fruchtwand, welche von ausgewachsenen, frischen Früchten von Citrus Limonum in Spiralbändern abgeschält und getrocknet wurde.

Die Außenseite der Schale ist bräunlich gelb und durch die zahlreichen, eingesunkenen Sekretbehälter grubig punktirt; die Innenseite ist weißlich.

Citronenschale riecht nach Citronenöl und schmeckt aromatisch und bitterlich.

Cortex Condurango. — Condurangorinde.

Getrocknete Rinde oberirdischer Achsen, welche muthmaßlich von Marsdenia Cundurango Reichenbach fil. abstammt. Die Rindenstücke sind 2 bis 7 mm dick und meist etwas verbogen; ihre Außenseite ist braungrau. Der Querbruch ist hellgelblichgrau und im Allgemeinen körnig; nur aus dem äußeren Theile jüngerer Rinden treten lange Fasern hervor. Bei mikroskopischer Betrachtung zeigt der Querschnitt in der sekundären Rinde sekundäre Markstrahlen, welche 1, sehr selten 2 Zellen breit und 10 bis 40, meist 15 Zellen, hoch sind. Die Zellen der Markstrahlen führen theilweise Oxalatdrusen. Die Rindenstränge enthalten Milchröhren und in der Richtung der Längsachse der Rinde gestreckte Nester von Sklerenchymzellen, welche zu lockeren Tangentialreihen angeordnet sind. Das Parenchym der sekundären Rinde ist reich an Stärkemehl. An der inneren Grenze der primären Rinde liegen, zu einer oder zwei Tangentialreihen angeordnet, größere oder kleinere Bündel von Sklerenchymfasern. Die Korkschicht besteht aus dünnwandigen Zellen.

Der kalt bereitete, klare, wässerige Auszug der Condurangorinde ($1=5$) trübt sich beim Erhitzen stark und wird beim Erkalten wieder klar.

Condurangorinde riecht schwach aromatisch und schmeckt bitterlich und schwach kratzend.

Cortex Frangulae. — Faulbaumrinde.

Bis 1,5 mm dicke Rinde der oberirdischen Achsen von Rhamnus Frangula, welche vor dem Gebrauche mindestens 1 Jahr lang gelagert haben soll. Die Außenseite der Rinde ist graubraun, nach dem Schaben mit einem Messer roth und trägt zahlreiche, weißliche Lenticellen; die Innenseite ist rothgelb bis bräunlich und nimmt eine rothe Farbe an, wenn man die Rinde in Kalkwasser einweicht.

Bei mikroskopischer Betrachtung zeigt die Rinde eine rothen Zellinhalt führende Korkschicht. Die sekundäre Rinde wird von Markstrahlen durchzogen, welche 1 bis 3 Zellen breit und 10 bis 25 Zellen hoch sind. In den Rindensträngen liegen breite Bündel langer, farbloser Sklerenchymfasern, welche von Längsreihen kleiner, je einen Einzelkrystall einschließender Zellen begleitet sind, während im übrigen Parenchym auch Oxalatdrusen vorkommen. Die Sklerenchymfaserbündel sind im inneren Theile der Rinde zu Tangentialreihen angeordnet. Steinzellen fehlen der Rinde.

Der gelbröthliche oder bräunliche, wässerige Aufguß der Rinde wird durch Eisenchloridlösung tiefbraun gefärbt.

Faulbaumrinde schmeckt schleimig, süßlich und bitterlich

Cortex Granati. — Granatrinde.

Die getrocknete Rinde der Achsen oder Wurzeln von Punica Granatum. Die Bruchfläche der 1 bis 3 mm dicken Rinde ist glatt und gleichmäßig gelblich, nur in einer dünnen Außenschicht manchmal etwas braun oder grau. Die Korkschicht der Rinde besteht aus Korkzellen, deren Innenwände stark verdickt, deutlich geschichtet und getüpfelt sind. Die sekundäre Rinde besitzt Markstrahlen, welche 1, sehr selten 2 Zellen breit sind. Die Rindenstränge zeigen im Querschnitte der Rinde regelmäßige Tangentialreihen quadratischer, je eine Oxalatdruse enthaltender Zellen, mit denen Querbinden von Siebröhren führendem Parenchym abwechseln. Besonders im äußeren Theile des sekundären Rindengewebes liegen 0,02 bis 0,2 mm breite, dickwandige Sklerenchymzellen zerstreut. Die Wurzelrinde ist gegenüber der Stammrinde durch früh entstehende Schuppenborke ausgezeichnet.

Granatrinden-Pulver soll nur die rundlichen, selten zusammengesetzten Stärkekörner der Rinde, welche einen Durchmesser von 0,0025 bis 0,008 mm besitzen, die charakteristischen Korkzellen, die eigenartigen Sklerenchymzellen, die Oxalatdrusen und Einzelkrystalle führenden Zellen, die Parenchymzellen und die Siebröhren der Droge enthalten.

Wird 1 Theil zerkleinerte Granatrinde eine Stunde lang mit 100 Theilen schwach angesäuertem Wasser behandelt, so liefert sie einen gelben Auszug, welcher sich mit wenigen Tropfen Eisenchloridlösung schwarzblau, mit der 5fachen Menge Kalkwasser gelbroth färbt und trübt, später aber unter Abscheidung orangerother Flocken farblos wird.

Zur Bestimmung des Alkaloidgehaltes übergießt man 12 g mittelfein gepulverte, bei 100° getrocknete Granatrinde in einem Arzneiglase mit 90 g Aether und 30 g Chloroform, fügt, nach kräftigem Durchschütteln, 10 ccm einer Mischung aus 2 Theilen Natronlauge und 1 Theile Wasser zu und läßt das Gemisch hierauf, unter häufigem, kräftigem Umschütteln, 3 Stunden lang stehen. Alsdann versetzt man die Mischung noch mit 10 ccm oder nöthigenfalls so viel Wasser, bis sich das Granatrindenpulver beim kräftigen Umschütteln zusammenballt, und die darüber stehende Chloroform-Aetherlösung sich vollständig klärt. Nach einstündigem Stehen filtrirt man von der klaren Aether-Chloroformlösung 100 g durch ein trockenes, gut bedecktes Filter in einen Scheidetrichter. Letztere Lösung schüttelt man hierauf mit 50 ccm Hundertel-Normal-Salzsäure aus, filtrirt diese nach vollständiger Klärung durch ein kleines, mit Wasser angefeuchtetes Filter in einen Kolben von 100 ccm Inhalt, wiederholt das Ausschütteln noch dreimal mit je 10 ccm Wasser, filtrirt auch diese Auszüge durch dasselbe Filter, wäscht letzteres mit Wasser nach und verdünnt die gesammte Flüssigkeit mit Wasser zu 100 ccm. Von dieser Lösung mißt man schließlich 50 ccm ab, bringt sie in eine etwa 200 ccm fassende Flasche aus weißem Glase und fügt etwa 50 ccm Wasser und so viel Aether zu, daß die Schicht des letzteren die Höhe von etwa 1 cm erreicht. Nach Zusatz von 5 Tropfen Jodeosinlösung läßt man alsdann so viel Hundertel-Normal-Kalilauge, nach jedem Zusatze die Mischung kräftig durchschüttelnd, zufließen, bis die untere, wässerige Schicht eine blaßrothe Farbe angenommen hat. Zur Erzielung dieser Färbung sollen nicht mehr als 11 ccm Lauge erforderlich sein.

Cortex Quercus. — Eichenrinde.

Die getrocknete, jüngere, bis 3 mm dicke Rinde der Achsen von Quercus Robur. Sie trägt auf der bräunlichen

Innenseite Längsleistchen. Ihr Querbruch ist faserig. Die sekundäre Rinde der Droge besitzt Markstrahlen, welche 1 Zelle, selten 2 Zellen breit sind. In den Rindensträngen wechseln in Tangentialreihen gestellte Querplatten bis 0,5 mm langer Sklerenchymfasern, die oft von Sklerenchymzellengruppen begleitet sind, mit Parenchymmassen, in welchen die Siebröhren liegen, regelmäßig ab.

Die Sklerenchymfasern sind von Oxalatzellen mit Einzelkrystallen begleitet; in dem Parenchym liegen Oxalatzellen, welche Drusen führen.

Wird 1 Theil Eichenrinde mit 100 Theilen Wasser geschüttelt, so liefert sie einen bräunlichen Auszug, in welchem durch verdünnte Eisenchloridlösung (1 = 100) ein schwarzblauer Niederschlag hervorgerufen wird.

Eichenrinde schmeckt zusammenziehend.

Cortex Quillaiae. — Seifenrinde.

Von der braunen Borke befreite, bis 1 cm dicke, getrocknete Achsenrinde von Quillaia Saponaria. Seifenrinde bricht splitterig und giebt dabei einen niesenerregenden Staub ab. Die Bruchflächen sind gelblich weiß und lassen schon bei Betrachtung mit der Lupe Prismen von Calciumoxalat erkennen, welche 0,06 bis 0,2 mm lang sind und einzeln in den Zellen des Parenchyms der Rindenstränge liegen. In die Rindenstränge sind farblose, sowohl einzeln stehende als auch im Querschnitte der Rinde unregelmäßige Querbinden bildende Sklerenchymfasern eingelagert. Die Abkochung der Rinde schäumt beim Schütteln sehr stark.

Seifenrinde schmeckt schleimig und kratzend.

Cresolum crudum. — Rohes Kresol.

Klare, gelbliche bis gelbbraune, brenzlich riechende, neutrale Flüssigkeit, in Wasser nicht völlig, in Weingeist und Aether leicht löslich. Rohes Kresol ist schwerer als Wasser.

10 ccm rohes Kresol, mit 50 ccm Natronlauge und 50 ccm Wasser in einem 200 ccm fassenden Meßcylinder mit Stöpsel geschüttelt, dürfen nach längerem Stehen nur wenige Flocken abscheiden. Setzt man alsdann 30 ccm Salzsäure und 10 g Natriumchlorid hinzu, schüttelt und läßt darauf ruhig stehen, so sammelt sich die ölartige Kresolschicht oben an; diese soll 8,5 bis 9 ccm betragen.

0,5 ccm der so abgeschiedenen Kresole sollen sich beim Schütteln mit 300 ccm Wasser und 0,5 ccm Eisenchloridlösung blauviolett färben.

Crocus. — Safran.

Die getrockneten, rothen Narben von Crocus sativus. In Wasser aufgeweicht sind die Narbenschenkel 30 bis 35 mm lang; sie besitzen die Form einer seitlich aufgeschlitzten, sich nach unten zu verengenden Röhre, deren oberer Rand gekerbt und mit Narbenpapillen besetzt ist. In den Grund jedes Narbenschenkels tritt ein einziges, zartes Leitbündel ein, welches sich nach oben zu wiederholt gabelig verzweigt, so daß im oberen, breiten Theile ungefähr 20 Gefäßbündel endigen.

100 000 Theile Wasser werden beim Schütteln mit 1 Theile Safran rein und deutlich gelb gefärbt. 100 Theile

Safran sollen beim Trocknen bei 100° nicht mehr als 12 Theile verlieren, und 100 Theile der so getrockneten Droge sollen nach dem Verbrennen höchstens 6,5 Theile Asche hinterlassen.

Safran soll kräftig riechen und gewürzig und bitter schmecken.

Cubebae. — Kubeben.

Die unreifen, ausgewachsenen Früchte von Piper Cubeba. Die Fruchtwand erreicht einen Durchmesser von nicht über 5 mm; sie ist außen dunkelbraun, runzelig, kugelig, am Scheitel mit 3 bis 5 mehr oder weniger deutlichen Narbenlappen versehen, am Grunde in ein 4 bis 10 mm langes, kaum 1 mm dickes Stäbchen ausgezogen.

Auf der Bruchfläche der Fruchtwand erkennt man die verhältnißmäßig helle innere Hartschicht, welche aus 2 bis 3 Lagen mehr oder weniger dickwandiger, wenig radial gestreckter Sklerenchymzellen besteht. In der mittleren, Sekretzellen führenden Parenchymschicht der Fruchtwand liegen keine Sklerenchymzellen, solche bilden aber unmittelbar unter der Epidermis eine ein- oder zweischichtige Zelllage. Der einzige, mehr oder weniger entwickelte Samen ist am Grunde der Fruchtwand befestigt; er schmeckt aromatisch und etwas bitter.

Setzt man zu einem Stückchen des Samens einen Tropfen konzentrirte Schwefelsäure, so färbt sich die Säure stark roth.

Cuprum aluminatum. — Kupferalaun.

Sechzehn Theile Kali-Alaun	16,
Sechzehn Theile Kupfersulfat	16
und	
Sechzehn Theile Kaliumnitrat	16

werden in fein gepulvertem Zustande gemischt und in einer Porzellanschale durch mäßiges Erhitzen geschmolzen. Darauf entfernt man diese vom Feuer, mengt der Masse eine vorher bereitete Mischung aus

Einem Theile mittelfein gepulvertem Kampher	1
und	
Einem Theile fein gepulvertem Kali-Alaun ...	1

durch Rühren bei und gießt das Ganze in eine Stäbchenform oder auf eine kalte Platte aus; in letzterem Falle zerbricht man die erkaltete Masse in Stücke.

Hellgrünlichblaue, nach Kampher riechende Stücke oder Stäbchen, welche in 16 Theilen Wasser bis auf einen geringen, vor der Abgabe der Lösung durch Filtriren zu entfernenden Rückstand von Kampher löslich sind. Kupferalaun soll in der Masse ungleichartige Theile nicht erkennen lassen.

Vorsichtig aufzubewahren.

Cuprum sulfuricum. — Kupfersulfat.

Blaue, durchsichtige, in trockener Luft wenig verwitternde Krystalle, in 3,5 Theilen kaltem und 1 Theile siedendem Wasser löslich, in Weingeist unlöslich. Die wässerige Lösung reagirt sauer und giebt mit Baryumnitratlösung einen weißen, in Salzsäure unlöslichen Niederschlag, mit Ammoniakflüssigkeit im Ueberschusse eine klare, tiefblaue Flüssigkeit.

Wird eine wässerige Lösung von 0,5 g Kupfersulfat mit Schwefelwasserstoffwasser im Ueberschusse versetzt und vom entstandenen Niederschlage abfiltrirt, so soll das farblose Filtrat, nach Zusatz von Ammoniakflüssigkeit, nicht gefärbt werden und nach dem Abdampfen einen wägbaren Rückstand nicht hinterlassen.

Vorsichtig aufzubewahren.
Größte Einzelgabe 1,0 g.

Cuprum sulfuricum crudum. — Rohes Kupfersulfat.

Blaue, meist große, durchsichtige, wenig verwitternde Krystalle oder krystallinische Krusten.

Die wässerige Lösung reagirt sauer und giebt mit Ammoniakflüssigkeit im Ueberschusse eine tiefblaue, klare oder fast klare Flüssigkeit.

Vorsichtig aufzubewahren.

Dammar. — Dammar.

Das Harz von Shorea Wiesneri, vielleicht auch noch von anderen Bäumen aus der Familie der Dipterocarpaceen. Gelblichweiße, durchsichtige, tropfsteinartige, birnen- oder keulenförmige Stücke von verschiedener Größe. Dammar ist leicht in Aether, Chloroform und Schwefelkohlenstoff, weniger leicht in Weingeist löslich. Es liefert beim Zerreiben ein weißes, geruchloses Pulver, welches bei 100° nicht erweicht.

Läßt man 1 Theil fein gepulvertes Dammar mit 10 Theilen Ammoniakflüssigkeit unter Umschütteln eine halbe Stunde lang stehen und übersättigt das klare oder schwach opalisirende Filtrat mit Essigsäure, so soll eine Trübung nicht eintreten.

Decocta. — Abkochungen.

Zur Bereitung von Abkochungen wird das nöthigenfalls zerkleinerte Arzneimittel in einem geeigneten Gefäße mit kaltem Wasser übergossen und eine halbe Stunde lang im Wasserbade unter wiederholtem Umrühren erhitzt. Alsdann wird die noch warme Flüssigkeit abgepreßt.

Bei Abkochungen, für welche die Menge des anzuwendenden Arzneimittels nicht vorgeschrieben ist, wird 1 Theil desselben auf 10 Theile Abkochung genommen. Ausgenommen hiervon sind Drogen der Tabelle C, von welchen Abkochungen nur dann abzugeben sind, wenn die Menge des Arzneimittels vorgeschrieben ist.

Wenn Decoctum Althaeae oder Decoctum Seminum Lini verlangt werden, so sind statt dieser kalt bereitete Auszüge abzugeben. Zu ihrer Bereitung werden die zerschnittene Wurzel oder der ganze Samen mit kaltem Wasser übergossen und eine halbe Stunde lang ohne Umrühren stehen gelassen. Der schleimige Auszug wird ohne Pressung von dem Rückstande getrennt.

Decoctum Sarsaparillae compositum.
Sarsaparill-Abkochung.

Zwanzig Theile mittelfein zerschnittene Sarsaparille werden mit	20
Fünfhundertundzwanzig Theilen Wasser....... 24 Stunden lang bei 35° bis 40° stehen gelassen und nach Zusatz von	520
Einem Theile Zucker..................... und	1
Einem Theile Kali-Alaun................. in einem bedeckten Gefäße unter wiederholtem Umrühren 3 Stunden lang im Wasserbade erhitzt. Darauf wird die Mischung unter Zusatz von	1
Einem Theile gequetschtem Anis............	1,
Einem Theile gequetschtem Fenchel..........	1,
Fünf Theilen mittelfein zerschnittenen Sennesblättern............................ und	5
Zwei Theilen grob zerschnittenem Süßholze ... noch eine Viertelstunde lang im Wasserbade gelassen, und die Flüssigkeit dann durch Pressen abgeschieden.	2

Nach dem Absetzen und Abgießen wird das Gewicht der Abkochung durch Wasserzusatz auf 500 Theile gebracht.

Elaeosacchara. — Oelzucker.

Ein Theil ätherisches Oel 1
   wird mit
Fünfzig Theilen mittelfein gepulvertem Zucker 50
   gemischt.

Oelzucker ist nur auf Verordnung zu bereiten.

Electuaria. — Latwergen.

Brei- oder teigförmige, zum innerlichen Gebrauche bestimmte Arzneizubereitungen aus festen und flüssigen oder halbflüssigen Stoffen.

Die festen Stoffe sollen als feine Pulver verwendet und vor dem Zusatze der flüssigen oder halbflüssigen Bestandtheile gut gemischt werden; sind mehrere der letzteren vorgeschrieben, so sind auch sie vorher in der Weise zu mischen, daß der dickere Stoff allmählich mit den anderen verdünnt wird, wenn im Einzelfalle etwas Anderes nicht bestimmt ist. Zur Aufbewahrung bestimmte Latwergen sollen, sofern sie nicht leichtflüchtige Bestandtheile enthalten, nach dem Mischen eine Stunde lang im Wasserbade erwärmt werden.

Latwergen sollen durchaus gleichmäßig gemischt sein.

Electuarium e Senna. — Sennalatwerge.

Ein Theil fein gepulverte Sennesblätter 1
   wird mit
Vier Theilen weißem Sirup 4
   und darauf mit

Fünf Theilen gereinigtem Tamarindenmus 5
innig gemischt. Darauf wird das Gemisch eine Stunde lang im Wasserbade erwärmt.

Sennalatwerge ist grünlichbraun.

Elixir amarum. — Bitteres Elixir.

Zwei Theile Wermutextrakt 2
und

Ein Theil Pfefferminz-Oelzucker 1
werden mit

Fünf Theilen Wasser 5
verrieben und mit

Einem Theile aromatischer Tinktur 1
und

Einem Theile bitterer Tinktur 1
gemischt.

Nach dem Absetzen wird die Mischung filtrirt.
Bitteres Elixir ist eine klare, dunkelbraune Flüssigkeit.

Elixir Aurantii compositum. — Pomeranzenelixir.

Zwanzig Theile grob zerschnittene Pomeranzenschalen 20,
Vier Theile grob gepulverter Chinesischer Zimmt 4
und

Ein Theil Kaliumcarbonat 1
werden mit

Hundert Theilen Xereswein 100
  übergossen und 8 Tage lang bei 15°
  bis 20° stehen gelassen.
    In der abgepreßten Flüssigkeit, welche
  durch Zusatz von Xereswein auf
Zweiundneunzig Theile 92
  zu bringen ist, werden gelöst:
Zwei Theile Enzianextrakt 2,
Zwei Theile Wermutextrakt 2,
Zwei Theile Bitterkleeextrakt 2
  und
Zwei Theile Cascarillextrakt .... 2.
Nach dem Absetzen wird die Mischung filtrirt.
Pomeranzenelixir ist eine klare, braune, aromatisch und bitter schmeckende Flüssigkeit.

Elixir e Succo Liquiritiae. — Brustelixir.

Ein Theil gereinigter Süßholzsaft 1
  wird in
Drei Theilen Fenchelwasser 3
  gelöst. Die Lösung wird mit
Einem Theile anetholhaltiger Ammoniakflüssigkeit 1
  versetzt.
Nach längerem Stehen bei einer Temperatur von etwa 20° wird die Flüssigkeit unter möglichster Vermeidung von Ammoniakverlust filtrirt.
Brustelixir ist eine klare, braune Flüssigkeit.

Emplastra. — Pflaster.

Zum äußerlichen Gebrauche bestimmte Arzneizubereitungen, deren Grundmasse aus Bleisalzen von Oelsäure und Fettsäuren, Fett, Oel, Wachs, Harz, Terpentin oder Mischungen dieser Stoffe gebildet wird. Die Pflaster werden in Tafeln, Stangen oder Stücke verschiedenster Form gebracht oder auf Stoff gestrichen. Sie sind bei gewöhnlicher Temperatur fest und in der Hand knetbar; beim Erwärmen werden sie flüssig.

Wenn nicht besondere Vorschriften gegeben sind, werden zur Darstellung der Pflaster die schwerer schmelzbaren Bestandtheile zuerst für sich geschmolzen, dann die leichter schmelzbaren zugesetzt, und der halb erkalteten Masse die gut getrockneten, pulverförmigen, sowie die flüchtigen Stoffe und anderen Zusätze durch Rühren beigemischt. Das Rühren ist so lange fortzusetzen, bis die Masse so dick geworden ist, daß die einzelnen Bestandtheile sich nicht wieder absondern. Darauf ist die Masse in die entsprechende Form zu bringen.

Sind gestrichene Pflaster ohne Angabe der zu verwendenden Pflastermenge verordnet, so soll die Dicke der Pflasterschicht in der Regel 1 mm nicht überschreiten.

Emplastrum adhaesivum. — Heftpflaster.

Vierzig Theile Bleipflaster, welches durch längeres Erwärmen im Wasserbade von Wasser befreit wurde, ... 40
    werden mit

Zweiundeinhalb Theilen festem Paraffin 2,5
und

Zweiundeinhalb Theilen flüssigem Paraffin 2,5
zusammengeschmolzen. Darauf wird eine geschmolzene Mischung aus

Fünfunddreißig Theilen Kolophonium 35
und

Zehn Theilen Dammar 10
hinzugefügt, und die noch warme Masse mit einer Lösung von

Zehn Theilen Kautschuk 10
in

Fünfundsiebzig Theilen Petroleumbenzin 75
unter Umrühren versetzt. Das Gemisch wird schließlich unter fortgesetztem Umrühren bis zur vollständigen Verdunstung des Petroleumbenzins im Wasserbade erwärmt.

Heftpflaster ist braun, von weicher, elastischer Beschaffenheit und klebt stark.

Emplastrum Cantharidum ordinarium.
Spanischfliegenpflaster.

Zwei Theile mittelfein gepulverte Spanische Fliegen 2
werden mit

Einem Theile Olivenöl 1
im Wasserbade 2 Stunden lang erwärmt. Die Mischung wird dann mit

Vier Theilen gelbem Wachs 4
und

Einem Theile Terpentin 1
    versetzt und nach dem Schmelzen bis zum Er-
    kalten gerührt.

Spanischfliegenpflaster ist weich.

Emplastrum Cantharidum perpetuum.
Immerwährendes Spanischfliegenpflaster.

Vierzehn Theile Kolophonium 14
    werden im Wasserbade mit
Sieben Theilen Terpentin 7
    zusammengeschmolzen, dann mit
Zehn Theilen gelbem Wachs 10
    und
Vier Theilen Hammeltalg 4
    gemischt. Die geschmolzene Masse wird mit
Vier Theilen mittelfein gepulverten Spanischen
    Fliegen 4
    und
Einem Theile mittelfein gepulvertem Euphorbium 1
    gemischt und darauf bis zum Erkalten gerührt.

Immerwährendes Spanischfliegenpflaster ist grünlich-
schwarz.

Emplastrum Cantharidum pro usu veterinario.
Spanischfliegenpflaster für thierärztlichen Gebrauch.

Sechs Theile Kolophonium 6
    werden im Wasserbade mit
Sechs Theilen Terpentin 6

zusammengeschmolzen; darauf werden der halb
erkalteten Mischung

Drei Theile grob gepulverte Spanische Fliegen   3
und

Ein Theil mittelfein gepulvertes Euphorbium .   1
gleichmäßig beigemengt.

Spanischfliegenpflaster für thierärztlichen Gebrauch ist hart.

Emplastrum Cerussae. — Bleiweißpflaster.

Sieben Theile fein gepulvertes Bleiweiß.....   7
werden mit

Zwei Theilen Olivenöl   2
sorgfältig angerieben und dann mit

Zwölf Theilen geschmolzenem Bleipflaster....   12
gemischt. Das Gemisch wird unter Umrühren und bisweiligem Wasserzusatze gekocht,
bis die Pflasterbildung vollendet ist.

Bleiweißpflaster ist weiß.

Emplastrum fuscum camphoratum.
Mutterpflaster.

Dreißig Theile feingepulverte Mennige   30
werden mit

Sechzig Theilen Baumöl................   60
unter fortwährendem Umrühren gekocht, bis
die Masse eine schwarzbraune Farbe angenommen hat. Darauf werden der Mischung

Fünfzehn Theile gelbes Wachs 15
und
Ein Theil Kampher 1,
mit
Einem Theile Olivenöl 1
verrieben, hinzugefügt.

Mutterpflaster ist schwarzbraun, zähe und riecht nach Kampher.

Emplastrum Hydrargyri. — Quecksilberpflaster.

Dreißig Theile Quecksilber 30
werden mit
Fünfzehn Theilen Wollfett 15
innig verrieben und in einer durch Schmelzen erhaltenen, halberkalteten Mischung aus
Fünfzehn Theilen gelbem Wachs 15
und
Neunzig Theilen Bleipflaster 90
gleichmäßig vertheilt.

Quecksilberpflaster ist grau und soll mit unbewaffnetem Auge Quecksilberkügelchen nicht erkennen lassen.

Emplastrum Lithargyri. — Bleipflaster.

Fünf Theile Baumöl 5
und
Fünf Theile Schweineschmalz 5
werden mit

Fünf Theilen feingepulverter Bleiglätte 5,
welche zuvor mit

Einem Theile Wasser 1
zu einem Brei angerieben ist, versetzt und unter wiederholtem Zusatze von Wasser und unter fortdauerndem Umrühren so lange gekocht, bis die Pflasterbildung vollendet ist, und das Pflaster die nöthige Härte erlangt hat. Das noch warme Pflaster wird sofort durch wiederholtes Auskneten mit warmem Wasser von Glycerin und darauf durch längeres Erwärmen im Wasserbade von Wasser befreit.

Bleipflaster ist gelblichweiß und soll ungelöste Bleiglätte nicht enthalten.

Emplastrum Lithargyri compositum.
Gummipflaster.

Vierundzwanzig Theile Bleipflaster 24
und

Drei Theile gelbes Wachs 3
werden bei gelinder Wärme geschmolzen. Darauf wird zu der halb erkalteten Masse eine unter Zusatz von etwas Wasser im Wasserbade hergestellte und durchgeseihte Mischung aus

Zwei Theilen Ammoniakgummi 2,
Zwei Theilen Galbanum 2
und

Zwei Theilen Terpentin 2
zugefügt.

Gummipflaster ist gelblich, zähe, von gleichmäßiger Beschaffenheit und dunkelt mit der Zeit nach.

Emplastrum saponatum. — Seifenpflaster.

Siebzig Theile Bleipflaster 70
und
Zehn Theile gelbes Wachs 10
werden bei mäßiger Wärme geschmolzen. Darauf werden zu der halb erkalteten Masse unter Umrühren
Fünf Theile mittelfein gepulverte medizinische Seife 5
und
Ein Theil Kampher 1,
welche mit
Einem Theile Olivenöl 1
zuvor zerrieben sind, zugefügt.

Seifenpflaster ist gelblich und soll nicht schlüpfrig sein.

Emulsiones. — Emulsionen.

Die Samen-Emulsionen werden, wenn nicht andere Verhältnisse vorgeschrieben sind, bereitet aus
Einem Theile Samen 1
und so viel Wasser, daß die Emulsion nach dem Durchseihen
Zehn Theile 10
beträgt.

Die Oel-Emulsionen werden, wenn nicht andere Verhältnisse vorgeschrieben sind, bereitet aus

Zwei Theilen Oel 2,
Einem Theile fein gepulvertem Arabischem Gummi 1
und
Siebzehn Theilen Wasser .... 17.

Wird Emulsio oleosa verschrieben, so ist sie aus Mandelöl zu bereiten.

Euphorbium. — Euphorbium.

Das leicht zerreibliche, mattgelbliche Gummiharz von Euphorbia resinifera. Es umhüllt die zweistacheligen Blattpolster, die Blüthengabeln und die dreiköpfigen Früchtchen und zeigt eine diesen Pflanzentheilen annähernd entsprechende Gestalt. Euphorbium schmeckt andauernd brennend scharf.

Der nach dem vollkommenen Ausziehen von 100 Theilen Euphorbium mit siedendem Weingeist hinterbleibende Rückstand soll nach dem Trocknen nicht mehr als 50 Theile der ursprünglichen Masse, und der Aschengehalt von 100 Theilen Euphorbium nicht mehr als 10 Theile betragen.

Vorsichtig aufzubewahren.

Extracta. — Extrakte.

Eingedickte Auszüge aus Pflanzenstoffen.

Die zur Bereitung der Extrakte bestimmten Stoffe sollen in dem vorgeschriebenen Grade der Zerkleinerung angewendet werden.

Die nach den Einzelvorschriften gewonnenen und entsprechend geklärten Auszüge werden unter fortwährendem Umrühren im Wasserbade bis zur Extraktdicke eingedampft; bei wässerigen und weingeistigen Auszügen soll die Verdampfungstemperatur 85°, bei ätherischen 35° nicht übersteigen. Die mit Hülfe von Weingeist bereiteten Extrakte sind gegen Ende des Eindampfens mit kleineren Mengen Weingeist zu versetzen und unter Umrühren fertig zu stellen.

Die Extrakte werden hinsichtlich der Konsistenz in 3 Abstufungen bereitet, nämlich

1. dünne, welche in ihrer Konsistenz dem frischen Honig gleichen,
2. dicke, welche erkaltet sich nicht ausgießen lassen,
3. trockene, welche sich zerreiben lassen.

Die trockenen Extrakte werden in der Weise bereitet, daß man die Extrakte in Porzellangefäßen abdampft, bis sie eine zähe und nach dem Erkalten zerreibliche Masse darstellen. Diese letztere nimmt man noch warm mit einem Spatel aus dem Gefäße heraus, zieht sie in dünne Streifen und trocknet sie bei gelinder Wärme.

Werden 2 g eines Extraktes eingeäschert, und wird die Asche mit 5 ccm verdünnter Salzsäure erwärmt, so soll die filtrirte Flüssigkeit auf Zusatz von Schwefelwasserstoffwasser nicht verändert werden.

Trockene, narkotische Extrakte werden aus dicken Extrakten bereitet, indem man

  Vier Theile Extrakt 4
   und
  Drei Theile feingepulvertes Süßholz 3

in einem Porzellangefäße mengt und das Gemisch im Wasserbade austrocknet, bis es nicht mehr an Gewicht verliert. Die trockene Masse wird noch warm zerrieben und mit so viel feingepulvertem Süßholze vermischt, daß das Gewicht der Gesammtmenge

Acht Theile...................... 8

beträgt.

Lösungen narkotischer Extrakte dürfen, nach folgender Vorschrift bereitet, vorräthig gehalten werden:

Zehn Theile Extrakt................ 10,
Sechs Theile Wasser................ 6,
Ein Theil Weingeist................ 1,
Drei Theile Glycerin............... 3.

Extracta fluida. — Fluidextrakte.

Flüssige Auszüge aus Pflanzenstoffen. Ein Gewichtstheil der Fluidextrakte entspricht einem Gewichtstheile der angewandten, lufttrockenen Droge.

Fluidextrakte werden in folgender Weise bereitet: 100 Theile der gepulverten Droge werden mit der zur Befeuchtung angegebenen Menge des Lösungsmittels gleichmäßig vermischt und in einem gut verschlossenen Gefäße 2 bis 3 Stunden lang bei Seite gestellt. Das Gemisch wird darauf in einen geeigneten Perkolator so fest eingedrückt, daß größere Lufträume sich nicht bilden können, und mit dem Lösungsmittel so lange übergossen, bis der Auszug aus der unteren Oeffnung abzutropfen beginnt, während die Droge noch von dem Lösungsmittel bedeckt bleibt. Nunmehr wird die untere Oeffnung des Perkolators geschlossen, derselbe oben zugedeckt und das Ganze 24 Stunden lang bei 15° bis 20° stehen gelassen. Nach dieser Zeit läßt man in der Weise abtropfen, daß in einer Minute nicht mehr als 40 Tropfen abfließen.

Den zuerst erhaltenen, einer Menge von 85 Theilen der trockenen Droge entsprechenden Auszug stellt man bei Seite und gießt in den Perkolator so lange von dem Lösungsmittel nach, bis die Droge vollständig erschöpft ist. Der dabei gewonnene zweite Auszug wird durch Abdampfen oder, um den Weingeist wieder zu gewinnen, durch Destillation und nachheriges Abdampfen in ein dünnes Extrakt verwandelt, jedoch ist die Temperatur, bei welcher das Abdampfen geschieht, so zu wählen, daß etwa flüchtige Bestandtheile der Drogen so wenig wie möglich verloren gehen. Dem so erhaltenen, dünnen Extrakte wird soviel des vorgeschriebenen Lösungsmittels zugesetzt, daß die Lösung, mit den zurückgestellten ersten 85 Theilen Auszug gemischt, 100 Theile Fluidextrakt giebt.

Das fertige Fluidextrakt wird einige Tage lang der Ruhe überlassen und dann, wenn nöthig, filtrirt.

Werden 2 g eines Fluidextraktes eingeäschert, und wird die Asche mit 5 ccm verdünnter Salzsäure erwärmt, so soll die filtrirte Flüssigkeit auf Zusatz von Schwefelwasserstoffwasser nicht verändert werden.

Extractum Absinthii. — Wermutextrakt.

Zwei Theile mittelfein zerschnittener Wermut ... 2
   werden mit einem Gemische von
Zwei Theilen Weingeist................... 2
   und

Acht Theilen Wasser...................... 8
   24 Stunden lang bei 15° bis 20° unter wiederholtem Umrühren ausgezogen und schließlich ausgepreßt. Der Rückstand wird in gleicher Weise
   mit einem Gemische von

Einem Theile Weingeist 1
   und

Vier Theilen Wasser...................... 4
   24 Stunden lang behandelt. Die abgepreßten
   Flüssigkeiten mischt man, erhitzt sie im Wasserbade, läßt sie 2 Tage lang stehen, filtrirt und
   dampft sie zu einem dicken Extrakte ein.

Wermutextrakt ist braun und in Wasser trübe löslich.

Extractum Aloës. — Aloeextrakt.

Ein Theil Aloe........................... 1
   wird in

Fünf Theilen siedendem Wasser 5
   gelöst. Die Flüssigkeit wird mit

Fünf Theilen Wasser 5
   gemischt, nach 2 Tagen von dem Harze abgegossen, filtrirt und zu einem trockenen Extrakte
   eingedampft.

Aloeextrakt ist gelbbraun und in Wasser fast klar löslich.

Extractum Belladonnae. — Belladonnaextrakt.

Zwanzig Theile der frischen, oberirdischen Theile
   der blühenden Atropa Belladonna........ 20
   werden mit

Einem Theile Wasser 1
    besprengt, zerstoßen und ausgepreßt. Der Rückstand wird in gleicher Weise mit

Drei Theilen Wasser 3
    behandelt. Die abgepreßten Flüssigkeiten werden gemischt, auf 80° erwärmt, durchgeseiht und bis auf 2 Theile eingedampft; alsdann werden

Zwei Theile Weingeist 2
    zugefügt. Die Mischung wird bisweilen umgeschüttelt und nach 24 Stunden durchgeseiht. Der Rückstand wird mit

Einem Theile verdünntem Weingeist 1
    etwas erwärmt und wiederholt umgeschüttelt. Die nach dem Absetzen klar abgegossene Flüssigkeit wird der früher erhaltenen hinzugefügt, die Mischung filtrirt und zu einem dicken Extrakte eingedampft.

Belladonnaextrakt ist dunkelbraun und in Wasser fast klar löslich.

Zur Bestimmung des Alkaloidgehaltes löst man 2 g Belladonnaextrakt in einem Arzneiglase in 5 g Wasser und 5 g absolutem Alkohol und giebt zu dieser Lösung 50 g Aether und 20 g Chloroform sowie, nach kräftigem Durchschütteln, 10 ccm Natriumcarbonatlösung (1 = 3) und läßt die Mischung hierauf, unter häufigem, kräftigem Umschütteln, eine Stunde lang stehen. Alsdann filtrirt man 50 g der klaren Chloroform-Aetherlösung durch ein trockenes, gut bedecktes Filter in ein Kölbchen und destillirt etwa die Hälfte derselben ab. Die verbleibende Chloroform-Aetherlösung bringt man hierauf in einen Scheidetrichter, spült das Kölbchen dreimal mit je 5 ccm Aether nach und schüttelt alsdann die vereinigten Flüssigkeiten mit 20 ccm Hundertel-Normal-Salzsäure tüchtig durch. Nach vollständiger Klärung, nöthigenfalls nach Zusatz von noch soviel Aether, daß die Chloroform-Aetherlösung auf der sauren Flüssigkeit schwimmt, filtrirt man letztere durch ein kleines, mit Wasser angefeuchtetes Filter in eine etwa 200 ccm fassende Flasche aus weißem Glase. Hierauf schüttelt man die Chloroform-Aetherlösung noch dreimal mit je 10 ccm Wasser aus, filtrirt auch diese Auszüge durch dasselbe Filter, wäscht letzteres noch mit Wasser nach und verdünnt die gesammte Flüssigkeit mit Wasser bis auf etwa 100 ccm. Nach Zusatz von soviel Aether, daß die Schicht des letzteren etwa die Höhe von 1 cm erreicht, und 5 Tropfen Jodeosinlösung, läßt man alsdann soviel Hundertel-Normal-Kalilauge, nach jedem Zusatze die Mischung kräftig umschüttelnd, zufließen, bis die untere, wässerige Schicht eine blaßrothe Färbung angenommen hat. Zur Erzielung dieser Färbung sollen nicht mehr als 13 ccm Lauge erforderlich sein.

Die nach dem Verdunsten eines Theiles der Chloroform-Aetherlösung zurückbleibenden Antheile geben die Reaktionen des Atropins.

Vorsichtig aufzubewahren.
Größte Einzelgabe 0,05 g.
Größte Tagesgabe 0,15 g.

Extractum Calami. — Kalmusextrakt.

Zwei Theile fein zerschnittener Kalmus......	2
werden mit einem Gemische von	
Vier Theilen Weingeist..................	4
und	
Sechs Theilen Wasser..................	6
4 Tage lang bei 15° bis 20° unter wiederholtem Umrühren ausgezogen und schließlich ausgepreßt. Der Rückstand wird in gleicher Weise mit einem Gemische von	
Zwei Theilen Weingeist.................	2
und	
Drei Theilen Wasser	3
24 Stunden lang behandelt.	

Die abgepreßten Flüssigkeiten mischt man, erhitzt sie im Wasserbade, läßt sie 2 Tage lang stehen, filtrirt und dampft sie zu einem dicken Extrakte ein.

Kalmusextrakt ist rothbraun und in Wasser trübe löslich.

Extractum Cardui benedicti. Cardobenedictenextrakt.

Ein Theil mittelfein zerschnittenes Cardobenedictenkraut........................	1
wird mit	
Fünf Theilen siedendem Wasser............	5
übergossen und 6 Stunden lang bei 35° bis 40° unter wiederholtem Umrühren aus-	

gezogen und schließlich ausgepreßt. Der Rückstand wird in gleicher Weise mit

Drei Theilen siedendem Wasser............ 3
3 Stunden lang behandelt. Die abgepreßten Flüssigkeiten werden gemischt und bis auf 2 Theile eingedampft. Nach dem Erkalten wird

Ein Theil Weingeist 1
zugefügt. Die Mischung läßt man 2 Tage lang an einem kühlen Orte stehen, filtrirt und dampft sie zu einem dicken Extrakte ein.

Cardobenedictenextrakt ist braun und in Wasser fast klar löslich.

Extractum Cascarillae. — Cascarillextrakt.

Ein Theil grob gepulverte Cascarillrinde 1
wird mit

Fünf Theilen siedendem Wasser............ 5
übergossen, 24 Stunden lang bei 15° bis 20° ausgezogen und schließlich ausgepreßt. Der Rückstand wird in gleicher Weise mit

Drei Theilen siedendem Wasser............ 3
24 Stunden lang behandelt. Die abgepreßten Flüssigkeiten dampft man bis auf 2 Theile ein, läßt sie einige Tage lang an einem kühlen Orte stehen, gießt klar ab und dampft sie zu einem dicken Extrakte ein.

Cascarillextrakt ist dunkelbraun und in Wasser trübe löslich.

Extractum Chinae aquosum.
Wässeriges Chinaextrakt.

Ein Theil grob gepulverte Chinarinde....... wird mit	1
Zehn Theilen Wasser .... 48 Stunden lang bei 15° bis 20° unter wiederholtem Umrühren ausgezogen und schließlich ausgepreßt. Der Rückstand wird in gleicher Weise mit	10
Zehn Theilen Wasser .... 48 Stunden lang behandelt. Die abgepreßten Flüssigkeiten vereinigt man, dampft sie bis auf 2 Theile ein, filtrirt nach dem Erkalten und stellt daraus ein dünnes Extrakt her.	10

Wässeriges Chinaextrakt ist rothbraun, in Wasser trübe löslich.

Zur Bestimmung des Alkaloidgehaltes löst man 2 g wässeriges Chinaextrakt in einem Arzneiglase in 5 g Wasser und 5 g absolutem Alkohol. Zu dieser Lösung giebt man 50 g Aether und 20 g Chloroform, sowie, nach kräftigem Durchschütteln, 10 ccm Natriumcarbonatlösung (1 = 3) und läßt die Mischung hierauf unter häufigem Umschütteln eine Stunde lang stehen. Alsdann filtrirt man 50 g der klaren Chloroform-Aetherlösung durch ein trockenes, gut bedecktes Filter in ein Kölbchen und destillirt etwa die Hälfte derselben ab. Die verbleibende Chloroform-Aetherlösung bringt man hierauf in einen Scheidetrichter, spült das Kölbchen noch dreimal mit je 5 ccm eines Gemisches von 3 Theilen

Aether und 1 Theile Chloroform nach und schüttelt alsdann die vereinigten Flüssigkeiten mit 10 ccm Zehntel-Normal-Salzsäure tüchtig durch. Nach vollständiger Klärung, nöthigenfalls nach Zusatz von noch soviel Aether, daß die Chloroform-Aetherlösung auf der sauren Flüssigkeit schwimmt, filtrirt man letztere durch ein kleines, mit Wasser angefeuchtetes Filter in einen Kolben von 100 ccm. Hierauf schüttelt man die Chloroform-Aetherlösung noch dreimal mit je 10 ccm Wasser aus, filtrirt auch diese Auszüge durch dasselbe Filter, wäscht letzteres noch mit Wasser nach und verdünnt die gesammte Flüssigkeit mit Wasser zu 100 ccm. Von dieser Lösung mißt man schließlich 50 ccm ab, fügt die frisch bereitete Lösung eines Körnchens Hämatoxylin in 1 ccm Weingeist zu und läßt unter Umschwenken soviel Zehntel-Normal-Kalilauge zufließen, bis die Mischung eine gelbliche, beim kräftigen Umschwenken rasch in bläulich-violett übergehende Färbung angenommen hat. Die Menge der hierzu verbrauchten Lauge soll nicht mehr als 3,7 ccm betragen.

5 ccm der nicht zum Titriren verwendeten Alkaloidlösung sollen, mit 1 ccm Chlorwasser vermischt, auf Zusatz von Ammoniakflüssigkeit eine schön grüne Färbung annehmen.

Extractum Chinae spirituosum.
Weingeistiges Chinaextrakt.

Ein Theil grob gepulverte Chinarinde 1
   wird mit
Fünf Theilen verdünntem Weingeist 5
   6 Tage lang bei 15° bis 20° unter wiederholtem Umrühren ausgezogen und schließlich

ausgepreßt. Der Rückstand wird in gleicher
Weise mit

Fünf Theilen verdünntem Weingeist 5
3 Tage lang behandelt.

Die abgepreßten Flüssigkeiten vereinigt man, läßt sie 2 Tage lang stehen, filtrirt und dampft zu einem trockenen Extrakte ein.

Weingeistiges Chinaextrakt ist rothbraun, in Wasser trübe löslich.

Zur Bestimmung des Alkaloidgehaltes löst man 2 g weingeistiges Chinaextrakt in einem Arzneiglase in 5 g Wasser und 5 g absolutem Alkohol. Zu dieser Lösung giebt man 50 g Aether und 20 g Chloroform sowie, nach kräftigem Umschütteln, 10 ccm Natriumcarbonatlösung (1=3) und läßt die Mischung hierauf unter häufigem Umschütteln eine Stunde lang stehen. Alsdann filtrirt man 50 g der klaren Chloroform-Aetherlösung durch ein trockenes, gut bedecktes Filter in ein Kölbchen und destillirt etwa die Hälfte derselben ab. Die verbleibende Chloroform-Aetherlösung bringt man hierauf in einen Scheidetrichter, spült das Kölbchen noch dreimal mit je 5 ccm eines Gemisches von 3 Theilen Aether und 1 Theile Chloroform nach und schüttelt alsdann die vereinigten Flüssigkeiten mit 10 ccm Zehntel-Normal-Salzsäure tüchtig durch. Nach vollständiger Klärung, nöthigenfalls nach Zusatz von noch soviel Aether, daß die Chloroform-Aetherlösung auf der sauren Flüssigkeit schwimmt, filtrirt man letztere durch ein kleines, mit Wasser angefeuchtetes Filter in einen Kolben von 100 ccm. Hierauf schüttelt man die Chloroform-Aetherlösung noch dreimal mit je 10 ccm Wasser aus, filtrirt auch diese Auszüge durch dasselbe Filter, wäscht letzteres noch mit Wasser nach und verdünnt die gesamnte Flüssigkeit mit Wasser zu 100 ccm. Von dieser Lösung mißt man schließlich 50 ccm ab, fügt die frisch bereitete Lösung eines Körnchens Hämatoxylin in 1 ccm Weingeist zu und läßt unter Umschwenken soviel Zehntel-Normal-Kalilauge zufließen, bis die Mischung eine gelbliche, beim kräftigen Umschwenken rasch in bläulich-violett übergehende Färbung angenommen hat. Die Menge der hierzu verbrauchten Lauge soll nicht mehr als 2,3 ccm betragen.

5 ccm der nicht zum Titriren verwendeten Alkaloidlösung sollen, mit 1 ccm Chlorwasser vermischt, auf Zusatz von Ammoniakflüssigkeit eine schön grüne Färbung annehmen.

Extractum Colocynthidis. — Koloquinthenextrakt.

Zwei Theile grob zerschnittene Koloquinthen.. werden mit	2
Fünfundvierzig Theilen verdünntem Weingeist 6 Tage lang bei 15° bis 20° unter wiederholtem Umrühren ausgezogen und schließlich ausgepreßt.	45

Der Rückstand wird in gleicher Weise mit einem Gemische von

Fünfzehn Theilen Weingeist .... und	15
Fünfzehn Theilen Wasser .... 3 Tage lang behandelt.	15

Die abgepreßten Flüssigkeiten werden gemischt, filtrirt und zu einem trockenen Extrakte eingedampft.

Koloquinthenextrakt ist gelbbraun, in Wasser trübe löslich und schmeckt sehr bitter.

Vorsichtig aufzubewahren.
 Größte Einzelgabe 0,05 g.
 Größte Tagesgabe 0,15 g.

Extractum Condurango fluidum.
Condurango-Fluidextrakt.

Aus

Hundert Theilen mittelfein gepulverter Condurangorinde..........................	100,
welche mit einem Gemische von	
Fünfzehn Theilen Weingeist..............	15,
Fünfundzwanzig Theilen Wasser...........	25
und	
Zehn Theilen Glycerin..................	10,
zu befeuchten sind, werden mit der nöthigen Menge eines Lösungsmittels, bestehend aus	
Einem Theile Weingeist.................	1
und	
Drei Theilen Wasser...................	3,

nach dem bei Extracta fluida näher beschriebenen Verfahren 100 Theile Fluidextrakt dargestellt.

Condurango-Fluidextrakt ist braun.

Man verdünnt 1 ccm des Fluidextraktes mit 4 ccm Wasser, erhitzt die trübe Mischung einmal zum Sieden, läßt sie nach dem Erkalten eine halbe Stunde lang stehen und filtrirt. 2 ccm der erkalteten, mit 8 ccm Wasser verdünnten Flüssigkeit sollen auf Zusatz von Gerbsäurelösung einen flockigen Niederschlag ausfallen lassen.

Extractum Cubebarum. — Kubebenextrakt.

Zwei Theile grob gepulverte Kubeben......... 2
    werden mit einem Gemische von
Drei Theilen Aether..................... 3
    und
Drei Theilen Weingeist.................. 3
    3 Tage lang bei 15° bis 20° unter wiederholtem Umschütteln ausgezogen und schließlich ausgepreßt. Der Rückstand wird in gleicher Weise mit einem Gemische von
Zwei Theilen Aether..................... 2
    und
Zwei Theilen Weingeist.................. 2
    behandelt. Die abgepreßten Flüssigkeiten werden gemischt, filtrirt und zu einem dünnen Extrakte eingedampft.

Kubebenextrakt ist braun und in Wasser nicht löslich. Vor der Abgabe ist es umzuschütteln.

Extractum Ferri pomati. — Apfelsaures Eisenextrakt.

Fünfzig Theile reife, saure Aepfel 50
    werden in einen Brei verwandelt und ausgepreßt.

Der Flüssigkeit wird sofort
Ein Theil gepulvertes Eisen 1
hinzugesetzt, die Mischung ohne Verzug in das Wasserbad gebracht und so lange erwärmt, bis die Gasentwickelung aufgehört hat. Die mit Wasser auf 50 Theile verdünnte Flüssigkeit läßt man mehrere Tage lang stehen, filtrirt und dampft sie zu einem dicken Extrakte ein.

Apfelsaures Eisenextrakt ist grünschwarz, in Wasser klar löslich, von süßem, eisenartigem, aber keineswegs scharfem Geschmacke.

100 Theile apfelsaures Eisenextrakt sollen, in nachstehender Weise geprüft, mindestens 5 Theile Eisen enthalten.

1 g apfelsaures Eisenextrakt wird in einem Porzellantiegel eingeäschert, die Asche wiederholt mit einigen Tropfen Salpetersäure befeuchtet, der Verdunstungsrückstand geglüht und alsdann in 5 ccm heißer Salzsäure gelöst. Diese Lösung verdünnt man mit 20 ccm Wasser, versetzt sie nach dem Erkalten mit 2 g Kaliumjodid, läßt sie eine Stunde lang bei gewöhnlicher Temperatur im geschlossenen Gefäße stehen und titrirt sie darauf mit Zehntel-Normal-Natriumthiosulfatlösung; zur Bindung des ausgeschiedenen Jods sollen mindestens 9 ccm Zehntel-Normal-Natriumthiosulfatlösung erforderlich sein.

Extractum Filicis. — Farnextrakt.

Ein Theil grob gepulverte Farnwurzel 1
    wird mit
Drei Theilen Aether 3

3 Tage lang bei 15° bis 20° unter wiederholtem Umschütteln ausgezogen. Nach dem Abgießen der Flüssigkeit wird der Rückstand in gleicher Weise mit

Zwei Theilen Aether...................... 2

behandelt und ausgepreßt.

Die vereinigten Flüssigkeiten werden filtrirt und zu einem dünnen, vom Aether vollständig befreiten Extrakte eingedampft. Farnextrakt ist gelblichgrün und in Wasser nicht löslich.

Das umgerührte und mit Glycerin verdünnte Farnextrakt soll unter dem Mikroskope Stärkekörnchen nicht zeigen.

Vor der Abgabe ist es umzuschütteln.

Extractum Frangulae fluidum.
Faulbaum-Fluidextrakt.

Aus

Hundert Theilen mittelfein gepulverter Faulbaumrinde...................... 100,
    welche mit 35 Theilen eines Lösungsmittels, bestehend aus

Drei Theilen Weingeist................. 3
    und

Sieben Theilen Wasser 7,
    zu befeuchten sind, werden mit der nöthigen Menge desselben Lösungsmittels, nach dem bei Extracta fluida näher beschriebenen Verfahren, 100 Theile Fluidextrakt dargestellt.

Faulbaum=Fluidextrakt ist dunkelbraunroth.

1 ccm Faulbaum=Fluidextrakt wird mit 4 ccm Wasser verdünnt, und die Flüssigkeit mit 10 ccm Aether durchgeschüttelt; wird die klar abgeschiedene, citronengelbe Aetherschicht abgehoben und verdunstet, so soll sich der Rückstand mit kirschrother Farbe in Ammoniakflüssigkeit lösen.

Extractum Gentianae. — Enzianextrakt.

Ein Theil in Scheiben zerschnittene Enzianwurzel 1
wird mit

Fünf Theilen Wasser 5
48 Stunden lang bei 15° bis 20° unter wiederholtem Umrühren ausgezogen und schließlich ausgepreßt. Die Flüssigkeit wird eingedampft, während der Rückstand in gleicher Weise mit

Drei Theilen Wasser 3
12 Stunden lang behandelt wird. Die abgepreßte Flüssigkeit wird mit dem ersten Auszuge vereinigt. Die Mischung dampft man hierauf auf 3 Theile ein, versetzt sie nach dem Erkalten mit

Einem Theile Weingeist 1,
läßt sie 2 Tage lang an einem kühlen Orte stehen, filtrirt und dampft sie zu einem dicken Extrakte ein.

Enzianextrakt ist rothbraun und in Wasser klar löslich.

Extractum Hydrastis fluidum.
Hydrastis-Fluidextrakt.

Aus

Hundert Theilen mittelfein gepulvertem Hydrastisrhizom 100,
welche mit 35 Theilen verdünntem Weingeist 35

zu befeuchten sind, werden mit der nöthigen
Menge verdünntem Weingeist nach dem bei
Extracta fluida näher beschriebenen Ver-
fahren 100 Theile Fluidextrakt dargestellt.

Hydrastis-Fluidextrakt ist dunkelbraun. 1 Tropfen Hydrastis-Fluidextrakt ertheilt 200 g Wasser eine deutlich gelbe Farbe.

Wird 1 Raumtheil Hydrastis-Fluidextrakt mit 2 Raumtheilen verdünnter Schwefelsäure versetzt, so scheiden sich nach kurzer Zeit reichliche Mengen von gelben Krystallen aus.

Zur Bestimmung des Hydrastingehaltes dampft man 15 g Hydrastis-Fluidextrakt in einem gewogenen Schälchen im Wasserbade auf etwa 5 g ein, spült den Rückstand mit etwa 10 ccm Wasser in ein Arzneiglas, fügt 10 g Petroleumbenzin, 50 g Aether und 5 g Ammoniakflüssigkeit zu und läßt die Mischung unter häufigem, kräftigem Umschütteln eine Stunde lang stehen. Von der klaren Aetherlösung filtrirt man hierauf 50 g durch ein trockenes Filter in einen Scheidetrichter, fügt 10 ccm einer Mischung aus 1 Theile Salzsäure und 4 Theilen Wasser zu und schüttelt damit die Lösung einige Minuten lang kräftig durch. Nach dem Klären läßt man die saure Flüssigkeit in ein Arzneiglas fließen, schüttelt den Aether noch zweimal mit je 5 ccm Wasser, dem einige Tropfen Salzsäure zugesetzt sind, aus und vereinigt diese Auszüge mit dem ersteren. Diese Auszüge übersättigt man alsdann mit Ammoniakflüssigkeit, fügt 50 g Aether zu und läßt die Mischung unter häufigem, kräftigem Umschütteln eine Stunde lang stehen. Von der klaren Aetherlösung filtrirt man hierauf 40 g durch ein trockenes Filter in ein gewogenes, trockenes Kölbchen, destillirt den Aether ab, trocknet den Rückstand bei 100° und wägt ihn nach dem Erkalten. Derselbe soll wenigstens 0,2 g betragen.

Löst man den Rückstand, unter Zusatz einiger Tropfen verdünnter Schwefelsäure, in 10 ccm Wasser auf, versetzt die Lösung mit 5 ccm Kaliumpermanganatlösung und schüttelt bis zur Entfärbung, so erhält man eine blaufluorescirende Flüssigkeit.

Extractum Hyoscyami. — Bilsenkrautextrakt.

Zwanzig Theile der frischen, oberirdischen Theile blühender Pflanzen von Hyoscyamus niger 20 werden mit

Einem Theile Wasser 1
besprengt, zerstoßen und ausgepreßt; der Rückstand wird in gleicher Weise mit

Drei Theilen Wasser..................... 3
behandelt. Die abgepreßten Flüssigkeiten werden gemischt, auf 80° erwärmt, durchgeseiht und bis auf 2 Theile eingedampft; alsdann werden

Zwei Theile Weingeist 2
  zugefügt. Die Mischung wird bisweilen
  umgeschüttelt und nach 24 Stunden durchgeseiht. Der Rückstand wird mit
Einem Theile verdünntem Weingeist 1
  etwas erwärmt und wiederholt umgeschüttelt.
  Die nach dem Absetzen klar abgegossene
  Flüssigkeit wird der früher erhaltenen hinzugefügt, die Mischung filtrirt und zu einem
  dicken Extrakte eingedampft.

Bilsenkrautextrakt ist grünlichbraun und in Wasser trübe löslich.

Zur Bestimmung des Alkaloidgehaltes löst man 2 g Bilsenkrautextrakt in einem Arzneiglase in 5 g Wasser und 5 g absolutem Alkohol, giebt zu dieser Lösung 50 g Aether und 20 g Chloroform, sowie, nach kräftigem Durchschütteln, 10 ccm Natriumcarbonatlösung (1 = 3) und läßt die Mischung hierauf, unter häufigem, kräftigem Umschütteln, eine Stunde lang stehen. Alsdann filtrirt man 50 g der klaren Aether-Chloroformlösung durch ein trockenes, gut bedecktes Filter in ein Kölbchen und destillirt etwa die Hälfte derselben ab. Die verbleibende Chloroform-Aetherlösung bringt man hierauf in einen Scheidetrichter, spült das Kölbchen dreimal mit je 5 ccm Aether nach und schüttelt alsdann die vereinigten Flüssigkeiten mit 10 ccm Hundertel-Normal-Salzsäure tüchtig durch. Nach vollständiger Klärung, nöthigenfalls nach Zusatz von noch soviel Aether, daß die Chloroform-Aetherlösung auf der sauren Flüssigkeit schwimmt, filtrirt man letztere durch ein kleines, mit Wasser angefeuchtetes Filter in eine etwa 200 ccm fassende Flasche aus weißem Glase. Hierauf schüttelt man die Chloroform-Aetherlösung noch dreimal mit je 10 ccm Wasser aus, filtrirt auch diese Auszüge durch dasselbe Filter, wäscht letzteres noch mit Wasser nach und verdünnt die gesammte Flüssigkeit mit Wasser bis auf etwa 100 ccm. Nach Zusatz von soviel Aether, daß die Schicht des letzteren etwa die Höhe von 1 cm erreicht, und 5 Tropfen Jodeosinlösung läßt man alsdann soviel Hundertel-Normal-Kalilauge, nach jedem Zusatze die Mischung kräftig umschüttelnd, zufließen, bis die untere, wässerige Schicht eine blaßrothe Färbung angenommen hat. Zur Erzielung dieser Färbung sollen nicht mehr als 6,5 ccm Lauge erforderlich sein.

Die etwa vorräthig gehaltene Lösung des Extraktes ist vor der Abgabe sorgfältig zu durchmischen.

Vorsichtig aufzubewahren.
    Größte Einzelgabe 0,1 g.
    Größte Tagesgabe 0,3 g.

Extractum Opii. — Opiumextrakt.

Zwei Theile mittelfein gepulvertes Opium . . .	2
werden 24 Stunden lang mit	
Zehn Theilen Wasser	10
bei 15° bis 20° unter wiederholtem Umschütteln ausgezogen und schließlich ausgepreßt. Der Rückstand wird nochmals mit	
Fünf Theilen Wasser	5
in gleicher Weise behandelt.	

Die abgepreßten Flüssigkeiten werden gemischt, filtrirt und zu einem trockenen Extrakte eingedampft.

Opiumextrakt ist rothbraun und in Wasser trübe löslich.

Zur Bestimmung des Morphingehaltes löst man 3 g Opiumextrakt in 40 g Wasser, versetzt die Lösung mit 2 g Natriumsalicylatlösung (1 = 2) und filtrirt nach kräftigem Umschütteln 30 g der geklärten Flüssigkeit durch ein trockenes Faltenfilter von 10 cm Durchmesser in ein trockenes Kölbchen ab. Dieses Filtrat mischt man durch Umschwenken mit 10 g Aether und fügt noch 5 g einer Mischung aus 17 g Ammoniakflüssigkeit und 83 g Wasser zu. Alsdann verschließt man das Kölbchen, schüttelt den Inhalt 10 Minuten lang kräftig und läßt ihn 24 Stunden lang ruhig stehen. Darauf bringt man zuerst die Aetherschicht möglichst vollständig auf ein glattes Filter von 8 cm Durchmesser, giebt zu der im Kölbchen zurückgebliebenen, wässerigen Flüssigkeit nochmals 10 g Aether, bewegt die Mischung einige Augenblicke lang und bringt zunächst wieder die Aetherschicht auf das Filter. Nach dem Ablaufen der ätherischen Flüssigkeit gießt man die wässerige Lösung, ohne auf die an den Wänden des Kölbchens haftenden Krystalle Rücksicht zu nehmen, auf das Filter und spült dieses, sowie das Kölbchen dreimal mit je 5 g mit Aether gesättigtem Wasser nach. Nachdem das Kölbchen gut ausgelaufen, und das Filter vollständig abgetropft ist, löst man die Morphinkrystalle nach dem Trocknen in 25 ccm Zehntel-Normal-Salzsäure, gießt die Lösung in einen Kolben von 100 ccm Inhalt, wäscht Filter und Kölbchen sorgfältig mit Wasser nach und verdünnt die Lösung schließlich auf 100 ccm. Von dieser Lösung mißt man hierauf 50 ccm in eine etwa 200 ccm fassende Flasche aus weißem Glase ab und fügt etwa 50 ccm Wasser und soviel Aether zu, daß die Schicht des letzteren die Höhe von etwa 1 cm erreicht. Nach Zusatz von 5 Tropfen Jodeosinlösung läßt man alsdann soviel Zehntel-Normal-Kalilauge, nach jedem Zusatze die Mischung kräftig umschüttelnd, zufließen, bis die untere, wässerige Schicht eine blaßrothe Färbung angenommen hat. Zur Erzielung dieser Färbung sollen nicht mehr als 6,5 ccm und nicht weniger als 5,5 ccm Lauge erforderlich sein.

Vorsichtig aufzubewahren.
    Größte Einzelgabe 0,15 g.
    Größte Tagesgabe 0,5 g.

Extractum Rhei. — Rhabarberextrakt.

Zwei Theile grob zerschnittener Rhabarber	2
werden mit einem Gemische von	
Vier Theilen Weingeist	4
und	
Sechs Theilen Wasser	6

24 Stunden lang bei 15° bis 20° unter wiederholtem Umrühren ausgezogen und schließlich ausgepreßt. Der Rückstand wird in gleicher Weise mit einem Gemische von

Zwei Theilen Weingeist	2
und	
Drei Theilen Wasser	3

behandelt. Die abgepreßten Flüssigkeiten mischt man, läßt sie 2 Tage lang stehen, filtrirt und dampft sie zu einem trockenen Extrakte ein.

Rhabarberextrakt ist braun, in Wasser trübe löslich.

Extractum Rhei compositum.
Zusammengesetztes Rhabarberextrakt.

Sechs Theile Rhabarberextrakt.............	6,
Zwei Theile Aloeextrakt.................	2,
Ein Theil Jalapenharz.................	1
und	
Vier Theile medizinische Seife............	4

werden gesondert scharf getrocknet, sodann fein zerrieben und gemischt.

Zusammengesetztes Rhabarberextrakt ist grau, in Wasser trübe löslich.

Extractum Secalis cornuti. — Mutterkornextrakt.

Zwei Theile grob gepulvertes Mutterkorn..... 2
werden mit

Vier Theilen Wasser.................... 4
6 Stunden lang bei 15° bis 20° unter wiederholtem Umschütteln ausgezogen und schließlich ausgepreßt. Der Rückstand wird in gleicher Weise behandelt. Die abgepreßten Flüssigkeiten werden vereinigt, durchgeseiht und bis auf 1 Theil eingedampft. Den Rückstand mischt man mit

Einem Theile Weingeist 1,
läßt unter wiederholtem Schütteln 3 Tage lang stehen, filtrirt und dampft zu einem dicken Extrakte ein.

Mutterkornextrakt ist rothbraun, in Wasser klar löslich.

Extractum Secalis cornuti fluidum.
Mutterkorn-Fluidextrakt.

Aus

Hundert Theilen grob gepulvertem Mutterkorn 100,
welche mit 35 Theilen eines Lösungsmittels,
bestehend aus

Zwei Theilen Weingeist................. 2
und

Acht Theilen Wasser.................. 8,
zu befeuchten sind, werden mit der nöthigen
Menge desselben Lösungsmittels nach dem
bei Extracta fluida näher beschriebenen
Verfahren 100 Theile Fluidextrakt in der
Weise dargestellt, daß dem zweiten Auszuge
vor dem Abdampfen 2,4 Theile Salzsäure
hinzugefügt werden.

Mutterkorn-Fluidextrakt ist rothbraun und klar.

Extractum Strychni. — Brechnußextrakt.

Zehn Theile grob gepulverte Brechnuß...... 10
werden bei einer 40° nicht übersteigenden
Temperatur mit

Zwanzig Theilen verdünntem Weingeist..... 20
24 Stunden lang unter wiederholtem Umschütteln ausgezogen und schließlich ausgepreßt.
Der Rückstand wird in gleicher Weise mit

Fünfzehn Theilen verdünntem Weingeist..... 15

behandelt. Die abgepreßten Flüssigkeiten mischt man, stellt sie mehrere Tage lang bei Seite, filtrirt und dampft zu einem trockenen Extrakte ein.

Brechnußextrakt ist braun, in Wasser trübe löslich und schmeckt außerordentlich bitter.

Die mit einigen Tropfen verdünnter Schwefelsäure versetzte, weingeistige Lösung eines kleinen Körnchens Brechnußextrakt hinterläßt nach dem Verdunsten im Wasserbade einen violettrothen Rückstand. Die Färbung desselben verschwindet auf Zusatz einiger Tropfen Wasser, erscheint jedoch bei erneutem Verdunsten des Wassers wieder.

Zur Bestimmung des Alkaloidgehaltes löst man 1 g Brechnußextrakt in einem Arzneiglase in 5 g Wasser und 5 g absolutem Alkohol und giebt zu dieser Lösung 50 g Aether und 20 g Chloroform, sowie, nach kräftigem Durchschütteln, 10 ccm Natriumcarbonatlösung (1 = 3) und läßt die Mischung hierauf, unter häufigem, kräftigem Umschütteln, eine Stunde lang stehen. Alsdann filtrirt man 50 g der klaren Chloroform-Aetherlösung durch ein trockenes, gut bedecktes Filter in ein Kölbchen und destillirt etwa die Hälfte davon ab. Die verbleibende Chloroform-Aetherlösung bringt man hierauf in einen Scheidetrichter, spült das Kölbchen noch dreimal mit je 5 ccm eines Gemisches von 3 Theilen Aether und 1 Theile Chloroform nach und schüttelt dann die vereinigten Flüssigkeiten mit 50 ccm Hundertel-Normal-Salzsäure tüchtig durch. Nach vollständiger Klärung, nöthigenfalls nach Zusatz von noch soviel Aether, daß die Chloroform-Aetherlösung auf der sauren Flüssigkeit schwimmt, filtrirt man letztere durch ein kleines, mit Wasser angefeuch-

tetes Filter in eine etwa 200 ccm fassende Flasche aus
weißem Glase. Hierauf schüttelt man die Chloroform-Aetherlösung noch dreimal mit je 10 ccm Wasser aus, filtrirt
auch diese Auszüge durch dasselbe Filter, wäscht letzteres
noch mit Wasser nach und verdünnt die gesammte Flüssigkeit mit Wasser auf etwa 100 ccm. Nach Zusatz von soviel
Aether, daß die Schicht des letzteren etwa die Höhe von
1 cm erreicht, und von 5 Tropfen Jodeosinlösung, läßt
man alsdann soviel Hundertel-Normal-Kalilauge, nach jedem
Zusatze die Mischung kräftig umschüttelnd, zufließen, bis die
untere, wässerige Schicht eine blaßrothe Farbe angenommen
hat. Zur Erzielung dieser Färbung sollen nicht mehr als
18 ccm Lauge erforderlich sein.

Vorsichtig aufzubewahren.
Größte Einzelgabe 0,05 g.
Größte Tagesgabe 0,10 g.

Extractum Taraxaci. — Löwenzahnextrakt.

Ein Theil mittelfein zerschnittener Löwenzahn.. wird mit	1
Fünf Theilen Wasser....................	5
48 Stunden lang bei 15° bis 20° unter wieder-holtem Umrühren ausgezogen und schließlich ausgepreßt. Der Rückstand wird in gleicher Weise mit	
Drei Theilen Wasser....................	3
12 Stunden lang behandelt. Die abgepreßten Flüssigkeiten werden vereinigt, bis auf 2 Theile eingedampft und mit	

Einem Theile Weingeist.................. 1
  versetzt.
Die Mischung läßt man 2 Tage lang an einem kühlen Orte stehen, filtrirt und dampft sie zu einem dicken Extrakte ein. Löwenzahnextrakt ist braun, in Wasser klar löslich.

Extractum Trifolii fibrini. — Bitterkleeextrakt.

Ein Theil mittelfein zerschnittener Bitterklee... 1
  wird mit
Fünf Theilen siedendem Wasser............. 5
  übergossen, 6 Stunden lang bei 35° bis 40° unter wiederholtem Umrühren ausgezogen und schließlich ausgepreßt. Der Rückstand wird in gleicher Weise mit
Drei Theilen siedendem Wasser............. 3
  3 Stunden lang behandelt. Die abgepreßten Flüssigkeiten werden vereinigt, bis auf 2 Theile eingedampft und mit
Einem Theile Weingeist 1
  versetzt. Die Mischung läßt man 2 Tage lang an einem kühlen Orte stehen, filtrirt und dampft sie zu einem dicken Extrakte ein.
Bitterkleeextrakt ist schwarzbraun, in Wasser klar löslich.

Ferrum carbonicum saccharatum.
Zuckerhaltiges Ferrocarbonat.

Fünf Theile Ferrosulfat 5
  werden in
Zwanzig Theilen siedendem Wasser....... 20

gelöst und in eine geräumige Flasche filtrirt, welche eine klare Lösung von

Dreiundeinhalb Theilen Natriumbicarbonat.. 3,5
in

Fünfzig Theilen lauwarmem Wasser....... 50
enthält.

Nachdem der Inhalt der Flasche vorsichtig gemischt worden ist, wird sie mit heißem Wasser gefüllt, lose verschlossen und bei Seite gestellt. Die über dem Niederschlage stehende Flüssigkeit wird mit Hülfe eines Hebers abgezogen, und die Flasche wieder mit heißem Wasser angefüllt. Nach dem Absetzen wird die Flüssigkeit abermals abgezogen, und diese Behandlung so oft wiederholt, bis die abgezogene Flüssigkeit durch Baryumnitratlösung kaum noch getrübt wird. Der von der Flüssigkeit möglichst befreite Niederschlag wird in eine Porzellanschale gebracht, welche

Einen Theil fein gepulverten Milchzucker 1
und

Drei Theile mittelfein gepulverten Zucker.... 3
enthält. Die Mischung wird im Wasserbade zur Trockne verdampft, zu Pulver zerrieben, und diesem noch soviel gut ausgetrockneter, gepulverter Zucker zugemischt, daß das Gewicht

Zehn Theile........................ 10
beträgt.

Bei der Fällung des Ferrocarbonates ist die Arbeit möglichst zu beschleunigen.

Grünlichgraues, mittelfeines Pulver, welches süß und schwach nach Eisen schmeckt. 100 Theile enthalten 9,5 bis 10 Theile Eisen. In Salzsäure ist zuckerhaltiges Ferrocarbonat unter reichlicher Kohlensäureentwickelung zu einer grünlichgelben Flüssigkeit löslich. Die mit Wasser verdünnte Lösung giebt sowohl mit Kaliumferrocyanid-, als auch mit Kaliumferricyanidlösung einen blauen Niederschlag.

Die mit Hülfe einer möglichst geringen Menge Salzsäure hergestellte Lösung von zuckerhaltigem Ferrocarbonat in Wasser (1 = 50) darf durch Baryumnitratlösung höchstens schwach getrübt werden.

1 g zuckerhaltiges Ferrocarbonat wird in 10 ccm verdünnter Schwefelsäure ohne Anwendung von Wärme gelöst; diese Lösung wird mit Kaliumpermanganatlösung (5 = 1000) bis zur schwachen, vorübergehend bleibenden Röthung und nach eingetretener Entfärbung mit 2 g Kaliumjodid versetzt. Diese Mischung läßt man eine Stunde lang bei gewöhnlicher Temperatur im geschlossenen Gefäße stehen und titrirt sie darauf mit Zehntel-Normal-Natriumthiosulfatlösung; zur Bindung des ausgeschiedenen Jods sollen 17 bis 17,8 ccm Zehntel-Normal-Natriumthiosulfatlösung erforderlich sein.

Ferrum citricum oxydatum. — Ferricitrat.

Fünfundzwanzig Theile Eisenchloridlösung 25
   werden mit

Hundert Theilen Wasser 100
   gemischt und in ein Gemisch von

Fünfundzwanzig Theilen Ammoniakflüssigkeit . 25
   und

Fünfundsiebzig Theilen Wasser 75
   eingegossen. Ein kleiner Ueberschuß von Ammoniakflüssigkeit soll dabei vorhanden sein.

Der erhaltene Niederschlag wird zunächst durch wiederholte Zugabe von Wasser und nach dem Absetzen durch vorsichtiges Abgießen der klar überstehenden Flüssigkeit, dann auf einem Filter so lange ausgewaschen, bis einige Tropfen des mit Salpetersäure angesäuerten Filtrates durch Silbernitratlösung höchstens noch opalisirend getrübt werden. Der ausgewaschene und gut abgetropfte Niederschlag wird in eine Lösung von

  Neun Theilen Citronensäure 9
 in
  Zehn Theilen Wasser 10

eingetragen und bei gewöhnlicher oder einer 50° nicht übersteigenden Temperatur bis zur nahezu vollständigen Lösung stehen gelassen. Die Lösung wird filtrirt, das Filtrat bei einer 50° nicht übersteigenden Temperatur bis zur Sirupsdicke eingedampft, und der Sirup bei derselben Temperatur auf Glasplatten ausgestrichen und getrocknet.

Dünne, durchscheinende Blättchen von rubinrother Farbe und von schwachem Eisengeschmacke. 100 Theile enthalten 19 bis 20 Theile Eisen. Ferricitrat verkohlt beim Erhitzen unter Entwickelung eines eigenartigen Geruches und Hinterlassung von Eisenoxyd und ist in siedendem Wasser leicht, in kaltem Wasser nur langsam, aber vollständig löslich; die Lösungen röthen blaues Lackmuspapier.

In der wässerigen Lösung (1 = 50) wird durch Ammoniakflüssigkeit eine Fällung nicht hervorgerufen; mit Kaliumferrocyanidlösung wird sie zunächst tiefblau gefärbt und giebt nach Zusatz von Salzsäure einen tiefblauen Niederschlag. Mit überschüssiger Kalilauge entsteht ein gelbrother Niederschlag; die von diesem abfiltrirte Lösung liefert, mit Essigsäure schwach angesäuert und mit Calciumchloridlösung versetzt, in der Siedehitze allmählich eine weiße, krystallinische Ausscheidung.

Eine Lösung von Ferricitrat in Wasser (1 = 50) darf, nach Zusatz von Salpetersäure durch Silbernitratlösung höchstens opalisirend getrübt und durch Kaliumferricyanidlösung nicht verändert oder höchstens blaugrün gefärbt werden; sie soll ferner, nach Ausfällung des Eisens mit überschüssiger Kalilauge, ein Filtrat liefern, welches, nach schwachem Ansäuern mit Essigsäure, bei längerem Stehen eine krystallinische Ausscheidung nicht bildet.

Ferricitrat soll beim Glühen einen Rückstand geben, welcher feuchtes, rothes Lackmuspapier nicht bläut.

0,5 g Ferricitrat werden in 2 ccm Salzsäure und 15 ccm Wasser in der Wärme gelöst. Die Lösung versetzt man nach dem Erkalten mit 2 g Kaliumjodid, läßt sie eine Stunde lang bei gewöhnlicher Temperatur im geschlossenen Gefäße stehen und titrirt sie darauf mit Zehntel-Normal-Natriumthiosulfatlösung; zur Bindung des ausgeschiedenen Jods sollen 17 bis 18 ccm Zehntel-Normal-Natriumthiosulfatlösung erforderlich sein.

Vor Licht geschützt aufzubewahren.

Ferrum lacticum. — Ferrolaktat.

Grünlichweiße, aus kleinen, nadelförmigen Krystallen bestehende Krusten oder ein krystallinisches Pulver von eigenthümlichem, aber nicht scharf ausgeprägtem Geruche. Ferrolaktat löst sich bei fortgesetztem Schütteln in einer verschlossenen Flasche mit grünlichgelber Farbe langsam in etwa 40 Theilen kaltem Wasser, in 12 Theilen siedendem Wasser, kaum in Weingeist.

In der sauer reagirenden, wässerigen Lösung wird durch Kaliumferricyanidlösung sofort eine dunkelblaue, durch Kaliumferrocyanidlösung eine hellblaue Fällung hervorgerufen. Ferrolaktat verkohlt beim Erhitzen unter Verbreitung eines caramelartigen Geruches.

Die wässerige Lösung (1 = 50) darf durch Bleiacetatlösung, sowie, nach dem Ansäuern mit Salzsäure, durch Schwefelwasserstoffwasser höchstens weißlich opalisirend getrübt werden. Ebenso soll sich die mit Salpetersäure angesäuerte, wässerige Lösung (1 = 50) nach Zusatz von Baryumnitrat- und Silbernitratlösung verhalten. 30 ccm derselben Lösung sollen, nach Zusatz von 3 ccm verdünnter Schwefelsäure einige Minuten lang gekocht und darauf mit überschüssiger Natronlauge versetzt, ein Filtrat geben, welches beim Erhitzen mit alkalischer Kupfertartratlösung einen rothen Niederschlag nicht abscheidet.

Beim Zerreiben von Ferrolaktat mit Schwefelsäure soll sich weder eine Gasentwickelung, noch bei halbstündigem Stehen der Mischung eine Braunfärbung bemerkbar machen.

1 g Ferrolaktat wird in einem Porzellantiegel mit Salpetersäure durchfeuchtet, diese in gelinder Wärme verdunstet, und der Rückstand geglüht, bis alle Kohle verbrannt ist. Es sollen nicht weniger als 0,27 g Eisenoxyd hinterbleiben, welches an Wasser nichts abgiebt und rothes Lackmuspapier nicht bläut.

Ferrum oxydatum saccharatum. — Eisenzucker.

Dreißig Theile Eisenchloridlösung werden mit	30
Einhundertundfünfzig Theilen Wasser verdünnt; dann wird nach und nach unter Umrühren eine Lösung von	150
Sechsundzwanzig Theilen Natriumcarbonat in	26
Einhundertundfünfzig Theilen Wasser	150

mit der Vorsicht zugesetzt, daß bis gegen Ende der Fällung vor jedem neuen Zusatze die Wiederauflösung des entstandenen Niederschlages abgewartet wird.

Nachdem die Fällung vollendet ist, wird der Niederschlag so lange ausgewaschen, bis das zum Auswaschen benutzte Wasser, nach dem Verdünnen mit 5 Raumtheilen Wasser, durch Silbernitratlösung höchstens opalisirend getrübt wird; alsdann wird der Niederschlag auf einem angefeuchteten Tuche gesammelt, nach dem Abtropfen gelinde ausgedrückt und hierauf in einer Porzellanschale mit

Fünfzig Theilen mittelfein gepulvertem Zucker und bis zu	50
Fünf Theilen Natronlauge	5

vermischt.

Die Mischung wird im Wasserbade bis zur völligen Klärung erwärmt, darauf unter Umrühren zur Trockne eingedampft, zu mittelfeinem Pulver zerrieben und mit soviel gepulvertem Zucker versetzt, daß das Gewicht der Gesammtmenge

Hundert Theile 100

beträgt.

Rothbraunes, süßes Pulver von schwachem Eisengeschmacke. 100 Theile enthalten mindestens 2,8 Theile Eisen. 1 Theil Eisenzucker soll mit 20 Theilen heißem Wasser eine völlig klare, rothbraune, kaum alkalisch reagirende Lösung geben, welche durch Kaliumferrocyanidlösung allein nicht verändert, auf Zusatz von Salzsäure aber zuerst schmutzig grün, dann rein blau gefärbt wird.

Die mit überschüssiger, verdünnter Salpetersäure erhitzte, dann wieder erkaltete, wässerige Lösung (1 = 20) darf durch Silbernitratlösung höchstens opalisirend getrübt werden.

1 g Eisenzucker wird in 10 ccm verdünnter Schwefelsäure gelöst, die Lösung nach dem vollständigen Verschwinden der rothbraunen Farbe mit Kaliumpermanganatlösung (5 = 1000) bis zur schwachen, vorübergehend bleibenden Röthung und nach eingetretener Entfärbung mit 2 g Kaliumjodid versetzt. Diese Mischung läßt man eine Stunde lang bei gewöhnlicher Temperatur im geschlossenen Gefäße stehen und titrirt sie darauf mit Zehntel-Normal-Natriumthiosulfatlösung; zur Bindung des ausgeschiedenen Jods sollen 5 bis 5,3 ccm Zehntel-Normal-Natriumthiosulfatlösung erforderlich sein.

Ferrum pulveratum. — Gepulvertes Eisen.

Feines, schweres, etwas metallisch glänzendes, graues Pulver. 100 Theile enthalten mindestens 98 Theile metallisches

Eisen. Gepulvertes Eisen wird vom Magnete angezogen und durch verdünnte Schwefelsäure oder Salzsäure unter Entwickelung von Wasserstoff gelöst. Diese Lösung giebt auch bei großer Verdünnung mit Kaliumferricyanidlösung einen tiefblauen Niederschlag.

Gepulvertes Eisen soll sich in einer Mischung aus gleichen Raumtheilen Wasser und Salzsäure bis auf einen geringen Rückstand leicht auflösen; das hierbei entweichende Gas darf einen mit Bleiacetatlösung benetzten Papierstreifen sofort nicht mehr als bräunlich färben.

Ein Theil der sauren Lösung soll, nach dem Oxydiren des Eisens durch Salpetersäure und Ausfällen des Oxyds durch überschüssige Ammoniakflüssigkeit, durch Zusatz von Schwefelwasserstoffwasser nicht verändert werden.

Ein Gemisch von 0,2 g gepulvertem Eisen und 0,2 g Kaliumchlorat wird in einem geräumigen Probirrohre mit 2 ccm Salzsäure übergossen, die Mischung, nachdem die Einwirkung beendet ist, bis zur Entfernung des freien Chlors erwärmt, und die entstandene Lösung filtrirt. Eine Mischung aus 1 ccm dieses Filtrates und 3 ccm Zinnchlorürlösung soll im Laufe einer Stunde eine dunklere Färbung nicht annehmen.

1 g gepulvertes Eisen wird in etwa 50 ccm verdünnter Schwefelsäure gelöst, und die Lösung auf 100 ccm verdünnt. 10 ccm dieser Lösung werden mit Kaliumpermanganatlösung (5 = 1000) bis zur schwachen Röthung und nach eingetretener Entfärbung, welche nöthigenfalls durch einige Tropfen Weingeist zu bewirken ist, mit 2 g Kaliumjodid versetzt. Diese Mischung läßt man eine Stunde lang bei gewöhnlicher Temperatur im geschlossenen Gefäße stehen und titrirt sie

darauf mit Zehntel-Normal-Natriumthiosulfatlösung; zur Bindung des ausgeschiedenen Jods sollen mindestens 17,5 ccm Zehntel-Normal-Natriumthiosulfatlösung erforderlich sein.

Ferrum reductum. — Reduzirtes Eisen.

Graues, glanzloses Pulver. 100 Theile enthalten mindestens 90 Theile metallisches Eisen. Reduzirtes Eisen wird vom Magnete angezogen und geht beim Erhitzen unter Verglimmen in schwarzes Eisenoxyduloxyd über.

Reduzirtes Eisen soll sich in einer Mischung aus gleichen Raumtheilen Wasser und Salzsäure fast vollständig auflösen; das hierbei entweichende Gas darf einen mit Bleiacetatlösung benetzten Papierstreifen sofort nicht mehr als bräunlich färben.

10 ccm Wasser sollen, mit 2 g reduzirtem Eisen geschüttelt, Lackmuspapier nicht verändern. Das Filtrat soll nach dem Verdunsten einen wägbaren Rückstand nicht hinterlassen.

Ein Gemisch von 0,2 g reduzirtem Eisen und 0,2 g Kaliumchlorat wird in einem geräumigen Probirrohre mit 2 ccm Salzsäure übergossen, die Mischung, nachdem die Einwirkung beendet ist, bis zur Entfernung des freien Chlors erwärmt, und die entstandene Lösung filtrirt. Eine Mischung aus 1 ccm dieses Filtrates und 3 ccm Zinnchlorürlösung soll im Laufe einer Stunde eine dunklere Färbung nicht annehmen.

Man übergießt 0,3 g fein zerriebenes reduzirtes Eisen mit 10 ccm Kaliumjodidlösung und trägt in diese Mischung unter Abkühlen und Umschütteln allmählich 1,5 g zerriebenes Jod ein. Sobald Eisen und Jod vollkommen gelöst sind, verdünnt man die Flüssigkeit mit Wasser auf 100 ccm und läßt sie zum Absetzen stehen. Hierauf werden von der klaren Lösung 50 ccm abgemessen und mit Zehntel-Normal-Natriumthiosulfatlösung titrirt; zur Bindung des freien Jods sollen nicht mehr als 10,3 ccm Zehntel-Normal-Natriumthiosulfatlösung erforderlich sein.

Ferrum sesquichloratum. — Eisenchlorid.

1000 Theile Eisenchloridlösung werden im Wasserbade auf 483 Theile eingedampft; darauf wird der Rückstand in einer bedeckten Schale an einen kühlen, trockenen Ort gestellt, bis er vollständig erstarrt ist.

Gelbe, krystallinische, trockene, an feuchter Luft bald zerfließende, in gelinder Wärme schmelzende Masse, welche in Wasser, Weingeist und Aetherweingeist löslich ist.

Die Lösung von 1 Theile Eisenchlorid in 1 Theile Wasser soll den Anforderungen an die Reinheit der Eisenchloridlösung entsprechen.

Ferrum sulfuricum. — Ferrosulfat.

Zwei Theile Eisen 2
    werden mit einer Mischung aus

Drei Theilen Schwefelsäure 3
    und

Acht Theilen Wasser.................... 8
    unter Erwärmen gelöst.

Die noch warme Lösung wird, sobald die Gasentwickelung nachgelassen hat, in 4 Theile Weingeist filtrirt, welcher durch Umrühren in kreisender Bewegung erhalten wird. Das auf solche Weise abgeschiedene Krystallmehl wird sofort auf ein Filter gebracht, mit Weingeist nachgewaschen, dann ausgepreßt und auf Filtrirpapier zum raschen Trocknen ausgebreitet.

Krystallinisches, an trockener Luft verwitterndes Pulver, welches sich in 1,8 Theilen Wasser mit bläulichgrüner Farbe löst. Selbst eine sehr verdünnte Lösung von Ferrosulfat giebt mit Kaliumferricyanidlösung einen tiefblauen und mit Baryumnitratlösung einen weißen, in Salzsäure unlöslichen Niederschlag.

Die mit ausgekochtem und abgekühltem Wasser frisch bereitete Lösung $(1 = 20)$ soll klar, von bläulichgrüner Farbe und auf blaues Lackmuspapier fast ohne Einwirkung sein.

2 g Ferrosulfat werden in wässeriger Lösung mit Salpetersäure oder Bromwasser oxydirt, die entstandene Lösung wird mit einem Ueberschusse von Ammoniakflüssigkeit versetzt und filtrirt. Das farblose Filtrat soll durch Schwefelwasserstoffwasser nicht verändert werden und nach dem Abdampfen und Glühen einen wägbaren Rückstand nicht hinterlassen.

Ferrum sulfuricum crudum. — Eisenvitriol.

Grüne Krystalle oder krystallinische Bruchstücke, welche meist etwas feucht, seltener an der Oberfläche weißlich bestäubt sind. Eisenvitriol giebt mit 2 Theilen Wasser eine etwas trübe, sauer reagirende Flüssigkeit von zusammenziehendem, tintenartigem Geschmacke.

Die wässerige Lösung $(1 = 5)$ soll einen erheblichen, ockerartigen Bodensatz nicht absetzen und nach dem Filtriren eine blaugrüne Farbe zeigen. Nach dem Ansäuern darf sie durch Schwefelwasserstoffwasser höchstens schwach gebräunt werden.

Ferrum sulfuricum siccum.
Getrocknetes Ferrosulfat.

100 Theile Ferrosulfat werden in einer Porzellanschale im Wasserbade allmählich erwärmt, bis sie 35 bis 36 Theile an Gewicht verloren haben.

Getrocknetes Ferrosulfat ist ein weißes Pulver, löst sich in Wasser langsam zu einer schwach opalisirenden Flüssigkeit und soll in Bezug auf die Anforderungen an die Reinheit dem Ferrosulfat entsprechen.

0,2 g getrocknetes Ferrosulfat werden in 10 ccm verdünnter Schwefelsäure gelöst; die Lösung wird mit Kaliumpermanganatlösung (5 = 1000) bis zur schwachen Röthung und nach eingetretener Entfärbung, welche nöthigenfalls durch einige Tropfen Weingeist zu bewirken ist, mit 2 g Kaliumjodid versetzt. Diese Mischung läßt man eine Stunde lang bei gewöhnlicher Temperatur im geschlossenen Gefäße stehen und titrirt sie darauf mit Zehntel-Normal-Natriumthiosulfatlösung; zur Bindung des ausgeschiedenen Jods sollen mindestens 10,8 ccm Zehntel-Normal-Natriumthiosulfatlösung erforderlich sein.

Flores Arnicae. — Arnikablüthen.

Die getrockneten Zungen- und Röhrenblüthen von Arnica montana. Sie sind rothgelb und besitzen einen schwach fünfkantigen Fruchtknoten, welcher mit aufwärts gerichteten, aus 2 seitlich verbundenen Zellen bestehenden Haaren besetzt ist. Der blaßgelbliche Pappus besteht aus einer Reihe steifer Borsten, deren Epidermiszellen auf der flachen Innenseite der Haare glatte Wände besitzen, auf der konvexen Außenseite in schräg aufwärts gerichtete, einfache Spitzen auswachsen. Die Krone der Zungenblüthen besitzt 3 Zähnchen und 8 bis 12 Nerven. Die Staubbeutel-Hälften endigen unten stumpf; das Konnektiv der Staubblätter ist oben in ein dreieckiges Läppchen ausgezogen.

Arnikablüthen riechen schwach aromatisch und schmecken bitterlich.

Flores Chamomillae. — Kamillen.

Die getrockneten Blüthenköpfchen von Matricaria Chamomilla. Ihr Hüllkelch besteht aus grünen, am Rande trockenhäutigen und weißen, in etwa 3 Reihen angeordneten Hochblättern. Der Blüthenboden ist hohl, nackt, bei jüngeren Blüthenköpfchen halbkugelig, bei älteren kegelförmig und ist mit 12 bis 18 weißen Zungenblüthen, welche eine viernervige, dreizähnige Krone besitzen, und mit zahlreichen gelben Röhrenblüthen besetzt.

Kamillen schmecken etwas bitter und riechen kräftig aromatisch.

Flores Cinae. — Zitwersamen.

Die noch geschlossenen, ungefähr 4 mm langen, getrockneten Blüthenköpfchen von Artemisia Cina. — Ihr Hüllkelch besteht aus 12 bis 20 breit-elliptischen bis lineallänglichen, stumpfen, mit farblosem, häutigem Rande und über dem Mittelnerven mit einer kielförmigen Erhöhung versehenen, grünlichen Blättchen, welche mit gelblichen Drüsen und meist mit einer geringen Anzahl einzelliger Haare besetzt sind; er umschließt 3 bis 5 Knöspchen der zwitterigen Röhrenblüthen.

Zitwersamen riecht aromatisch und schmeckt widerlich bitter und kühlend.

Flores Koso. — Kosoblüthen.

Die nach dem Verblühen gesammelten, getrockneten, weiblichen Blüthenstände von Hagenia abyssinica, von welchen nur die Blüthen mit ihren Vorblättern in Gebrauch zu nehmen sind. Die Blüthen sind gestielt, besitzen einen fast kreiselförmigen, innen krugförmig vertieften, oben durch einen Ring verengten Blüthenbecher, dessen Rand 2 abwechselnde vier- bis fünfgliederige Wirtel von Kelchblättern und einen gleichzähligen Wirtel von sehr kleinen Kronenblättern trägt, welche jedoch bei der Droge meist abgefallen sind. Die fast 1 cm langen äußeren Kelchblätter sind gerade, die kaum 3 mm langen inneren nach außen zu umgeschlagen. Im Grunde des Blüthenbechers stehen 2 Stempel, von denen sich nur einer zu einem Nüßchen entwickelt.

Am Blüthenstiele sitzen 2 rundliche Vorblätter.

Kosoblüthen-Pulver soll nur die Bestandtheile der weiblichen Blüthe und der beiden Vorblätter enthalten; demnach sollen darin weder Pollenkörner, noch Bruchstücke von Tracheen, welche weiter als 0,002 mm sind, vorhanden sein.

Flores Lavandulae. — Lavendelblüthen.

Die getrockneten Blüthen von Lavandula vera. Ihr Kelch ist röhrenförmig, oben etwas erweitert, zehn- bis dreizehnnervig, 5 mm lang und behaart. Von den 5 Zähnen des Kelchrandes sind 4 sehr kurz, der fünfte bildet ein fast 1 mm langes, eiförmiges, stumpfes, blaues Läppchen. Die Blumenkrone ist blau und besitzt eine zweilappige Oberlippe und eine dreilappige Unterlippe.

Lavendelblüthen riechen angenehm und schmecken bitter.

Flores Malvae. — Malvenblüthen.

Die getrockneten Blüthen von Malva silvestris. Ihr 5 mm hoher Kelch ist fünfspaltig, außen von 3 schmal spatelförmigen, spitzen, mit ihm verwachsenen Hochblättern umgeben. Die 5, über 2 cm langen, blauen Kronenblätter sind keilförmig bis schmal umgekehrt-eiförmig, an der Spitze tief ausgerandet, am Grunde der Staubblattröhre angewachsen.

Malvenblüthen schmecken schwach schleimig.

Flores Rosae. — Rosenblätter.

Die getrockneten Kronenblätter von Rosa centifolia. Sie sind quer-elliptisch oder umgekehrt-herzförmig, kurz genagelt, blaßröthlich und wohlriechend.

Flores Sambuci. — Holunderblüthen.

Die getrockneten Blüthen von Sambucus nigra. Ihr unterständiger Fruchtknoten trägt einen kurzen Griffel mit 3 Narben, 5 dreieckige Kelchblättchen und eine radförmige, fünflappige Blumenkrone, auf welcher 5 Staubblätter stehen.

Holunderblüthen sollen gelblich gefärbt sein und kräftig riechen.

Flores Tiliae. — Lindenblüthen.

Die getrockneten Blüthenstände von Tilia ulmifolia und Tilia platyphyllos. Ihrem Stiele ist ein großes, zungenförmiges Hochblatt zur Hälfte angewachsen. Die 3 bis 13 gelblichen Blüthen besitzen 5 in der Knospe klappige, leicht abfallende Kelchblätter, 5 spatelförmige, kahle Kronenblätter, 30 bis 40 Staubblätter mit fadenförmigem Stiele und gespaltenem Konnektive, sowie einen oberständigen, fünffächerigen Stempel mit fünflappiger Narbe.

Lindenblüthen riechen schwach aromatisch und schmecken schleimig.

Flores Verbasci. — Wollblumen.

Die getrockneten, goldgelben Blumenkronen mit den ihnen aufsitzenden Staubblättern von Verbascum phlomoïdes und Verbascum thapsiforme. Die Krone ist 1,5 bis 2 cm breit und besitzt eine kurze Röhre sowie einen breiten, fünflappigen Saum. Mit den Kronenlappen wechseln 5 Staubblätter ab, von denen die beiden rechts und links von dem größten Lappen stehenden kahl, die übrigen mit einzelligen, keulenförmigen Haaren besetzt sind.

Wollblumen sollen gelb sein und kräftig riechen.

Folia Althaeae. — Eibischblätter.

Die getrockneten Laubblätter von Althaea officinalis. Ihre Spreite ist bis 10 cm lang, rundlich elliptisch, drei- bis fünflappig, mit gerade abgeschnittenem, herzförmigem oder keilförmigem Grunde, gekerbt oder gesägt und auf beiden Seiten dicht mit Büschelhaaren besetzt. Der Stiel ist kürzer als die graufilzige, derbe, brüchige Spreite.

Eibischblätter sind geruchlos und schmecken schleimig.

Folia Belladonnae. — Belladonnablätter.

Die zur Blüthezeit gesammelten, getrockneten Laubblätter wildwachsender Pflanzen von Atropa Belladonna. Sie sind oberseits bräunlichgrün, unterseits graugrün, höchstens 2 dm lang, eiförmig, in den halbstielrunden Blattstiel verschmälert, zugespitzt, ganzrandig und fast kahl. Bei Lupenbetrachtung erkennt man, besonders auf der Unterseite, weiße Pünktchen, welche von Krystallsand führenden Oxalatzellen herrühren.

Belladonnablätter schmecken schwach bitter.

Vorsichtig aufzubewahren.
Größte Einzelgabe 0,2 g.
Größte Tagesgabe 0,6 g.

Folia Digitalis. — Fingerhutblätter.

Die zu Beginn der Blüthezeit gesammelten, getrockneten Laubblätter wildwachsender Pflanzen von Digitalis purpurea. Die Blätter sind höchstens 30 cm lang; ihre Spreite ist am Rande ungleich gekerbt, länglich-eiförmig, sitzend oder in einen dreikantigen, geflügelten Blattstiel verschmälert. Die Seitennerven erster Ordnung gehen unter einem spitzen Winkel vom Mittelnerven ab und bilden wie diejenigen zweiter und dritter Ordnung auf der Unterseite des Blattes hervortretende Rippen, zwischen welchen ein nicht hervortretendes Nervennetz im durchscheinenden Lichte beobachtet werden kann. Die Spreite ist nur mit mehrzelligen (meist ein- bis vierzelligen), spitz zulaufenden Haaren und mit kopfigen Drüsenhaaren besetzt. Oxalatkrystalle fehlen im Blattgewebe.

Fingerhutblätter schmecken widerlich bitter.

In dem aus 1 Theile Fingerhutblätter mit 10 Theilen siedendem Wasser hergestellten Auszuge soll nach dem Erkalten durch Zutröpfeln von Gerbsäurelösung ein reichlicher Niederschlag entstehen, welcher von überschüssiger Gerbsäurelösung nur schwer wieder aufgelöst wird.

Vorsichtig, nicht über 1 Jahr aufzubewahren.
Größte Einzelgabe 0,2 g.
Größte Tagesgabe 1,0 g.

Folia Farfarae. — Huflattigblätter.

Die getrockneten Laubblätter von Tussilago Farfara. Huflattigblätter sind langgestielt; ihre Spreite ist herzförmig, spitz, mit stumpfer Grundbucht, mehr oder weniger eckig ausgeschweift, in den Buchten gezähnt, 8 bis 15 cm lang, handnervig, oberseits dunkelgrün, unterseits durch mehrzellige, peitschenförmige Haare weißfilzig.

Huflattigblätter sind fast geruch- und geschmacklos.

Folia Jaborandi. — Jaborandiblätter.

Die getrockneten Blättchen des unpaarig gefiederten Laubblattes von Arten der Gattung Pilocarpus. Sie sind dicklich bis auf das Endblättchen des Blattes, welches einen 2 bis 3 cm langen Stiel besitzt, kurz gestielt, oval bis lanzettlich, nach beiden Enden gleichmäßig verschmälert, an der Spitze ausgerandet, 8 bis 16 cm, meist 12 cm lang. Vom Mittelnerven gehen unter einem Winkel von ungefähr 45° stärkere Seitennerven erster Ordnung ab, die in geringer Entfernung vom Rande Schlingen bilden; an diese setzt sich außen noch ein kleines Schlingensystem an. Zwischen den stärkeren Seitennerven erster Ordnung verläuft ein Nervennetz, dessen kräftigere Maschen aus dünnen Seitennerven dritter Ordnung und gleich starken vierter Ordnung gebildet werden. Die zahlreichen durchscheinenden Punkte der Spreite rühren von intercellularen Sekretbehältern her. Die Dicke der einfachen Schicht von Pallisadenzellen beträgt ungefähr $1/5$ der Dicke der Blattspreite.

Die zwischen den Fingern geriebenen Jaborandiblätter riechen aromatisch, und ihr Geruch erinnert deutlich an den Geruch getrockneter Pomeranzenschalen. Kaut man Jaborandiblätter längere Zeit, so schmecken sie scharf.

Folia Juglandis. — Walnußblätter.

Die getrockneten Blättchen des unpaarig gefiederten Laubblattes von Juglans regia. Sie sind länglich-eiförmig, zugespitzt, ganzrandig und besitzen meist 12 gleichmäßig starke Rippen bildende Seitennerven erster Ordnung, welche durch ungefähr rechtwinkelig auf letzteren stehende, fast geradlinige Seitennerven zweiter Ordnung verbunden sind.

Walnußblätter sollen grün sein und schwach aromatisch riechen.

Folia Malvae. — Malvenblätter.

Die getrockneten Laubblätter von Malva silvestris und Malva neglecta. Malvenblätter sind langgestielt und handnervig, ihre Spreite ist rundlich, am Grunde flach herzförmig- bis tief- und schmal-eingeschnitten, fünf- bis siebenlappig, ungleich kerbig-sägezähnig.

Malvenblätter schmecken schleimig.

Folia Melissae. — Melissenblätter.

Die getrockneten Laubblätter kultivirter Pflanzen von Melissa officinalis. Sie sind langgestielt und besitzen eine 3 bis 5 cm lange, dünne, oberseits gesättigt grüne, unterseits hellere, eiförmige oder herzförmige, stumpf-sägezähnige, mit vereinzelt stehenden Haaren und mit glänzenden Drüsenschuppen besetzte Spreite.

Melissenblätter sollen citronenähnlich riechen.

Folia Menthae piperitae. — Pfefferminzblätter.

Die getrockneten Laubblätter von Mentha piperita. Pfefferminzblätter sind kurz gestielt; ihre Spreite ist 3 bis 7 cm lang, eilanzettlich, zugespitzt, ungleich scharf-sägezähnig, mit vereinzelten Haaren und zahlreichen Drüsenschuppen besetzt.

Pfefferminzblätter sollen kräftig nach Pfefferminzöl riechen und schmecken.

Folia Nicotianae. — Tabakblätter.

An der Luft, ohne weitere Behandlung getrocknete Laubblätter von Nicotiana Tabacum. Tabakblätter sind eiförmig bis lanzettlich, zugespitzt, am Grunde abgerundet, gestutzt oder in den Blattstiel verschmälert. Die mehr oder weniger zahlreichen, mehrzelligen Haare und die Drüsenhaare mit ein- bis zwanzigzelligem Köpfchen sind mit feiner, längsstreifiger Cuticula versehen. Die Oxalatzellen enthalten Krystallsand.

Tabakblätter schmecken scharf und sollen braun sein.

Folia Salviae. — Salbeiblätter.

Die getrockneten Laubblätter von Salvia officinalis. Ihre in der Gestalt sehr wechselnde Spreite ist meist eiförmig oder länglich, 2 bis 8 cm lang, 1 bis 4 cm breit, fein gekerbt, zwischen den Maschen des Nervennetzes nach oben gewölbt, auf der Ober- und Unterseite mit dünnen, langen, ziemlich dickwandigen, luftführenden, ein- bis fünfzelligen Haaren, kopfigen Drüsenhaaren und Drüsenschuppen besetzt. Salbeiblätter schmecken aromatisch und bitterlich.

Folia Sennae. — Sennesblätter.

Die getrockneten Blättchen des Laubblattes von Cassia angustifolia. Sie sind 2,5 bis 5 cm lang, kurz gestielt, lanzettlich, am Grunde etwas ungleichhälftig, zugespitzt, schwach behaart. Die auf beiden Seiten der Spreite hervortretenden Seitennerven erster Ordnung sind schlingenläufig. Die Epidermis beider Seiten besteht aus vieleckigen, geradwandigen Zellen und enthält einzellige, dickwandige Haare. Unter jeder Epidermis liegt eine Schicht von Pallisadenzellen; die Mittelschicht des Mesophylls wird von rundlichen Zellen gebildet.

Folia Stramonii. — Stechapfelblätter.

Die zur Blüthezeit gesammelten, getrockneten Laubblätter von Datura Stramonium. Ihr langer Blattstiel ist walzig, auf der Oberseite von einer engen Furche durchzogen. Die höchstens 2 dm lange Spreite ist breit eiförmig oder eilänglich bis lanzettlich, am Ende zugespitzt, am Grunde keilförmig; sie ist ungleich- oder doppelt-buchtiggezähnt, fast kahl und wird zu beiden Seiten des Mittelnerven von 3 bis 5 stärkeren Seitennerven durchlaufen. Die Oxalatzellen des Blattes führen Drusen.

Stechapfelblätter schmecken bitterlich und salzig.
Vorsichtig aufzubewahren.
Größte Einzelgabe 0,2 g.
Größte Tagesgabe 0,6 g.

Folia Trifolii fibrini. — Bitterklee.

Die getrockneten Laubblätter von Menyanthes trifoliata. Der Blattstiel der dreizähligen Blätter ist drehrund, bis 1 dm lang und bis 5 mm dick. Die 3 bis 10 cm langen, derben, kahlen Blättchen sind sitzend, lanzettlich oder elliptisch, breit zugespitzt, am Grunde keilförmig, schwach geschweift, und in den Buchten mit einem Zähnchen, dem Wasserspalten­apparate, versehen.

Bitterklee schmeckt stark bitter.

Folia Uvae Ursi. — Bärentraubenblätter.

Die getrockneten Laubblätter von Arctostaphylos Uva Ursi. Ihre Spreite wird von einem 3 bis 5 mm langen Stiele getragen, ist 1,2 bis 2 cm lang, spatelförmig, selten umgekehrt-eiförmig, ganzrandig, steif, brüchig, oberseits dunkelgrün. Die Epidermis der Oberseite und Unterseite besteht aus Zellen, welche von oben gesehen vieleckig und geradwandig erscheinen. Die Spaltöffnungsapparate sind breit oval. Der Mittelnerv enthält in den das Leitbündel oben und unten begleitenden Zellen Einzelkrystalle von Calcium­oxalat; im Mesophyll kommen Oxalatkrystalle nicht vor.

Bärentraubenblätter schmecken zusammenziehend.

Versetzt man einen kalten, wässerigen Auszug von Bärentraubenblättern (1 = 50) mit einem Körnchen Ferrosulfat, so entsteht ein violetter Niederschlag.

Formaldehydum solutum. — Formaldehydlösung.

Klare, farblose, stechend riechende, neutral oder sehr schwach sauer reagirende, wässerige Flüssigkeit. 100 Theile enthalten etwa 35 Theile Formaldehyd. Spez. Gewicht 1,079 bis 1,081. Mit Wasser und mit Weingeist mischt sich die Flüssigkeit in jedem Mengenverhältnisse, nicht dagegen mit Aether.

5 ccm Formaldehydlösung hinterlassen beim Eindampfen im Wasserbade eine weiße, amorphe, in Wasser unlösliche Masse, welche, bei Luftzutritt erhitzt, ohne wägbaren Rückstand verbrennt. Wird Formaldehydlösung zuvor mit Ammoniakflüssigkeit stark alkalisch gemacht und hierauf im Wasserbade verdunstet, so verbleibt ein weißer, krystallinischer, in Wasser sehr leicht löslicher Rückstand.

Aus Silbernitratlösung scheidet Formaldehydlösung nach Zusatz von Ammoniakflüssigkeit allmählich metallisches Silber ab. Alkalische Kupfertartratlösung wird beim Erhitzen mit Formaldehydlösung unter Abscheidung eines rothen Niederschlages entfärbt.

Mit 4 Raumtheilen Wasser verdünnt, soll Formaldehydlösung weder durch Silbernitratlösung, noch durch Baryumnitratlösung, noch durch Schwefelwasserstoffwasser verändert werden. 1 ccm Formaldehydlösung soll nach Zusatz eines Tropfens Normal-Kalilauge nicht sauer reagiren.

Trägt man 5 ccm Formaldehydlösung in ein Gemisch von 20 ccm Wasser und 10 ccm Ammoniakflüssigkeit ein und läßt diese Flüssigkeit in einem verschlossenen Gefäße eine Stunde lang stehen, so sollen, nach Zusatz von 20 ccm Normal-Salzsäure und einigen Tropfen Rosolsäurelösung, bis zum Eintritt der Rosafärbung wenigstens 4 ccm Normal-Kalilauge erforderlich sein.

Vorsichtig und vor Licht geschützt aufzubewahren.

Fructus Anisi. — Anis.

Die Früchte von Pimpinella Anisum. Die bis gegen 5 mm lange, breit-eiförmige, bräunliche Frucht ist mit kurzen, einzelligen Haaren besetzt. Zwischen den 10 niedrigen Rippen sind von außen Oelstriemen nicht zu erkennen, während auf der Fugenseite der Theilfrucht 2 breite Oelstriemen hervortreten. Auf dem Querschnitte der Theilfrucht findet man zwischen je 2 Rippen 4 bis 6 kleine Sekretgänge der Fruchtwand.

Anis soll kräftig nach Anethol riechen und schmecken.

Fructus Aurantii immaturi. — Unreife Pomeranzen.

Die unreifen, getrockneten, einen Durchmesser von 5 bis 15 mm besitzenden Früchte von Citrus vulgaris. Die quer durchschnittene Frucht zeigt dicht unter der grünlichen oder bräunlichen, grobkörnigen Oberfläche zahlreiche Sekretbehälter und 8 bis 10, seltener 12 Fächer, von deren Außenwand weiße Zotten in das Fach hineinragen.

Unreife Pomeranzen schmecken aromatisch und bitter und riechen aromatisch.

Fructus Capsici. — Spanischer Pfeffer.

Die getrockneten Früchte von Capsicum annuum. Die kegelförmigen, 5 bis 10 cm langen, am Grunde bis etwa 4 cm dicken, dünnwandigen, oben völlig hohlen Früchte besitzen eine rothe, gelbrothe oder braunrothe, glatte, glänzende Oberfläche und schließen zahlreiche scheibenförmige, gelbliche Samen von ungefähr 5 mm Durchmesser ein.

Spanischer Pfeffer schmeckt brennend scharf.

Fructus Cardamomi. — Malabar-Kardamomen.

Kurz vor der Reife gesammelte, getrocknete, hellgelbliche, 1 bis 2 cm lange und ungefähr 1 cm dicke Früchte von Elettaria Cardamomum. Die Fruchtwand der dreifächerigen Kapsel ist geschmacklos und enthält ungefähr 20 Samen; diese sind ungleichmäßig kantig, auf der Oberfläche runzelig, braun, von einem zarten, farblosen Samenmantel bedeckt und enthalten nur in einer einzigen Zellschicht der Samenschale das stark aromatisch riechende und schmeckende Sekret.

Fructus Carvi. — Kümmel.

Die Früchte von Carum Carvi. Sie sind meist in die ungefähr 5 mm langen, 1 mm dicken, etwas sichelförmig gebogenen, oben und unten verjüngten Theilfrüchte zerfallen, deren 5 schmale, weißliche Rippen scharf hervortreten, und deren 6 breite Oelstriemen dunkelbraun erscheinen.

Kümmel riecht und schmeckt stark nach Carvon.

Fructus Colocynthidis. — Koloquinthen.

Die von der äußeren, harten Schicht befreite Frucht von Citrullus Colocynthis, aus welcher vor der Verwendung die Samen zu entfernen sind. Die Droge besteht nur aus einem großzelligen, grob getüpfelten, von Luft erfüllten, weißen Gewebe, welches von Leitbündeln durchzogen ist.

Koloquinthen schmecken äußerst bitter.

Vorsichtig aufzubewahren.
Größte Einzelgabe 0,3 g.
Größte Tagesgabe 1,0 g.

Fructus Foeniculi. — Fenchel.

7 bis 10 mm Länge und 3 bis 4 mm Durchmesser erreichende, bräunlichgrüne Früchte von Foeniculum vulgare. Unter ihren 10 kräftigen Rippen treten die dicht aneinander liegenden Randrippen etwas stärker hervor, als die übrigen. Die 6 braunen Oelstriemen sind meist breiter, als die Rippen.

Fenchel soll kräftig nach Fenchelöl riechen und schmecken.

Fructus Juniperi. — Wacholderbeeren.

Die Früchte von Juniperus communis. Die kugelige, bis 9 mm dicke, schwarzbraune, oft blaubereifte Frucht trägt am Grunde 1 bis ungefähr 6 dreigliederige Wirtel von Blättchen und zeigt an der Spitze einen dreistrahligen, geschlossenen Spalt. Sie enthält 3 harte Samen, welche in ein hellbräunliches, stark gewürzig und süß schmeckendes Fruchtfleisch eingebettet sind.

Fructus Lauri. — Lorbeeren.

Die ellipsoidischen, bis 15 mm langen Früchte von Laurus nobilis. In der ungefähr 0,5 mm dicken, außen braunschwarzen, innen von der braunen, glänzenden Samenschale ausgekleideten Fruchtschale liegt locker der bräunliche, harte Keimling. Der Keimling und die Fruchtwand schmecken aromatisch und haben einen herben und bitteren Beigeschmack.

Fructus Papaveris immaturi.
Unreife Mohnköpfe.

Die vor der Reife gesammelten Früchte von Papaver somniferum, welche vor dem Trocknen der Länge nach zu halbiren und ohne die Samen in Gebrauch zu nehmen sind. Sie sind in ganzem Zustande annähernd kugelig, haben getrocknet einen Querdurchmesser von 3 bis 3,5 cm und sind ohne die Samen 3 bis 4 g schwer. Auf ihren Schnittflächen ist der eingetrocknete Milchsaft zu erkennen, welcher aus den Milchröhren ausgetreten ist.

Unreife Mohnköpfe schmecken bitter.

Fructus Rhamni catharticae. — Kreuzdornbeeren.

Die reifen Früchte von Rhamnus cathartica. Ungetrocknete Kreuzdornbeeren sind fast schwarz, kugelförmig, ungefähr 1 cm dick. Ihr Stiel trägt oben eine etwa 3 mm breite, runde, flache Kelchscheibe. Die Hüllschicht der Steinfrucht ist dunkelviolett, die Fleischschicht grünlich; die 4 Hartschichten sind pergamentartig und umschließen je einen Samen. Der ausgepreßte Saft der Früchte wird durch Alkalien grünlich gelb, durch Säuren roth gefärbt.

Getrocknete Kreuzdornbeeren unterscheiden sich von ungetrockneten dadurch, daß die Hüll- und Fleischschicht runzelig zusammengefallen und fast schwarz gefärbt sind. Der Durchmesser der trockenen Frucht beträgt 0,5 bis 0,8 mm, derjenige ihrer Kelchscheibe ungefähr 2,5 mm.

Kreuzdornbeeren schmecken süßlich, hinterher bitter.

Fructus Vanillae. — Vanille.

Die nicht völlig reifen, noch geschlossenen, 20 bis 25 cm langen und höchstens 1 cm breiten Früchte von Vanilla planifolia. Ihre glänzend schwarzbraune Oberfläche ist häufig mit Vanillinkrystallen bedeckt. Die Frucht ist einfächerig und enthält sehr zahlreiche, höchstens 0,25 mm dicke Samen, welche von einer dünnen, ölartigen Flüssigkeit umgeben sind.

Vanille soll stark aromatisch riechen und schmecken.

Fungus Chirurgorum. — Wundschwamm.

Die mittlere, lockere Schicht des Fruchtkörpers von Fomes fomentarius, welche nur aus braunen Zellfäden besteht und durch Klopfen in eine weiche Platte verwandelt worden ist.

1 Theil Wundschwamm soll 2 Theile Wasser rasch aufsaugen; das wieder abgepreßte Wasser soll nach dem Verdampfen einen erheblichen Rückstand, besonders von Salpeter, nicht hinterlassen.

Galbanum. — Galbanum.

Das Gummiharz nordpersischer Umbelliferen, besonders von Ferula galbaniflua. Galbanum stellt entweder lose oder zusammenklebende Körner von bräunlicher oder gelber, oft schwach grünlicher Färbung oder aber eine ziemlich gleichartige, braune, leicht erweichende Masse dar. Selbst auf der frischen Bruchfläche erscheinen die Galbanumkörner niemals weiß. Der Geruch des Galbanum ist aromatisch, der Geschmack ebenfalls aromatisch, ohne eigentliche Schärfe.

Kocht man fein zerriebenes Galbanum eine Viertelstunde lang mit rauchender Salzsäure, filtrirt durch ein zuvor angefeuchtetes Filter und übersättigt das klare Filtrat vorsichtig mit Ammoniakflüssigkeit, so zeigt die Mischung im auffallenden Lichte blaue Fluorescenz.

Der nach dem vollkommenen Erschöpfen von 100 Theilen Galbanum mit siedendem Weingeist hinterbleibende Rückstand soll nach dem Trocknen höchstens 50 Theile der ursprünglichen

Masse, und der Aschengehalt von 100 Theilen Galbanum nicht mehr als 10 Theile betragen.

Galbanum wird gepulvert, indem man es über gebranntem Kalk trocknet und dann bei möglichst niedriger Temperatur zerreibt.

Gallae. — Galläpfel.

Durch Gallwespen auf den jungen Trieben von Quercus infectoria hervorgerufene, hohle Auswüchse von höchstens 25 mm Durchmesser. Galläpfel sind kugelig oder birnförmig; in der unteren Hälfte liegt meist ein etwa 3 mm weites Flugloch. Die Oberfläche der oberen Hälfte ist höckerig und faltig. Das innere, sehr dichte Gewebe ist weißlich bis braun.

Galläpfel schmecken stark zusammenziehend.

Gelatina alba. — Weißer Leim.

Farblose oder nahezu farblose, durchsichtige, geruch- und geschmacklose, dünne Tafeln von glasartigem Glanze.

Weißer Leim quillt in kaltem Wasser stark auf, ohne sich zu lösen. In heißem Wasser ist er leicht löslich zu einer klebrigen, neutral reagirenden, klaren oder opalisirenden Flüssigkeit, welche beim Erkalten noch im Verhältnisse von $1 = 100$ gallertig erstarrt. In Weingeist und Aether ist er unlöslich.

Auf Zusatz von Gerbsäurelösung entsteht selbst in sehr verdünnten, wässerigen Lösungen des weißen Leims ein weißer, flockiger Niederschlag.

100 Theile weißer Leim sollen nicht mehr als 2 Theile Asche hinterlassen.

Glycerinum. — Glycerin.

Klare, farb- und geruchlose, süße, neutral reagirende, sirupartige Flüssigkeit, welche in jedem Verhältnisse in Wasser, Weingeist und Aetherweingeist, nicht aber in Aether, Chloroform und fetten Oelen löslich ist. Spez. Gewicht 1,225 bis 1,235.

Eine Mischung aus 1 ccm Glycerin und 3 ccm Zinnchlorürlösung soll im Laufe einer Stunde eine dunklere Färbung nicht annehmen.

Mit 5 Theilen Wasser verdünnt, soll Glycerin weder durch Schwefelwasserstoffwasser, noch durch Baryumnitrat-, Ammoniumoxalat- oder Calciumchloridlösung verändert werden; durch Silbernitratlösung darf es höchstens opalisirend getrübt werden.

5 ccm Glycerin sollen, in offener Schale bis zum Sieden erhitzt und angezündet, vollständig bis auf einen dunklen Anflug, der bei stärkerem Erhitzen verschwindet, verbrennen.

Wird eine Mischung aus 1 g Glycerin und 1 ccm Ammoniakflüssigkeit im Wasserbade auf 60° erwärmt und dann sofort mit 3 Tropfen Silbernitratlösung versetzt, so soll innerhalb 5 Minuten in dieser Mischung weder eine Färbung, noch eine braunschwarze Ausscheidung erfolgen.

1 ccm Glycerin soll, mit 1 ccm Natronlauge erwärmt, sich weder färben, noch Ammoniak oder einen Geruch nach leimartigen Substanzen entwickeln. 1 ccm Glycerin soll,

mit 1 ccm verdünnter Schwefelsäure gelinde erwärmt, einen unangenehmen, ranzigen Geruch nicht abgeben.

Gossypium depuratum. — Gereinigte Baumwolle.

Die weißen, entfetteten Haare der Samen von Gossypium-Arten.

Gereinigte Baumwolle soll von harten Flocken und braunen Samentheilen frei oder fast frei sein.

Mit Wasser durchfeuchtet, soll sie Lackmuspapier nicht verändern.

Der mit siedendem Wasser bereitete Auszug (1 = 10) darf durch Silbernitrat-, durch Baryumnitrat- oder Ammoniumoxalat-Lösung höchstens opalisirend getrübt werden. Die in 10 Theilen des Auszuges, nach Zusatz von einigen Tropfen Schwefelsäure und 3 Tropfen Kaliumpermanganat-Lösung, entstehende Rothfärbung soll innerhalb einiger Minuten nicht verschwinden.

Wird gereinigte Baumwolle auf Wasser geworfen, so soll sie sich benetzen und sofort untersinken.

100 Theile gereinigte Baumwolle sollen nach dem Verbrennen nicht mehr als 0,3 Theile Asche hinterlassen.

Granula. — Körner.

Zur Bereitung von Körnern werden die Arzneistoffe entweder unmittelbar oder nach ihrer Lösung in Aether, Weingeist oder Wasser, mit der entsprechenden Menge einer pulverförmigen Mischung aus 4 Theilen Milchzucker und 1 Theile

Arabischem Gummi sorgsam gemischt. Aus diesem Gemenge wird mittels weißen Sirups, welchem auf je 1 Theil 0,1 Theil Glycerin zugesetzt ist, eine bildsame Masse hergestellt, und diese dann zu der vorgeschriebenen Anzahl runder Körner geformt.

Das einzelne, trockene Korn soll 0,05 g wiegen.

Oberflächliches Befeuchten vorräthiger, aus indifferenter Masse geformter Körner mit einer Lösung des Arzneistoffes ist nur bei den sogenannten Streukügelchen gestattet.

Gummi arabicum. — Arabisches Gummi.

Das aus den Stämmen und Zweigen ausgeflossene, an der Luft erhärtete Gummi von Acacia Senegal und einigen anderen Acacia-Arten. Arabisches Gummi stellt mehr oder weniger rundliche, weißliche oder allenfalls gelbe Stücke von verschiedener Größe dar, welche außen matt und rissig sind und leicht in kleinmuschelig eckige, glasglänzende, zuweilen leicht irisirende Stücke zerbrechen.

Arabisches Gummi löst sich langsam, aber vollständig in dem doppelten Gewichte Wasser zu einem klebenden, hellgelblichen, geruchlosen Schleime von fadem Geschmacke und schwach saurer Reaktion auf. Gummischleim ist mit Bleiacetatlösung ohne Trübung mischbar, wird aber durch Bleiessig gefällt, selbst wenn er mit Wasser soweit verdünnt ist, daß in 50 000 Theilen nur noch 1 Theil Gummi enthalten ist. Durch Weingeist und Eisenchloridlösung wird Gummischleim zu einer steifen Gallerte verdickt.

100 Theile Arabisches Gummi sollen nach dem Verbrennen nicht mehr als 5 Theile Asche hinterlassen.

Gutta Percha. — Guttapercha.

Der eingetrocknete Milchsaft von Bäumen aus der Familie der Sapotaceen.

Guttapercha stellt eine dunkelbraune, in heißem Wasser erweichende und dann knetbare, nach dem Erkalten wieder erhärtende Masse dar.

In warmem Chloroform ist Guttapercha bis auf einen geringen Rückstand löslich.

Das aus gereinigter Guttapercha sehr dünn ausgewalzte Guttaperchapapier, Percha lamellata, ist gelbbraun, durchscheinend und nicht klebend.

Gutti. — Gummigutt.

Das Gummiharz von Garcinia Hanburyi. Gummigutt stellt bis gegen 7 cm dicke, walzenförmige oder verbogene und zusammengeflossene Stücke von grünlichgelber Farbe dar, welche leicht in dunkelcitronengelbe, flachmuschelige, undurchsichtige Splitter zerbrechen.

Beim Verreiben von 1 Theile Gummigutt mit 2 Theilen Wasser entsteht eine schön gelbe Emulsion von brennendem Geschmacke, welche sich mit 1 Theile Ammoniakflüssigkeit klärt und eine feurigrothe, dann braune Farbe annimmt. Neutralisirt man in dieser Mischung das Ammoniak, so scheiden sich unter Entfärbung der Flüssigkeit gelbe Flocken ab.

100 Theile Gummigutt sollen nach dem Verbrennen nicht mehr als 1 Theil Asche hinterlassen.

Vorsichtig aufzubewahren.
Größte Einzelgabe 0,3 g.
Größte Tagesgabe 1,0 g.

Herba Absinthii. — Wermut.

Die getrockneten Blätter und blühenden Stengelspitzen wildwachsender oder kultivirter Pflanzen von Artemisia Absinthium. Die bodenständigen Blätter sind langgestielt, dreifach-fiedertheilig, mit schmallanzettlichen, spitzen Zipfeln. Die unteren Stengelblätter sind doppelt- und dann einfach-fiedertheilig, die oberen einfach-fiedertheilig. Die 3 mm dicken, nur Röhrenblüthen enthaltenden, fast kugeligen Blüthenköpfchen des rispigen Köpfchenstandes stehen meist einzeln in der Achsel eines lanzettförmigen oder spatelförmigen Deckblattes. Blätter und Stengel sind, besonders bei dem wildwachsenden Wermut, mattgrau bis silbergrau seidig behaart.

Wermut riecht aromatisch und schmeckt aromatisch und stark bitter.

Herba Cardui benedicti. — Cardobenedictenkraut.

Die getrockneten Blätter und blühenden Zweige von Cnicus benedictus. Die Blätter sind grundständig, 5 bis 30 cm lang, lineal- oder länglich-lanzettlich, spitz, am Grunde allmählich in einen dreikantigen, geflügelten Blattstiel übergehend, schrotsägezähnig oder fiederspaltig. Die oberen Stengelblätter nehmen an Größe allmählich ab, sind zuletzt sitzend und laufen am Stengel mit buchtig-stachelspitzig gezähnten Leisten hinab. Die einzelständigen Blüthenköpfe sind kürzer als die Hochblätter; die äußeren Blättchen ihres Hüllkelches sind eiförmig, in einen einfachen, am Rande spinnwebig behaarten Stachel ausgehend, die inneren sind schmäler und laufen in einen gefiederten Stachel aus.

Cardobenedictenkraut schmeckt bitter.

Herba Centaurii. — Tausendgüldenkraut.

Die getrockneten, oberirdischen Theile blühender Pflanzen von Erythraea Centaurium. Die Pflanze ist kahl, ihr Stengel ist kantig und bis 2 mm dick. Die kreuz-gegenständigen, sitzenden Blätter sind länglich oder schmal umgekehrt-eiförmig, drei- bis fünfnervig, ganzrandig. Die mit rother, fünfzipfeliger Blumenkrone und gedrehten Staubbeuteln versehenen Blüthen bilden einen endständigen Ebenstrauß.

Tausendgüldenkraut schmeckt bitter.

Herba Cochleariae. — Löffelkraut.

Die getrockneten, oberirdischen Theile von Cochlearia officinalis. Die grundständigen Blätter sind lang gestielt; ihre Spreite ist 2 bis 3 cm breit, kreisförmig oder breit-elliptisch, am Grunde gestutzt oder herzförmig, am Rande stumpf und sehr schwach gebuchtet; die oberen Blätter umfassen den Stengel mit herz- oder pfeilförmigem Grunde und sind spitzer und deutlicher gezähnt, als die Grundblätter. Die Blüthen sind weiß; die achtsamigen Schötchen sind ungefähr 0,5 cm lang, eiförmig, spitz, haben einen bleibenden Griffel und werden von 1 bis 2 cm langen Stielen getragen.

Löffelkraut schmeckt bitter und salzig.

Herba Conii. — Schierling.

Die getrockneten Laubblätter und blühenden Stengelspitzen von Conium maculatum. Die Droge ist kahl.

Die bis über 20 cm lange, im Umrisse breit-eiförmige Spreite der grundständigen Blätter ist dreifach-gefiedert und von einem ungefähr gleich langen, hohlen Stiele getragen. Die Blattfiedern erster und zweiter Ordnung sind gestielt, die sitzenden Fiedertheile dritter Ordnung sind unten tief fiederspaltig, nach oben zu mehr und mehr sägezähnig. Alle letzten Spitzen des Blattes endigen mit einem spitzen, farblosen, häutigen Läppchen, und dieses zeichnet auch die Zähne der stengelständigen Laubblätter aus, welche nach der Spitze des Stengels zu immer kleiner und weniger reich gegliedert werden.

Schierling riecht, besonders beim Zerreiben mit Kalkwasser, nach Koniin und schmeckt widerlich salzig, bitter und scharf.

Vorsichtig aufzubewahren.
Größte Einzelgabe 0,2 g.
Größte Tagesgabe 0,6 g.

Herba Hyoscyami. — Bilsenkrautblätter.

Die zur Blüthezeit gesammelten, getrockneten Laubblätter von Hyoscyamus niger. Die grundständigen Blätter sind bis 30 cm lang; ihre Spreite ist länglich-eiförmig, in den Blattstiel übergehend, sehr grob, bald tiefer, bald seichter gezähnt. Die kleineren Stengelblätter sind sitzend, spitz und tragen jederseits 1 bis 4 große, breite, zugespitzte Zähne. Die Epidermis ist mit meist zwei- bis vierzelligen, höchstens zehnzelligen, kegelförmigen Haaren und mehrzelligen, drüsigen Köpfchenhaaren besetzt. Das Oxalat ist in den Chlorophyllzellen meist als Einzelkrystall oder Zwillingskrystall, seltener in Form verhältnißmäßig einfacher Drusen enthalten.

Vorsichtig aufzubewahren.
Größte Einzelgabe 0,4 g.
Größte Tagesgabe 1,2 g.

Herba Lobeliae. — Lobelienkraut.

Die getrockneten, oberirdischen Theile blühender Pflanzen von Lobelia inflata. Der Stengel ist besonders an den Kanten behaart und trägt eiförmige oder längliche, auf beiden Seiten spitze, unregelmäßig kerbig-gesägte Blätter, welche zerstreut behaart sind. Die Blüthen besitzen eine weißliche oder hellbläuliche, zweilippige Krone. Die häutige, umgekehrt-eiförmige, zehnrippige, zweifächerige, vom Kelche gekrönte Kapsel enthält zahlreiche, ungefähr 0,5 bis 0,7 mm lange, braune Samen mit netzgrubiger Oberfläche.

Lobelienkraut schmeckt scharf und kratzend.

Vorsichtig aufzubewahren.
Größte Einzelgabe 0,1 g.
Größte Tagesgabe 0,3 g.

Herba Meliloti. — Steinklee.

Die getrockneten Blätter und blühenden Zweige von Melilotus officinalis. An den dreizähligen Blättern ist das 1 bis 4 cm lange Endblättchen etwas länger und auch länger gestielt als die seitlichen Blättchen; alle Blättchen sind ungefähr lanzettlich, am oberen Ende gestutzt, mit sehr kleinen

Endzähnchen, am unteren Ende spitz, am Rande spitzlichgezähnt. Die gelben Blüthen stehen in lockeren, achselständigen Trauben. Die eiförmigen, zugespitzten, runzeligen
Früchte schließen 1 bis 3 Samen ein.

Steinklee soll kräftig nach Cumarin riechen.

Herba Serpylli. — Quendel.

Die getrockneten, beblätterten, blühenden, ungefähr 1 mm
dicken Zweige von Thymus Serpyllum. Die Blätter sind
kreuzgegenständig, kurzgestielt, rundlich-eiförmig bis schmallanzettlich, ungefähr 1 cm lang, bis 7 mm breit und mit
Drüsenschuppen besetzt. Die weißlichen oder purpurnen
Lippenblüthen stehen in kopfig gedrängten Halbquirlen.

Quendel soll sehr gewürzig riechen und schmecken.

Herba Thymi. — Thymian.

Die getrockneten, beblätterten, blühenden Zweige wildwachsender oder kultivirter Pflanzen von Thymus vulgaris.
Die Blätter sind kreuzgegenständig, kurzgestielt oder sitzend,
dicklich, lineal-lanzettlich, elliptisch oder gerundet rhombisch,
spitz, am Rande zurückgerollt, bis 9 mm lang, mehr oder
weniger behaart und mit eingesenkten Drüsenschuppen besetzt.
Die Blüthen sind gestielt und besitzen einen behaarten, am
Schlunde mit einem Ringe von Borsten bekleideten Kelch
und eine zweilippige, vierzipfelige, blaßröthliche Blumenkrone.

Thymian soll gewürzig riechen und schmecken.

Herba Violae tricoloris. — Stiefmütterchen.

Die getrockneten, oberirdischen Theile blühender, wildwachsender Pflanzen von Viola tricolor. Der Stengel ist kantig, hohl und trägt langgestielte, mit großen, fiedertheiligen Nebenblättern versehene Blätter, deren Spreite an den unteren Blättern herzförmig bis eiförmig, an den oberen länglich bis lanzettlich und am Rande gekerbt ist. Die Blüthen sind achselständig, gelblich oder hell violett, langgestielt, das vordere Blatt der fünfblätterigen Blumenkrone trägt einen Sporn; das mittlere Blattpaar ist am Grunde gebärtet.

Hirudines. — Blutegel.

Der deutsche Blutegel, Sanguisuga medicinalis, trägt auf dem Rücken auf meist grünem Grunde 6 rothe, schwarz gefleckte Längsbinden; die hellere, gelbgrüne Bauchfläche ist schwarz gefleckt.

Der ungarische Egel, Sanguisuga officinalis, zeigt auf dem Rücken 6 breitere, gelbe, durch schwarze Punkte oder oft umfangreichere, schwarze Stellen unterbrochene Längsbinden; die hellgrüne, schwarz eingefaßte Bauchfläche ist nicht gefleckt.

Das Gewicht eines Blutegels soll 1 bis 5 g betragen.

Homatropinum hydrobromicum.
Homatropinhydrobromid.

Weißes, geruchloses, krystallinisches Pulver, welches in Wasser leicht löslich ist. In der wässerigen Lösung des Homatropinhydrobromids (1 = 20) bewirken Quecksilberchloridlösung und Kalilauge, letztere in sehr geringem Ueberschusse zugesetzt, eine weiße, Silbernitratlösung eine gelbliche, Jodlösung eine braune Fällung. Die durch Kalilauge hervorgerufene Ausscheidung wird durch einen Ueberschuß des Fällungsmittels wieder gelöst.

0,01 g Homatropinhydrobromid, mit 5 Tropfen rauchender Salpetersäure in einem Porzellanschälchen im Wasserbade eingedampft, hinterläßt einen kaum gelblich gefärbten Rückstand, welcher nach dem Erkalten beim Uebergießen mit weingeistiger Kalilauge eine bald verschwindende violette, schnell in rothgelb übergehende Färbung annimmt.

Die wässerige Lösung des Homatropinhydrobromids (1 = 20) soll Lackmuspapier nicht verändern; durch Gerbsäure und nach Zusatz von Salzsäure auch durch Platinchloridlösung soll dieselbe nicht gefällt werden.

Homatropinhydrobromid soll nach dem Verbrennen einen Rückstand nicht hinterlassen.

Sehr vorsichtig aufzubewahren.
Größte Einzelgabe 0,001 g.
Größte Tagesgabe 0,003 g.

Hydrargyrum. — Quecksilber.

Flüssiges, beim Erhitzen flüchtiges Metall, welches sich in Salpetersäure ohne Rückstand auflöst.

Hydrargyrum bichloratum. — Quecksilberchlorid.

Weiße, durchscheinende, strahlig krystallinische Stücke. Quecksilberchlorid giebt beim Zerreiben ein weißes Pulver, schmilzt und verflüchtigt sich beim Erhitzen im Probirrohre vollständig. Es löst sich in 16 Theilen kaltem, in 3 Theilen siedendem Wasser, in 3 Theilen Weingeist und in 12 bis 14 Theilen Aether. Die wässerige Lösung röthet blaues Lackmuspapier und reagirt nach Zusatz von Natriumchlorid neutral. In einer wässerigen Lösung wird durch Silbernitratlösung ein weißer, durch Schwefelwasserstoffwasser im Ueberschusse ein schwarzer Niederschlag hervorgerufen.

Sehr vorsichtig aufzubewahren.
 Größte Einzelgabe 0,02 g.
 Größte Tagesgabe 0,06 g.

Hydrargyrum bijodatum. — Quecksilberjodid.

Scharlachrothes Pulver, welches beim Erhitzen im Probirrohre zunächst gelb wird, dann schmilzt, bei fortgesetztem Erhitzen sich vollständig verflüchtigt und ein gelbes Sublimat bildet, welches beim Erkalten allmählich wieder roth wird. Quecksilberjodid ist in 130 Theilen kaltem und in 20 Theilen siedendem Weingeist, kaum in Wasser löslich.

Die erkaltete, weingeistige Lösung soll farblos sein und blaues Lackmuspapier nicht röthen. Mit Quecksilberjodid geschütteltes Wasser darf nach dem Abfiltriren durch Schwefelwasserstoffwasser nur schwach gefärbt und durch Silbernitratlösung nur schwach opalisirend getrübt werden.

Sehr vorsichtig und vor Licht geschützt aufzubewahren.
 Größte Einzelgabe 0,02 g.
 Größte Tagesgabe 0,06 g.

Hydrargyrum chloratum. — Quecksilberchlorür.

Aus sublimirtem Quecksilberchlorür hergestelltes, bei hundertfacher Vergrößerung deutlich krystallinisches, gelblichweißes, feinst geschlämmtes Pulver. Quecksilberchlorür ist in Wasser und in Weingeist unlöslich, beim Erhitzen im Probirrohre, ohne zu schmelzen, flüchtig.

Beim Erwärmen mit Natronlauge soll sich Quecksilberchlorür ohne Entwickelung von Ammoniak schwärzen.

1 g Quecksilberchlorür soll nach dem Schütteln mit 10 ccm verdünntem Weingeist ein Filtrat liefern, welches weder durch Silbernitratlösung, noch durch Schwefelwasserstoffwasser verändert wird.

Vorsichtig und vor Licht geschützt aufzubewahren.

Hydrargyrum chloratum vapore paratum.
Durch Dampf bereitetes Quecksilberchlorür.

Durch schnelles Erkalten des Quecksilberchlorürdampfes gewonnenes, weißes, nach starkem Reiben gelbliches Pulver, welches bei hundertfacher Vergrößerung nur vereinzelte Kryställchen zeigt. In Wasser und in Weingeist ist es unlöslich, beim Erhitzen im Probirrohre, ohne zu schmelzen, flüchtig.

Beim Erwärmen mit Natronlauge soll sich durch Dampf bereitetes Quecksilberchlorür ohne Entwickelung von Ammoniak schwärzen.

1 g durch Dampf bereitetes Quecksilberchlorür soll, mit 10 ccm verdünntem Weingeist geschüttelt, ein Filtrat liefern,

welches weder durch Silbernitratlösung, noch durch Schwefelwasserstoffwasser verändert wird.

Vorsichtig und vor Licht geschützt aufzubewahren.

Hydrargyrum cyanatum. — Quecksilbercyanid.

Farblose, durchscheinende, säulenförmige Krystalle, welche
sich in 12,8 Theilen kaltem, in 3 Theilen siedendem Wasser
und in 12 Theilen Weingeist, in Aether aber schwer lösen.
Beim schwachen Erhitzen von 1 Theile Quecksilbercyanid
mit 1 Theile Jod im Probirrohre entsteht zuerst ein gelbes,
später roth werdendes und darüber ein weißes, aus nadelförmigen Krystallen bestehendes Sublimat.

Die wässerige, neutrale Lösung (1 = 20) soll beim Versetzen mit einigen Tropfen Silbernitratlösung einen Niederschlag nicht geben. Bei vorsichtigem Erhitzen im Probirrohre
soll Quecksilbercyanid sich vollständig verflüchtigen.

Sehr vorsichtig aufzubewahren.
  Größte Einzelgabe 0,02 g.
  Größte Tagesgabe 0,06 g.

Hydrargyrum oxydatum. — Quecksilberoxyd.

Gelblichrothes, krystallinisches, feinst geschlämmtes Pulver.
Quecksilberoxyd ist in Wasser fast ganz unlöslich, in verdünnter Salzsäure oder Salpetersäure leicht löslich, beim
Erhitzen im Probirrohre unter Abscheidung von Quecksilber
flüchtig.

Quecksilberoxyd soll, mit Oxalsäurelösung (1 = 10) unter
wiederholtem Schütteln in Berührung gelassen, nach einer

Viertelstunde eine wesentliche Farbenveränderung nicht erleiden. Eine Mischung aus 1 g Quecksilberoxyd und 2 ccm Wasser soll, nach dem Zusatze von 2 ccm Schwefelsäure und nach dem Ueberschichten mit 1 ccm Ferrosulfatlösung, auch nach längerem Stehen eine gefärbte Zone nicht bilden.

Die mit Hülfe von Salpetersäure hergestellte, wässerige Lösung von Quecksilberoxyd (1 = 50) soll klar sein und darf durch Silbernitratlösung höchstens opalisirend getrübt werden.

0,2 g Quecksilberoxyd sollen nach dem Erhitzen höchstens einen unwägbaren Rückstand hinterlassen.

Sehr vorsichtig und vor Licht geschützt aufzubewahren.

Größte Einzelgabe 0,02 g.

Größte Tagesgabe 0,06 g.

Hydrargyrum oxydatum via humida paratum.
Gelbes Quecksilberoxyd.

Zwei Theile Quecksilberchlorid............	2
werden in	
Vierzig Theilen warmem Wasser...........	40
gelöst und in eine kalte Mischung aus	
Sechs Theilen Natronlauge...............	6
und	
Zehn Theilen Wasser...................	10
unter Umrühren langsam eingegossen.	

Diese Mischung wird unter häufigem Umrühren eine Stunde lang bei mäßiger Wärme stehen gelassen; der entstandene Niederschlag wird alsdann gesammelt, mit warmem

Waſſer ausgewaſchen und, vor Licht geſchützt, bei 30° getrocknet.

Gelbes, amorphes Pulver, in Waſſer faſt ganz unlöslich, in verdünnter Salzſäure oder Salpeterſäure leicht löslich, beim Erhitzen im Probirrohre unter Abſcheidung von Queckſilber flüchtig.

Gelbes Queckſilberoxyd ſoll ſich beim Schütteln mit Oxalſäurelöſung (1 = 10) allmählich in ein weißes, kryſtalliniſches Pulver umwandeln. Die mit Anwendung von Salpeterſäure hergeſtellte, wäſſerige Löſung (1 = 50) ſoll klar ſein und darf durch Silbernitratlöſung höchſtens opaliſirend getrübt werden. 0,2 g gelbes Queckſilberoxyd ſollen nach dem Erhitzen höchſtens einen unwägbaren Rückſtand hinterlaſſen.

Sehr vorſichtig und vor Licht geſchützt aufzubewahren.

Größte Einzelgabe 0,02 g.

Größte Tagesgabe 0,06 g.

Hydrargyrum praecipitatum album.
Weißer Queckſilberpräcipitat.

Zwei Theile Queckſilberchlorid............. 2
    werden in

Vierzig Theilen warmem Waſſer........... 40
    gelöſt. Die Löſung wird nach dem Erkalten
    unter Umrühren langſam mit

Drei Theilen Ammoniakflüſſigkeit........... 3
    oder ſoviel vermiſcht, daß dieſe ein wenig
    vorwaltet. Der entſtandene Niederſchlag wird

auf einem Filter gesammelt, nach dem Ablaufen der Flüssigkeit allmählich mit

Achtzehn Theilen Wasser 18

ausgewaschen, und, vor Licht geschützt, bei 30° getrocknet.

Weiße Masse oder weißes, amorphes Pulver, in Wasser fast ganz unlöslich, in erwärmter Salpetersäure leicht löslich. Wird weißer Quecksilberpräcipitat mit Natronlauge erwärmt, so scheidet sich unter Entwickelung von Ammoniak gelbes Quecksilberoxyd ab.

In verdünnter Essigsäure soll weißer Quecksilberpräcipitat beim Erwärmen vollständig löslich sein.

Beim Erhitzen im Probirrohre soll sich der weiße Quecksilberpräcipitat unter Zersetzung, ohne zu schmelzen und ohne Rückstand verflüchtigen.

Sehr vorsichtig und vor Licht geschützt aufzubewahren.

Hydrargyrum salicylicum. — Quecksilbersalicylat.

Weißes, geruch- und geschmackloses Pulver. 100 Theile enthalten mindestens 59 Theile Quecksilber. Quecksilbersalicylat ist in Wasser und in Weingeist kaum löslich, in Natronlauge und in Natriumcarbonatlösung bei gewöhnlicher Temperatur, in gesättigter Natriumchloridlösung beim Erwärmen löslich.

0,1 g Quecksilbersalicylat giebt, mit 1 Tropfen verdünnter Eisenchloridlösung in einem Schälchen in Berührung gebracht, eine grünliche Färbung, welche beim Verdünnen mit Wasser tief violett wird.

Beim Erhitzen von etwa 0,1 g Quecksilbersalicylat in einem sehr engen Probirröhrchen unter Beifügung eines Körnchens Jod entsteht der charakteristische, rothgelbe bis rothe Quecksilberjodidbeschlag.

Zur Bestimmung des Quecksilbergehaltes werden 0,3 g Quecksilbersalicylat mit der 10 fachen Menge Natriumchlorid gemischt und in 100 ccm siedendem Wasser gelöst; die entstandene Lösung wird auf 400 ccm verdünnt. Diese Lösung soll nach dem Ansäuern mit wenig Salzsäure beim Einleiten von Schwefelwasserstoff 0,2 g Quecksilbersulfid liefern.

Sehr vorsichtig aufzubewahren.

Größte Einzelgabe 0,02 g.

Hydrastininum hydrochloricum.
Hydrastininhydrochlorid.

Schwach gelbliche, nadelförmige Krystalle oder ein gelblich-weißes, krystallinisches Pulver, ohne Geruch, von bitterem Geschmacke, leicht löslich in Wasser und in Weingeist, schwer löslich in Aether und in Chloroform. Schmelzpunkt annähernd 210°.

Die wässerige Lösung des Hydrastininhydrochlorids (1 = 20) ist schwach gelb gefärbt und zeigt blaue Fluorescenz, welche besonders bei starker Verdünnung mit Wasser hervortritt. Kaliumdichromat- und Platinchloridlösung rufen in dieser Lösung gelbe, krystallinische Niederschläge hervor; der durch Kaliumdichromatlösung hervorgerufene verschwindet beim Erwärmen wieder, der durch Platinchloridlösung bewirkte geht erst beim Erhitzen mit 3 Raumtheilen Wasser wieder in

Lösung. Beim Erkalten scheiden sich aus beiden Lösungen gelbrothe, nadelförmige Krystalle aus.

Die wässerige Lösung des Hydrastininhydrochlorids (1 = 20) soll neutral reagiren und durch Ammoniakflüssigkeit nicht getrübt werden. Bromwasser erzeugt in der wässerigen Lösung des Hydrastininhydrochlorids (1 = 20) einen gelben Niederschlag; dieser soll sich in Ammoniakflüssigkeit vollständig zu einer fast farblosen Flüssigkeit wieder auflösen.

Fügt man zu einer Lösung von 0,1 g Hydrastininhydrochlorid in 3 ccm Wasser 4 bis 5 Tropfen Natronlauge, so soll eine weiße Trübung eintreten, welche jedoch beim Umschütteln vollständig wieder verschwindet. Durch längeres Schütteln dieser Lösung oder durch Umrühren derselben mit einem Glasstabe sollen sich alsdann rein weiße Krystalle ausscheiden; die über letzteren stehende Flüssigkeit soll vollkommen klar sein und darf nur schwach gelbliche Farbe zeigen.

Hydrastininhydrochlorid soll nach dem Verbrennen einen Rückstand nicht hinterlassen.

Vorsichtig aufzubewahren.
Größte Einzelgabe 0,03 g.
Größte Tagesgabe 0,1 g.

Infusa. — Aufgüsse.

Zur Bereitung von Aufgüssen wird das nöthigenfalls zerkleinerte Arzneimittel in einem geeigneten Gefäße mit heißem Wasser übergossen und 5 Minuten lang im Wasserbade unter wiederholtem Umrühren erhitzt. Nach dem Erkalten wird die Flüssigkeit durchgeseiht.

Bei Aufgüssen, für welche die Menge des anzuwendenden Arzneimittels nicht vorgeschrieben ist, wird 1 Theil desselben auf 10 Theile Aufguß genommen.

Ausgenommen hiervon sind Drogen der Tabelle C, von welchen Aufgüsse nur dann abzugeben sind, wenn die Menge des Arzneimittels vorgeschrieben ist.

Infusum Sennae compositum. — Wiener Trank.

Fünfzig Theile mittelfein zerschnittene Sennesblätter	50
werden mit	
Vierhundertundfünfzig Theilen heißem Wasser.	450
übergossen und 5 Minuten lang im Wasserbade erwärmt. In der nach dem Erkalten abgepreßten Flüssigkeit werden	
Fünfzig Theile Kaliumnatriumtartrat.......	50,
Ein Theil Natriumcarbonat	1
und	
Hundert Theile Manna	100
gelöst. Die Lösung seiht man durch, bringt sie mit kochendem Wasser auf	
Vierhundertundfünfundsiebzig Theile	475,
setzt	
Fünfundzwanzig Theile Weingeist..........	25
zu und läßt sie 24 Stunden lang absetzen. Die Flüssigkeit ist vom Bodensatze klar abzugießen.	

Jodoformium. — Jodoform.

Kleine, glänzende, hexagonale, fettig anzufühlende Blättchen oder Tafeln, oder auch ein mehr oder minder feines, krystallinisches Pulver von citronengelber Farbe, von durchdringendem, etwas safranartigem Geruche. Schmelzpunkt annähernd 120°. Jodoform ist fast unlöslich in Wasser, löslich in 50 Theilen kaltem, in ungefähr 10 Theilen siedendem Weingeist und in 6 Theilen Aether. Es ist mit den Dämpfen des siedenden Wassers flüchtig.

1 Theil Jodoform soll, mit 10 Theilen Wasser eine Minute lang geschüttelt, ein farbloses Filtrat geben, welches durch Silbernitratlösung sofort nur opalisirend getrübt und durch Baryumnitratlösung nicht verändert wird.

0,1 g Jodoform soll nach dem Erhitzen einen wägbaren Rückstand nicht hinterlassen.

Vorsichtig aufzubewahren.
Größte Einzelgabe 0,2 g.
Größte Tagesgabe 0,6 g.

Jodum. — Jod.

Schwarzgraue, metallisch glänzende, trockene, rhombische Tafeln oder Blättchen von eigenthümlichem Geruche, welche beim Erhitzen violette Dämpfe bilden. Jod löst sich in annähernd 5000 Theilen Wasser, sowie in 10 Theilen Weingeist mit brauner Farbe. Es löst sich reichlich in Aether und in Kaliumjodidlösung mit brauner, in Chloroform und in Schwefelkohlenstoff mit violetter Farbe. Jod färbt Stärkelösung blau.

Jod soll sich in der Wärme vollständig verflüchtigen. Werden 0,5 g zerriebenes Jod mit 20 ccm Wasser geschüttelt und filtrirt, und wird dann ein Theil des Filtrates mit schwefliger Säure bis zur Entfärbung vermischt, dann mit 1 Körnchen Ferrosulfat, 1 Tropfen Eisenchloridlösung und etwas Natronlauge versetzt und gelinde erwärmt, so soll sich die Flüssigkeit auf Zusatz von überschüssiger Salzsäure nicht blau färben. Der andere Theil des Filtrates soll, mit überschüssiger Ammoniakflüssigkeit und überschüssiger Silbernitratlösung versetzt, ein Filtrat liefern, welches nach dem Uebersättigen mit Salpetersäure höchstens eine Trübung, nicht aber einen Niederschlag giebt.

Eine mit Hülfe von 1 g Kaliumjodid und 20 ccm Wasser hergestellte Lösung von 0,2 g Jod soll zur Bindung des gelösten Jods mindestens 15,6 ccm Zehntel-Normal-Natriumthiosulfatlösung verbrauchen.

Vorsichtig aufzubewahren.
Größte Einzelgabe 0,02 g.
Größte Tagesgabe 0,06 g.

Kali causticum fusum. — Kaliumhydroxyd.

Trockene, weiße, schwer zerbrechliche, an der Luft feucht werdende Stücke oder Stäbchen mit krystallinischem Bruche. Die wässerige Lösung von Kaliumhydroxyd giebt beim Uebersättigen mit Weinsäurelösung einen weißen, krystallinischen Niederschlag.

Eine Lösung von 1 g Kaliumhydroxyd in 2 ccm Wasser darf nach dem Vermischen mit 10 ccm Weingeist nach einigem Stehen nur einen sehr geringen Bodensatz liefern. Kocht man eine Lösung von 1 g Kaliumhydroxyd in 10 ccm Wasser mit 15 ccm Kalkwasser und filtrirt, so soll das Filtrat, in überschüssige Salpetersäure gegossen, Gasblasen nicht entwickeln.

Werden 2 ccm der mit Hülfe von verdünnter Schwefelsäure hergestellten Lösung (1 = 20) mit 2 ccm Schwefelsäure gemischt und dann mit 1 ccm Ferrosulfatlösung überschichtet, so soll eine gefärbte Zone nicht entstehen.

Die mit Salpetersäure übersättigte Lösung (1 = 50) darf weder durch Baryumnitratlösung sofort verändert, noch durch Silbernitratlösung mehr als opalisirend getrübt werden.

Zum Neutralisiren von 10 ccm einer Lösung von 5,6 g Kaliumhydroxyd zu 100 ccm Wasser sollen mindestens 9 ccm Normal-Salzsäure erforderlich sein.

Vorsichtig aufzubewahren.

Kalium bicarbonicum. — Kaliumbicarbonat.

Farblose, durchscheinende, völlig trockene, in 4 Theilen Wasser langsam lösliche, in absolutem Alkohol unlösliche Krystalle, welche mit Säuren aufbrausen. Die wässerige Lösung von Kaliumbicarbonat bläut rothes Lackmuspapier und scheidet beim Uebersättigen mit Weinsäurelösung einen weißen, krystallinischen Niederschlag aus.

Die wässerige Lösung (1 = 20) soll, mit Essigsäure übersättigt, weder durch Baryumnitratlösung, noch durch Schwefelwasserstoffwasser verändert werden. Nach Zusatz von Salpetersäure darf sie durch Silbernitratlösung höchstens opalisirend getrübt werden.

20 ccm der mit Salzsäure übersättigten, wässerigen Lösung (1 = 20) sollen durch 0,5 ccm Kaliumferrocyanidlösung nicht gebläut werden.

Zum Neutralisiren von 1 g Kaliumbicarbonat sollen 10 ccm Normal-Salzsäure erforderlich sein.

100 Theile Kaliumbicarbonat sollen nach dem Glühen, ohne sich hierbei vorübergehend geschwärzt zu haben, 69 Theile Rückstand hinterlassen.

Kalium bromatum. — Kaliumbromid.

Weiße, würfelförmige, glänzende, luftbeständige Krystalle, in 2 Theilen Wasser und in etwa 200 Theilen Weingeist löslich. Die wässerige Lösung (1 = 20) färbt, mit wenig Chlorwasser versetzt und hierauf mit Aether oder Chloroform geschüttelt, diese rothbraun; mit Weinsäurelösung versetzt, scheidet sie nach einiger Zeit einen weißen, krystallinischen Niederschlag aus.

Kaliumbromid soll beim Erhitzen am Platindrahte die Flamme von Beginn an violett färben. Zerriebenes Kaliumbromid soll sich, auf weißem Porzellan ausgebreitet, nach Zusatz weniger Tropfen verdünnter Schwefelsäure nicht sofort gelb färben und soll befeuchtetes rothes Lackmuspapier nicht sofort violettblau färben.

Die wässerige Lösung des Kaliumbromids (1 = 20) soll weder durch Schwefelwasserstoffwasser, noch durch Baryumnitratlösung, noch durch verdünnte Schwefelsäure verändert werden.

20 ccm der mit einigen Tropfen Salzsäure angesäuerten, wässerigen Lösung (1 = 20) sollen durch 0,5 ccm Kaliumferrocyanidlösung nicht gebläut werden.

10 ccm der wässerigen Lösung des bei 100° getrockneten Kaliumbromids (3 g = 100 ccm) sollen, nach Zusatz einiger Tropfen Kaliumchromatlösung, nicht mehr als 25,4 ccm Zehntel-Normal-Silbernitratlösung bis zur bleibenden Röthung verbrauchen.

Kalium carbonicum. — Kaliumcarbonat.

Weißes, körniges, alkalisch reagirendes Pulver, welches an der Luft feucht wird, in 1 Theile Wasser löslich, in absolutem Alkohol unlöslich ist. 100 Theile enthalten mindestens 95 Theile reines Salz. Die wässerige Lösung braust beim Uebersättigen mit Weinsäurelösung auf und scheidet einen weißen, krystallinischen Niederschlag aus.

Kaliumcarbonat soll beim Erhitzen am Platindrahte die Flamme violett färben; eine Gelbfärbung darf höchstens vorübergehend eintreten.

Die wässerige Lösung (1 = 20) soll durch Schwefelwasserstoffwasser nicht verändert werden. 1 Raumtheil der wässerigen Lösung (1 = 20) soll, in 10 Raumtheile Zehntel-Normal-Silbernitratlösung gegossen, einen gelblich weißen Niederschlag geben, welcher bei gelindem Erwärmen nicht dunkler gefärbt wird; mit wenig Ferrosulfat- und Eisenchloridlösung gemischt und gelinde erwärmt, soll die Lösung nach dem Uebersättigen mit Salzsäure sich nicht blau färben. 2 ccm einer mit verdünnter Schwefelsäure hergestellten Lösung des Kaliumcarbonats sollen, mit 2 ccm Schwefelsäure versetzt und mit 1 ccm Ferrosulfatlösung überschichtet, eine gefärbte Zone nicht geben.

Die mit Essigsäure übersättigte, wässerige Lösung (1 = 20) soll weder durch Schwefelwasserstoffwasser, noch durch Baryumnitratlösung verändert werden; die mit verdünnter Salpetersäure übersättigte, wässerige Lösung (1 = 20) darf durch Silbernitratlösung nach 2 Minuten höchstens opalisirend getrübt werden.

20 ccm einer wässerigen, mit Salzsäure übersättigten Lösung (1 = 20) sollen durch 0,5 ccm Kaliumferrocyanidlösung nicht gebläut werden.

Zum Neutralisiren von 1 g Kaliumcarbonat sollen mindestens 13,7 ccm Normal-Salzsäure erforderlich sein.

Kalium carbonicum crudum. — Pottasche.

Weißes, trockenes, körniges, in 1 Theile Wasser fast völlig lösliches, alkalisch reagirendes Pulver. 100 Theile enthalten mindestens 90 Theile reines Salz. Die wässerige Lösung braust beim Uebersättigen mit Weinsäurelösung auf und scheidet einen weißen, krystallinischen Niederschlag aus.

Zum Neutralisiren von 1 g Pottasche sollen mindestens 13 ccm Normal-Salzsäure erforderlich sein.

Kalium chloricum. — Kaliumchlorat.

Farblose, glänzende, blätterige oder tafelförmige Krystalle oder ein Krystallmehl, in 16 Theilen kaltem, in 2 Theilen siedendem Wasser und in 130 Theilen Weingeist löslich. Die wässerige Lösung färbt sich beim Erwärmen mit Salzsäure grüngelb und entwickelt reichlich Chlor; beim Versetzen mit

Weinsäurelösung scheidet sie allmählich einen weißen, krystallinischen Niederschlag aus.

Die wässerige Lösung (1 = 20) soll weder durch Schwefelwasserstoffwasser, noch durch Ammoniumoxalat-, Baryumnitrat- oder Silbernitratlösung verändert werden.

20 ccm der wässerigen Lösung (1 = 20) sollen durch 0,5 ccm Kaliumferrocyanidlösung nicht gebläut werden.

1 g Kaliumchlorat soll, mit 5 ccm Natronlauge und einem Gemische von je 0,5 g Zinkfeile und Eisenpulver erwärmt, Ammoniak nicht entwickeln.

Kalium dichromicum. — Kaliumdichromat.

Dunkelgelbrothe, beim Erhitzen zu einer braunrothen Flüssigkeit schmelzende Krystalle, in 10 Theilen Wasser löslich.

Die wässerige Lösung (1 = 20) röthet blaues Lackmuspapier und färbt sich beim Erhitzen mit 1 Raumtheile Salzsäure und unter allmählichem Zusatze von Weingeist grün.

Die mit Salpetersäure stark angesäuerte, zuvor erwärmte, wässerige Lösung (1 = 100) soll weder durch Baryumnitrat-, noch durch Silbernitratlösung verändert werden; die mit Ammoniakflüssigkeit versetzte, wässerige Lösung (1 = 100) soll sich auf Zusatz von Ammoniumoxalatlösung nicht trüben.

Vorsichtig aufzubewahren.

Kalium jodatum. — Kaliumjodid.

Weiße, würfelförmige, an der Luft nicht feucht werdende Krystalle von scharf salzigem und hinterher bitterem Geschmacke, in 0,75 Theilen Wasser und in 12 Theilen Weingeist löslich. Die wässerige Lösung färbt, mit wenig Chlorwasser versetzt und mit Chloroform geschüttelt, dieses violett; mit Weinsäurelösung versetzt, scheidet sie allmählich einen weißen, krystallinischen Niederschlag aus.

Beim Erhitzen am Platindrahte soll Kaliumjodid die Flamme von Beginn an violett färben. Zerrieben auf befeuchtetes rothes Lackmuspapier gebracht, soll es dieses nicht sofort violettblau färben.

Die wässerige Lösung (1 = 20) soll weder durch Schwefelwasserstoffwasser, noch durch Baryumnitratlösung verändert werden, noch, mit 1 Körnchen Ferrosulfat und 1 Tropfen Eisenchloridlösung nach Zusatz von Natronlauge gelinde erwärmt, beim Uebersättigen mit Salzsäure blau gefärbt werden.

Die mit ausgekochtem und wieder erkaltetem Wasser frisch bereitete Lösung (1 = 20) soll sich bei alsbaldigem Zusatze von Stärkelösung und verdünnter Schwefelsäure nicht sofort färben.

20 ccm der mit einigen Tropfen Salzsäure angesäuerten, wässerigen Lösung (1 = 20) sollen durch 0,5 ccm Kaliumferrocyanidlösung nicht gebläut werden.

1 g Kaliumjodid soll, mit 5 ccm Natronlauge und einer Mischung aus je 0,5 g Zinkfeile und Eisenpulver erwärmt, Ammoniak nicht entwickeln.

0,2 g Kaliumjodid werden in 2 ccm Ammoniakflüssigkeit gelöst, mit 13 ccm Zehntel-Normal-Silbernitratlösung unter Umschütteln gemischt und filtrirt. Das Filtrat soll nach dem Uebersättigen mit Salpetersäure innerhalb 10 Minuten weder bis zur Undurchsichtigkeit getrübt, noch dunkel gefärbt werden.

Vorsichtig aufzubewahren.

Kalium nitricum. — Kaliumnitrat.

Farblose, durchsichtige, luftbeständige, prismatische Krystalle oder ein krystallinisches Pulver, in 4 Theilen kaltem und in weniger als 0,5 Theilen siedendem Wasser löslich, in Weingeist fast unlöslich.

Die wässerige, mit Weinsäurelösung versetzte Lösung scheidet nach einiger Zeit einen weißen, krystallinischen Niederschlag aus und färbt sich beim Vermischen mit Schwefelsäure und überschüssiger Ferrosulfatlösung braunschwarz.

Kaliumnitrat soll beim Erhitzen am Platindrahte die Flamme violett färben; eine Gelbfärbung darf höchstens vorübergehend eintreten.

Die wässerige Lösung (1 = 20) soll Lackmuspapier nicht verändern und weder durch Schwefelwasserstoffwasser, noch, nach Zusatz von Ammoniakflüssigkeit, durch Ammoniumoxalat- oder Natriumphosphatlösung, noch durch Baryumnitrat- oder durch Silbernitratlösung verändert werden. 20 ccm der wässerigen Lösung (1 = 20) sollen durch 0,5 ccm Kaliumferrocyanidlösung nicht gebläut werden.

1 ccm Schwefelsäure soll, in ein mit Schwefelsäure gereinigtes Probirrohr gegossen, durch 0,1 g aufgestreutes Kaliumnitrat nicht gefärbt werden.

Kalium permanganicum. — Kaliumpermanganat.

Dunkelviolette, fast schwarze, stahlblau glänzende Prismen, welche in 16 Theilen kaltem und in 3 Theilen siedendem Wasser mit blaurother Färbung löslich sind. Die wässerige Lösung (1 = 1000) ist ohne Wirkung auf Lackmuspapier und wird durch Ferrosalze, schwefelige Säure, Oxalsäure, Weingeist und andere reduzirende Körper unter Abscheidung eines braunen Niederschlages entfärbt. Beim Zusammenreiben mit trockenem Kaliumpermanganat entzünden sich viele, leicht verbrennliche Stoffe unter Explosion.

Kaliumpermanganat soll trocken sein. 0,5 g Kaliumpermanganat sollen, mit 2 ccm Weingeist und 25 ccm Wasser zum Sieden erhitzt und darauf filtrirt, ein farbloses Filtrat geben, welches, nach dem Ansäuern mit Salpetersäure, weder durch Baryumnitrat-, noch durch Silbernitratlösung mehr als opalisirend getrübt wird.

Wird einer Lösung von 0,5 g Kaliumpermanganat in 5 ccm heißem Wasser allmählich Oxalsäure bis zur Entfärbung zugesetzt und darauf filtrirt, so soll eine Mischung aus 2 ccm des klaren Filtrates und 2 ccm Schwefelsäure beim Ueberschichten mit 1 ccm Ferrosulfatlösung eine gefärbte Zone nicht bilden.

Vor Licht geschützt aufzubewahren.

Kalium sulfuratum. — Schwefelleber.

Ein Theil Schwefel..................... 1

    und

Zwei Theile Pottasche................... 2

werden gemischt und in einem geräumigen, bedeckten Gefäße so lange unter wiederholtem Umrühren über gelindem Feuer erhitzt, bis die Masse aufhört zu schäumen, und eine Probe sich ohne Abscheidung von Schwefel in Wasser löst. Die Masse wird sodann ausgegossen und nach dem Erkalten zerstoßen.

Leberbraune, später gelbgrüne Bruchstücke, welche schwach nach Schwefelwasserstoff riechen, an feuchter Luft zerfließen und sich in 2 Theilen Wasser bis auf einen geringen Rückstand zu einer alkalisch reagirenden, gelbgrünen, etwas trüben Flüssigkeit lösen.

Die wässerige Lösung (1 = 20) soll beim Erhitzen mit überschüssiger Essigsäure unter Abscheidung von Schwefel reichlich Schwefelwasserstoff entwickeln, und die vom Schwefel abfiltrirte Lösung nach dem Erkalten, auf Zusatz von Weinsäurelösung, einen weißen, krystallinischen Niederschlag ausscheiden.

Kalium sulfuricum. — Kaliumsulfat.

Weiße, harte Krystalle oder Krystallkrusten, welche in 10 Theilen kaltem und 4 Theilen siedendem Wasser löslich, in Weingeist aber unlöslich sind. Die wässerige Lösung giebt mit Weinsäurelösung nach einiger Zeit einen weißen, krystallinischen, mit Baryumnitratlösung einen weißen, in Säuren unlöslichen Niederschlag.

Kaliumsulfat soll die Flamme violett färben; eine Gelbfärbung darf höchstens vorübergehend eintreten.

Die wässerige Lösung (1 = 20) soll neutral sein und weder durch Schwefelwasserstoffwasser, noch durch Ammoniumoxalat- oder Silbernitrat- oder Natriumphosphatlösung verändert werden.

20 ccm der wässerigen Lösung (1 = 20) sollen durch 0,5 ccm Kaliumferrocyanidlösung nicht gebläut werden.

Kalium tartaricum. — Kaliumtartrat.

Krystallinisches Pulver oder farblose, durchscheinende, luftbeständige Krystalle, welche in 0,7 Theilen Wasser, in Weingeist jedoch nur wenig löslich sind. Kaliumtartrat verkohlt beim Erhitzen unter Entwickelung von Caramelgeruch und hinterläßt einen alkalisch reagirenden, die Flamme violett färbenden Rückstand. Die konzentrirte, wässerige Lösung von Kaliumtartrat giebt mit verdünnter Essigsäure einen in Natronlauge löslichen, weißen, krystallinischen Niederschlag.

Wird 1 g Kaliumtartrat in 10 ccm Wasser gelöst, und die Lösung mit 5 ccm verdünnter Essigsäure geschüttelt, so scheidet sich ein Krystallmehl aus; die durch Abgießen vom Niederschlage getrennte und mit gleichen Theilen Wasser verdünnte Flüssigkeit soll durch 8 Tropfen Ammoniumoxalatlösung innerhalb einer Minute nicht verändert werden.

Die wässerige Lösung (1 = 20) soll rothes Lackmuspapier nicht blau färben und soll durch Schwefelwasserstoffwasser nicht verändert werden; nach Zusatz von Salpetersäure und nach dem Entfernen des ausgeschiedenen Krystallmehles darf sie durch Baryumnitratlösung nicht verändert, durch Silbernitratlösung höchstens opalisirend getrübt werden.

20 ccm der wässerigen Lösung (1 = 20) sollen durch 0,5 ccm Kaliumferrocyanidlösung nicht gebläut werden.

Kaliumtartrat soll beim Erwärmen mit Natronlauge Ammoniak nicht entwickeln.

Kamala. — Kamala.

Drüsen und Büschelhaare der Epidermis der Frucht von Mallotus philippinensis. Die Drüsen sind unregelmäßig kugelig, enthalten zwischen den Wänden ihrer ungefähr 60, strahlig angeordneten, keulenförmigen Zellen und zwischen diesen und der alle Zellen umhüllenden Kutikula ein rothes Sekret und bilden mit den ungefärbten Haaren ein geruch- und geschmackloses, rothes Pulver. Bei mikroskopischer Betrachtung dürfen in der Kamala außer den angegebenen Elementen nur noch mineralische Bestandtheile in geringer Menge und Spuren von Gewebeelementen der Frucht der Kamalapflanze sichtbar sein.

100 Theile Kamala sollen nach dem Verbrennen höchstens 6 Theile Asche hinterlassen.

Kreosotum. — Kreosot.

Klare, schwach gelbliche, im Sonnenlichte sich nicht bräunende, stark lichtbrechende, neutral reagirende, ölige Flüssigkeit von durchdringendem, rauchartigem Geruche und brennendem Geschmacke. Spez. Gewicht nicht unter 1,080. Kreosot geht beim Erhitzen größtentheils zwischen 200° bis 220° über und erstarrt selbst bei — 20° noch nicht. Mit Aether, Weingeist und Schwefelkohlenstoff ist es klar mischbar, mit etwa 120 Theilen heißem Wasser giebt es eine klare Lösung, welche sich beim Erkalten trübt und allmählich unter Abscheidung von Oeltropfen wieder klar wird. In der von letzteren getrennten Lösung wird durch Bromwasser ein rothbrauner Niederschlag hervorgerufen; auf Zusatz von sehr wenig Eisenchloridlösung nimmt die Lösung unter Trübung eine graugrüne oder schnell vorübergehend blaue Färbung an und wird schließlich schmutzig-braun unter Abscheidung von ebenso gefärbten Flocken. Die weingeistige Lösung färbt sich mit einer geringen Menge Eisenchloridlösung tiefblau, mit einer größeren dunkelgrün.

1 Tröpfchen Kreosot soll, auf blaues Lackmuspapier gebracht, letzteres nicht röthen, auch wenn das Papier darauf mit Wasser angefeuchtet wird.

1 ccm Kreosot und 2,5 ccm Natronlauge sollen beim Schütteln eine klare, hellgelbe Lösung geben, welche sich auch beim Verdünnen mit 50 ccm Wasser nicht trübt.

1 Raumtheil Kreosot soll mit 10 Raumtheilen einer mit absolutem Alkohol dargestellten Kaliumhydroxydlösung (1 = 5) gemischt, nach einiger Zeit zu einer festen, krystallinischen Masse erstarren.

Wird 1 Raumtheil Kreosot in einem trockenen Glase mit 1 Raumtheile Kollodium geschüttelt, so soll Gallertbildung nicht eintreten. In 3 Raumtheilen einer Mischung aus 1 Theile Wasser und 3 Theilen Glycerin soll Kreosot fast unlöslich sein.

Wird 1 ccm Kreosot mit 2 ccm Petroleumbenzin und 2 ccm Barytwasser geschüttelt, so soll die Petroleumbenzinlösung eine blaue oder schmutzige, die wässerige Flüssigkeit eine rothe Färbung nicht annehmen.

Vorsichtig aufzubewahren.
Größte Einzelgabe 0,5 g.
Größte Tagesgabe 1,5 g.

Lichen islandicus. — Isländisches Moos.

Die Flechte Cetraria islandica. Ihr Thallus ist höchstens 0,5 mm dick, auf der einen Seite braun, auf der anderen grau oder hellbräunlich, blattartig, unregelmäßig dichotom verzweigt, auf beiden Seiten glatt, am Rande gefranzt, am Grunde rinnig.

Wässerige Jodlösung färbt, einem Querschnitte des Thallus zugesetzt, dessen Hyphen blau. Die wässerige Abkochung von Isländischem Moose (1 = 20) erstarrt beim Erkalten zu einer steifen, bitterschmeckenden Gallerte.

Lignum Guajaci. — Guajakholz.

Das Kernholz von Guajacum officinale. Es ist außen braun oder grünlich, innen bräunlich, hart und sinkt in Wasser unter. Bei mikroskopischer Betrachtung läßt der Querschnitt des Holzes Markstrahlen erkennen, welche 1 Zelle breit und 3 bis 6, meist 4 Zellen hoch sind. Die zwischen den Markstrahlen liegenden Gewebemassen zeigen theilweise mit braunem Harze gefüllte, fast immer einzeln stehende Tracheen, welche meist so breit sind wie der Raum zwischen den Markstrahlen. Ferner bestehen diese Gewebemassen aus tangential laufenden, 1 bis 2 Zellen breiten, unregelmäßigen Querbändern von Holzparenchymzellen, in denen theilweise Oxalatkrystalle liegen, und aus dickwandigen Sklerenchymfasern von engem Lumen, welche die Hauptmasse des Holzes bilden.

Guajakholz schmeckt etwas kratzend.

Weingeist, den man mit etwas Guajakholz schüttelt, hinterläßt nach dem Verdunsten einen bräunlichen Rückstand, welcher beim Benetzen mit einer weingeistigen Lösung von Eisenchlorid (1 = 100) vorübergehend eine blaue Farbe annimmt.

Lignum Quassiae. — Quassiaholz.

Das Holz der Stämme und Stammzweige von Picrasma excelsa und von Quassia amara. Der Querschnitt des hellgelblichen Holzes von Picrasma excelsa zeigt Markstrahlen, welche 2 bis 5 Zellen breit und meist 10 bis 25 Zellen hoch sind; sie werden durch Brücken von gewöhnlich 2 bis 5 Tangentialreihen von Holzparenchymzellen verbunden, welche bisweilen große Einzelkrystalle von Oxalat enthalten. Den Holzparenchymzellen angelagert sieht man einzeln, oder in Gruppen von 2 bis 5 liegende Tracheen; der übrige Raum des Querschnittes wird von den quer durchschnittenen, wenig verdickten Sklerenchymfasern eingenommen. Diese sind im größten Theile ihrer Länge gleich weit und endigen beiderseits in eine Spitze.

Die Markstrahlen des dem Picrasma-Holze sehr ähnlich gebauten, ebenfalls hellgelblichen Holzes von Quassia amara sind nur 1, höchstens 2 Zellen breit und 5 bis 20 Zellen hoch. Oxalatkrystalle fehlen diesem Holze.

Quassiaholz schmeckt stark und anhaltend bitter.

Lignum Sassafras. — Sassafrasholz.

Das Holz der Wurzel von Sassafras officinale. Es ist leicht, weich, röthlich oder bräunlich und besitzt Jahresringe. Bei mikroskopischer Betrachtung des Querschnittes findet man die Markstrahlen 1 bis 4 Zellen breit. In dem Gewebe zwischen den Markstrahlen liegen Sekretbehälter von der Weite kleinerer Tracheen, mit verkorkten Wänden und farblosem Sekrete. Die Tracheen sind mit rundlich behöften, spaltenförmigen Tüpfeln versehen. Die Sklerenchymfasern des Holzes besitzen nur mäßig stark verdickte, sehr wenig und zart getüpfelte Wände.

Sassafrasholz riecht aromatisch und schmeckt aromatisch und etwas süßlich.

Linimenta. — Linimente.

Zum äußerlichen Gebrauche bestimmte, dickflüssige Mischungen, welche Seife oder Seife und Fett enthalten. Eine Ausnahme bezüglich der Konsistenz bildet der Opodeldok, welcher fest ist.

Die Linimente sollen gleichmäßige Mischungen darstellen.

Linimentum ammoniato-camphoratum.
Flüchtiges Kampherliniment.

Drei Theile Kampheröl 3,
Ein Theil Mohnöl 1
    und
Ein Theil Ammoniakflüssigkeit 1
    werden durch Schütteln zu einem gleichmäßigen
    Linimente vereinigt.

Flüchtiges Kampherliniment ist weiß, dickflüssig und trennt sich selbst nach längerem Stehen nicht in 2 Schichten. Wenn es zu dickflüssig geworden ist, so ist es durch Zusatz einer kleinen Menge Wasser wieder auf die richtige Konsistenz zu bringen.

Linimentum ammoniatum. — Flüchtiges Liniment.

Drei Theile Olivenöl.................... 3,
Ein Theil Mohnöl..................... 1
  und
Ein Theil Ammoniakflüssigkeit 1
  werden durch Schütteln zu einem gleichmäßigen
  Linimente vereinigt.

Flüchtiges Liniment ist weiß, dickflüssig und trennt sich selbst nach längerem Stehen nicht in 2 Schichten. Wenn es zu dickflüssig geworden ist, so ist es durch Zusatz einer kleinen Menge Wasser wieder auf die richtige Konsistenz zu bringen.

Linimentum saponato-camphoratum. — Opodeldok.

Vierzig Theile medizinische Seife.......... 40
  und
Zehn Theile Kampher 10
  werden bei gelinder Wärme in
Vierhundertundzwanzig Theilen Weingeist.... 420
  gelöst. Nachdem die noch warme Lösung
  unter Benutzung eines bedeckten Trichters in
  das zur Aufbewahrung des fertigen Opodel=
  doks bestimmte Gefäß filtrirt worden ist,
  fügt man
Zwei Theile Thymianöl 2,
Drei Theile Rosmarinöl 3
  und
Fünfundzwanzig Theile Ammoniakflüssigkeit .. 25
  hinzu und kühlt das Gemisch schnell ab.

Opodeldok ist fast farblos, wenig opalisirend und schmilzt leicht durch die Wärme der Hand.

Liquor Aluminii acetici. — Aluminiumacetatlösung.

Dreißig Theile Aluminiumsulfat 30,
Sechsunddreißig Theile verdünnte Essigsäure . . 36,
Dreizehn Theile Calciumcarbonat 13
und
Hundert Theile Wasser . . . . 100.

Das Aluminiumsulfat wird in 80 Theilen Wasser gelöst, die verdünnte Essigsäure zugesetzt, und in diese Flüssigkeit allmählich unter beständigem Umrühren das mit 20 Theilen Wasser angeriebene Calciumcarbonat eingetragen. Die Mischung bleibt 24 Stunden lang bei gewöhnlicher Temperatur stehen und wird inzwischen wiederholt umgerührt. Nach dem Durchseihen wird der Niederschlag ohne Auswaschen ausgepreßt und die Flüssigkeit filtrirt.

Klare, farblose Flüssigkeit. 100 Theile enthalten 7,5 bis 8,0 Theile basisches Aluminiumacetat. Spez. Gewicht 1,044 bis 1,048. Aluminiumacetatlösung riecht schwach nach Essigsäure, reagirt sauer und schmeckt süßlich zusammenziehend. Sie gerinnt beim Erhitzen im Wasserbade nach Zusatz von 0,02 Theilen Kaliumsulfat und wird nach dem Erkalten in kurzer Zeit wieder flüssig und klar.

Eine Mischung aus 1 ccm Aluminiumacetatlösung und 3 ccm Zinnchlorürlösung soll nach Verlauf einer Stunde eine dunklere Färbung nicht annehmen.

Aluminiumacetatlösung darf durch Schwefelwasserstoffwasser nicht verändert und beim Vermischen mit 2 Raumtheilen Weingeist sofort höchstens opalisirend getrübt werden, aber einen Niederschlag nicht geben. 10 g Aluminiumacetatlösung liefern bei der Fällung mit Ammoniakflüssigkeit 0,23 bis 0,26 g Aluminiumoxyd.

Liquor Ammonii acetici. — Ammoniumacetatlösung.

Fünf Theilen Ammoniakflüssigkeit 5
   werden mit
Sechs Theilen verdünnter Essigsäure 6
   gemischt und bis zum Sieden erhitzt. Nach vollständigem Erkalten wird die Mischung mit Ammoniakflüssigkeit neutralisirt, filtrirt und mit der erforderlichen Menge Wasser auf das spez. Gewicht 1,032 bis 1,034 verdünnt.

Klare, farblose, vollkommen flüchtige, neutrale oder kaum saure Flüssigkeit. 100 Theile enthalten 15 Theile Ammoniumacetat.

Ammoniumacetatlösung soll weder durch Schwefelwasserstoffwasser, noch durch Baryumnitratlösung verändert werden. Nach dem Ansäuern mit Salpetersäure darf sie durch Silbernitratlösung nicht mehr als opalisirend getrübt werden.

Liquor Ammonii anisatus.
Anetholhaltige Ammoniakflüssigkeit.

Ein Theil Anethol 1
   wird in
Vierundzwanzig Theilen Weingeist 24

gelöst, und die Lösung mit
Fünf Theilen Ammoniakflüssigkeit 5
versetzt.

Anetholhaltige Ammoniakflüssigkeit soll klar und farblos oder höchstens blaßgelb sein.

Liquor Ammonii caustici. — Ammoniakflüssigkeit.

Klare, farblose, flüchtige Flüssigkeit, von eigenthümlich stechendem Geruche und stark alkalischer Reaktion. Ammoniakflüssigkeit bildet bei Annäherung von Salzsäure dichte, weiße Nebel. 100 Theile enthalten 10 Theile Ammoniak. Spez. Gewicht 0,960.

Mit 4 Raumtheilen Kalkwasser gemischt, darf die Flüssigkeit nach einstündigem Stehen im verschlossenen Gefäße sich höchstens schwach trüben und, nach dem Verdünnen mit 2 Raumtheilen Wasser, weder durch Schwefelwasserstoffwasser, noch durch Ammoniumoxalatlösung verändert werden.

Ammoniakflüssigkeit, welche man mit Essigsäure übersättigt hat, soll durch Baryumnitratlösung nicht verändert und, nach Zusatz von Salpetersäure, durch Silbernitratlösung nicht mehr als opalisirend getrübt werden. Mit Salpetersäure übersättigt und zur Trockne verdampft, soll sie einen farblosen, bei höherer Temperatur flüchtigen Rückstand hinterlassen.

Zum Neutralisiren von 5 ccm Ammoniakflüssigkeit sollen 28 bis 28,2 ccm Normal-Salzsäure erforderlich sein.

Liquor Cresoli saponatus. — Kresolseifenlösung.

Ein Theil Kaliseife 1
  wird im Wasserbade geschmolzen, darauf mit
Einem Theile rohem Kresol 1
  gemischt, und die Mischung bis zur Lösung erwärmt.
Klare, gelbbraune Flüssigkeit.

Liquor Ferri albuminati. — Eisenalbuminatlösung.

Fünfunddreißig Theile trockenes Hühnereiweiß 35
  werden in
Tausend Theilen Wasser 1000
  gelöst. Die Lösung wird durchgeseiht und
  in eine Mischung aus
Hundertundzwanzig Theilen Eisenoxychloridlösung 120
  und
Tausend Theilen Wasser 1000
  in dünnem Strahle unter Umrühren eingegossen.

Zur vollständigen Fällung des gebildeten Eisenalbuminates wird nöthigenfalls mit einer sehr verdünnten Natronlauge (5 Theile Natronlauge und 95 Theile Wasser) neutralisirt. Der entstandene Niederschlag wird nach dem Absetzen und Abgießen der überstehenden Flüssigkeit durch wiederholtes Mischen mit Wasser und Absetzenlassen soweit ausgewaschen, bis die überstehende Flüssigkeit, nach dem Ansäuern mit Salpetersäure und nach Zusatz von Silbernitratlösung, nur noch schwach opalisirt. Der dann nach dem Abgießen der Flüssigkeit auf einem leinenen Seihtuche gesammelte Niederschlag wird in eine zuvor gewogene, genügend große Flasche gebracht, mit

    Drei Theilen Natronlauge 3,
       welche mit
    Fünfzig Theilen Wasser 50
       verdünnt sind, versetzt und durch Umschütteln gelöst. Nach vollständiger Lösung fügt man hinzu:
    Hundertundfünfzig Theile Weingeist 150,
    Hundert Theile Zimmtwasser 100,
    Zwei Theile aromatische Tinktur 2
       und so viel Wasser, bis das Gesammtgewicht der Flüssigkeit
    Tausend Theile.................. 1000
       beträgt.

Im durchscheinenden Lichte klare, im zurückgeworfenen Lichte wenig trübe, rothbraune Flüssigkeit von kaum alkalischer Reaktion, von schwachem Zimmtgeschmacke, aber fast ohne Eisengeschmack. 1000 Theile enthalten annähernd 4 Theile Eisen. Nach dem Vermischen mit Weingeist bleibt die Flüssigkeit klar, durch Zusatz von Zehntel=Normal=Natriumchloridlösung oder Salzsäure entstehen in ihr Niederschläge.

In 5 ccm Eisenalbuminatlösung, welche mit 5 ccm Karbolsäurelösung vermischt und dann mit 5 Tropfen Salpetersäure versetzt sind, entsteht ein bräunlicher Niederschlag; das Filtrat soll nach Zusatz von Silbernitratlösung höchstens schwach opalisiren.

40 ccm Eisenalbuminatlösung sollen, nach dem Vermischen mit 0,5 ccm Normal=Salzsäure, ein farbloses Filtrat geben.

10 ccm Eisenalbuminatlösung werden in einem Porzellantiegel im Wasserbade eingedampft. Der Rückstand wird mit Salpetersäure befeuchtet und nach deren Verdunsten bei gelinder Wärme geglüht, bis alle Kohle verbrannt ist. Der Rückstand soll mindestens 0,054 g betragen.

Liquor Ferri jodati. — Eisenjodürlösung.

Einundvierzig Theile Jod	41
werden mit	
Fünfzig Theilen Wasser	50
übergossen. In diese Mischung werden	
Zwölf Theile gepulvertes Eisen	12
unter fortwährendem Umrühren und, wenn nöthig, unter Abkühlen nach und nach eingetragen. Die entstandene, grünliche Lösung wird filtrirt.	

100 Theile enthalten 50 Theile Eisenjodür.

Eisenjodürlösung ist bei Bedarf frisch zu bereiten.

Wird Eisenjodür verschrieben, so sind 2 Theile frisch bereitete Eisenjodürlösung zu nehmen und nöthigenfalls in einer eisernen Schale rasch einzudampfen.

Liquor Ferri oxychlorati. — Eisenoxychloridlösung.

Fünfunddreißig Theile Eisenchloridlösung	35
werden mit	
Einhundertundsechzig Theilen Wasser........	160
verdünnt. Darauf wird das Gemisch in eine aus	

Fünfunddreißig Theilen Ammoniakflüssigkeit .. 35
und

Dreihundertundzwanzig Theilen Wasser 320
bestehende Mischung unter Umrühren eingegossen.

Der entstandene Niederschlag wird vollständig ausgewaschen, ausgepreßt und mit

Drei Theilen Salzsäure 3
versetzt. Nach dreitägigem Stehen wird die
Mischung bis zur vollständigen Lösung des
Niederschlages auf etwa 40° erwärmt, und
die entstandene Lösung durch Zusatz von
Wasser auf das spez. Gewicht 1,050 gebracht.

Braunrothe, klare, geruchlose Flüssigkeit von wenig zusammenziehendem Geschmacke. 100 Theile enthalten annähernd
3,5 Theile Eisen.

Die Mischung aus 1 ccm Eisenoxychloridlösung und
19 ccm Wasser soll, nach dem Zusatze von je 1 Tropfen
Salpetersäure und Silbernitratlösung, im durchfallenden Lichte
betrachtet, klar erscheinen.

Wird Liquor Ferri oxydati dialysati verlangt, so
darf Eisenoxychloridlösung gegeben werden.

Vor Licht geschützt aufzubewahren.

Liquor Ferri sesquichlorati. — Eisenchloridlösung.

1 Theil Eisen wird mit 4 Theilen Salzsäure in einem
geräumigen Kolben, unter Vermeidung eines Verlustes, so
lange gelinde erwärmt, bis eine Gasentwickelung nicht
mehr stattfindet. Die Lösung nebst dem ungelösten Eisen

wird alsdann noch warm auf ein zuvor gewogenes Filter gebracht, der Filterrückstand mit Wasser nachgewaschen, getrocknet und gewogen. Für je 100 Theile aufgelöstes Eisen werden der Lösung hinzugefügt:

  260 Theile Salzsäure
    und
  135 Theile Salpetersäure.

Die Mischung wird in einem mit Trichter bedeckten, etwa zur Hälfte gefüllten Glaskolben im Wasserbade so lange erhitzt, bis sie eine röthlichbraune Farbe angenommen hat, und bis ein zur Probe herausgenommener Tropfen, nach dem Verdünnen mit Wasser, durch Kaliumferricyanidlösung nicht mehr gebläut wird. Die Flüssigkeit wird dann in einer gewogenen Porzellanschale im Wasserbade eingedampft, bis das Gewicht des Rückstandes für je 100 Theile darin enthaltenes Eisen 483 Theile beträgt, und der Rückstand so oft wieder mit Wasser verdünnt und auf 483 Theile eingedampft, bis die Salpetersäure vollständig entfernt ist. Ist dieses erreicht, so wird die Flüssigkeit vor dem Erkalten mit Wasser bis zum zehnfachen Betrage des Gewichtes an darin aufgelöstem Eisen verdünnt.

Klare, tief gelbbraune Flüssigkeit. Spez. Gewicht 1,280 bis 1,282. 100 Theile enthalten 10 Theile Eisen. In verdünnter Eisenchloridlösung wird durch Silbernitratlösung ein weißer und durch Kaliumferrocyanidlösung ein dunkelblauer Niederschlag hervorgerufen.

Eisenchloridlösung soll beim Annähern eines mit Ammoniakflüssigkeit benetzten Glasstabes Nebel nicht bilden und einen mit Jodzinkstärkelösung getränkten Papierstreifen beim Annähern nicht bläuen.

Eine Mischung aus 1 ccm Eisenchloridlösung und 3 ccm Zinnchlorürlösung soll im Laufe einer Stunde eine dunklere Färbung nicht annehmen.

3 Tropfen Eisenchloridlösung sollen, mit 10 ccm Zehntel-Normal-Natriumthiosulfatlösung langsam zum Sieden erhitzt, beim Erkalten einige Flöckchen Eisenhydroxyd abscheiden.

In Eisenchloridlösung, welche mit 10 Theilen Wasser verdünnt ist, soll Kaliumferricyanidlösung, nach dem Ansäuern mit Salzsäure, eine blaue Färbung nicht hervorrufen.

5 ccm Eisenchloridlösung sollen, mit 20 ccm Wasser verdünnt und mit überschüssiger Ammoniakflüssigkeit gemischt, ein farbloses Filtrat geben, welches, nach dem Verdampfen und gelinden Glühen, einen wägbaren Rückstand nicht hinterläßt.

Eine Mischung aus 2 ccm dieses Filtrats und 2 ccm Schwefelsäure soll beim Ueberschichten mit 1 ccm Ferrosulfatlösung eine braune Zone nicht bilden. Dasselbe Filtrat soll, nach dem Uebersättigen mit Essigsäure, weder durch Baryumnitrat-, noch durch Kaliumferrocyanidlösung verändert werden.

Vor Licht geschützt aufzubewahren.

Liquor Kali caustici. — Kalilauge.

Klare, farblose oder schwach gelbliche, stark alkalisch reagirende Flüssigkeit. Spez. Gewicht 1,138 bis 1,140. 100 Theile enthalten gegen 15 Theile Kaliumhydroxyd. 1 Theil Kalilauge giebt, nach dem Verdünnen mit 1 Raumtheile Wasser und nach dem Uebersättigen mit Weinsäurelösung, einen weißen, krystallinischen Niederschlag.

Kalilauge soll nach dem Kochen mit 4 Theilen Kalkwasser ein Filtrat geben, welches, in überschüssige Salpetersäure gegossen, Gasblasen nicht entwickelt.

Mit 5 Theilen Wasser verdünnte Kalilauge darf, nach dem Uebersättigen mit Salpetersäure, durch Baryumnitrat- oder durch Silbernitratlösung höchstens opalisirend getrübt werden.

2 ccm der mit verdünnter Schwefelsäure gesättigten Kalilauge sollen, mit 2 ccm Schwefelsäure gemischt und dann mit 1 ccm Ferrosulfatlösung überschichtet, eine gefärbte Zone nicht bilden.

Kalilauge darf, nach dem Uebersättigen mit Salzsäure, durch überschüssige Ammoniakflüssigkeit auch nach längerem Stehen höchstens opalisirend getrübt werden.

Vorsichtig aufzubewahren.

Liquor Kalii acetici. — Kaliumacetatlösung.

Zu
  Fünfzig Theilen verdünnter Essigsäure 50
    fügt man allmählich
  Vierundzwanzig Theile Kaliumbicarbonat 24
    hinzu, erhitzt die Lösung zum Sieden, neutralisirt
    sie hierauf mit Kaliumbicarbonat und verdünnt die erkaltete Flüssigkeit mit Wasser bis
    zum spez. Gewichte 1,176 bis 1,180.

Klare, farblose, neutrale oder kaum sauer reagirende Flüssigkeit. 3 Theile enthalten 1 Theil Kaliumacetat.

Kaliumacetatlösung soll nach dem Verdünnen mit gleichen Theilen Wasser weder durch Schwefelwasserstoffwasser, noch durch Baryumnitratlösung verändert werden. Durch Silbernitratlösung darf sie, nach Zusatz von Salpetersäure, höchstens opalisirend getrübt werden.

Kaliumacetatlösung soll nicht brenzlich riechen.

Liquor Kalii arsenicosi. — Fowler'sche Lösung.

Ein Theil arsenige Säure	1
und	
Ein Theil Kaliumcarbonat	1
werden mit	
Zwei Theilen Wasser	2
bis zur völligen Lösung gekocht und hierauf mit	
Vierzig Theilen Wasser	40
versetzt. Der Flüssigkeit werden	
Zehn Theile Weingeist	10,
Fünf Theile Lavendelspiritus	5
und so viel Wasser zugegeben, daß das Gesammtgewicht	
Hundert Theile	100
beträgt.	

Klare, farblose, alkalisch reagirende Flüssigkeit. 100 Theile enthalten 1 Theil arsenige Säure.

Fowler'sche Lösung soll beim Versetzen mit Salzsäure nicht verändert werden; durch nachheriger Zusatz von Schwefelwasserstoffwasser wird in ihr ein gelber Niederschlag hervorgerufen.

Läßt man zu 5 ccm Fowler'sche Lösung, welche mit einer Lösung von 1 g Natriumbicarbonat in 20 ccm Wasser und mit einigen Tropfen Stärkelösung versetzt ist, Zehntel-Normal-Jodlösung fließen, so darf durch Zusatz von 10 ccm der letzteren noch keine bleibende Blaufärbung hervorgerufen werden, wohl aber soll eine solche auf weiteren Zusatz von 0,1 ccm Zehntel-Normal-Jodlösung entstehen.

Sehr vorsichtig aufzubewahren.

Größte Einzelgabe 0,5 g.

Größte Tagesgabe 1,5 g.

Liquor Kalii carbonici. — Kaliumcarbonatlösung.

Elf Theile Kaliumcarbonat 11
werden in
Zwanzig Theilen Wasser 20
gelöst. Die Lösung wird filtrirt und erforderlichen Falles auf das spez. Gewicht 1,330 bis 1,334 verdünnt.

Klare, farblose, stark alkalisch reagirende Flüssigkeit. 3 Theile enthalten 1 Theil Kaliumcarbonat.

Bezüglich ihrer Reinheit soll Kaliumcarbonatlösung den an Kaliumcarbonat gestellten Anforderungen entsprechen.

Liquor Natri caustici. — Natronlauge.

Klare, farblose oder schwach gelbliche, stark alkalisch reagirende Flüssigkeit. Spez. Gewicht 1,168 bis 1,172. 100 Theile enthalten gegen 15 Theile Natriumhydroxyd. Natronlauge färbt beim Verdampfen am Platindrahte die Flamme gelb.

Natronlauge soll, nach dem Kochen mit 4 Theilen Kalkwasser, ein Filtrat geben, welches, in überschüssige Salpetersäure gegossen, Gasblasen nicht entwickelt.

Mit 5 Theilen Wasser verdünnte Natronlauge darf, nach dem Uebersättigen mit Salpetersäure, durch Baryumnitrat- oder durch Silbernitratlösung höchstens opalisirend getrübt werden.

2 ccm der mit verdünnter Schwefelsäure gesättigten Natronlauge sollen, mit 2 ccm Schwefelsäure gemischt und mit 1 ccm Ferrosulfatlösung überschichtet, eine gefärbte Zone nicht bilden.

Natronlauge darf, nach dem Uebersättigen mit Salzsäure, durch überschüssige Ammoniakflüssigkeit auch nach längerem Stehen höchstens opalisirend getrübt werden.

Vorsichtig aufzubewahren.

Liquor Natrii silicici. — Natronwasserglaslösung.

Klare, farblose oder schwach gelblich gefärbte, alkalisch reagirende Flüssigkeit, in welcher durch Säuren ein gallertiger Niederschlag hervorgerufen wird. Spez. Gewicht 1,300 bis 1,400. Mit Salzsäure übersättigt und zur staubigen Trockne verdampft, hinterläßt Natronwasserglaslösung einen Rückstand, welcher am Platindrahte die Flamme stark gelb färbt.

1 ccm Natronwasserglaslösung soll, mit 10 ccm Wasser gemischt und mit Salzsäure angesäuert, nicht aufbrausen und durch Zusatz von Schwefelwasserstoffwasser nicht verändert werden. Beim Verreiben gleicher Theile Natronwasserglaslösung und Weingeist in einer Schale soll sich ein körniges, nicht aber ein breiiges oder schmieriges Salz in reichlicher Menge ausscheiden. Die davon abfiltrirte Flüssigkeit soll rothes Lackmuspapier nicht bläuen.

Liquor Plumbi subacetici. — Bleiessig.

Drei Theile rohes Bleiacetat 3
   werden mit
Einem Theile Bleiglätte 1
   verrieben und unter Zusatz von
Fünf Zehntel Theilen Wasser 0,5
   in einem bedeckten Gefäße im Wasserbade erhitzt, bis die anfänglich gelbliche Mischung gleichmäßig weiß oder röthlichweiß geworden ist. Alsdann werden weitere
Neun und fünf Zehntel Theile Wasser 9,5
   allmählich zugefügt. Wenn die Masse ganz oder bis auf einen kleinen Rückstand zu einer trüben Flüssigkeit gelöst ist, läßt man diese in einem wohl verschlossenen Gefäße zum Absetzen stehen und filtrirt endlich.

Klare, farblose Flüssigkeit von süßem, zusammenziehendem Geschmacke, welche rothes Lackmuspapier bläut, aber Phenolphthaleinlösung nicht röthet. Spez. Gewicht 1,235 bis 1,240. Eisenchloridlösung giebt mit Bleiessig eine röthliche Mischung, aus der sich beim Stehen ein weißer Niederschlag abscheidet, während die Flüssigkeit dunkelroth wird; durch Zusatz von 50 Theilen Wasser wird der Niederschlag wieder gelöst.

Nach Zusatz von Essigsäure soll in Bleiessig durch Kaliumferrocyanidlösung ein rein weißer Niederschlag hervorgerufen werden.

Vorsichtig aufzubewahren.

Lithargyrum. — Bleiglätte.

Gelbliches oder röthlichgelbes Pulver, in Wasser unlöslich, in verdünnter Salpetersäure zu einer farblosen Flüssigkeit löslich, welche mit Schwefelwasserstoffwasser einen schwarzen und mit Schwefelsäure einen weißen, in Natronlauge löslichen Niederschlag giebt.

100 Theile sollen durch Glühen höchstens 1 Theil an Gewicht verlieren.

Die Lösung von Bleiglätte in Salpetersäure soll, nach dem Versetzen mit Schwefelsäure im Ueberschusse, ein Filtrat geben, welches, nach dem Uebersättigen mit Ammoniakflüssigkeit, höchstens bläulich gefärbt wird und höchstens Spuren eines rothgelben Niederschlages liefert.

Werden 5 g Bleiglätte mit 5 ccm Wasser geschüttelt, und wird die Mischung dann mit 20 ccm verdünnter Essigsäure einige Minuten lang gekocht und nach dem Erkalten filtrirt, so soll ein Rückstand bleiben, welcher nach dem Auswaschen und nach dem Trocknen höchstens 0,05 g beträgt.

Vorsichtig aufzubewahren.

Lithium carbonicum. — Lithiumcarbonat.

Weißes, beim Erhitzen im Probirrohre schmelzendes und beim Erkalten zu einer Krystallmasse erstarrendes Pulver, welches sich in 80 Theilen kaltem und in 140 Theilen siedendem Wasser zu einer alkalischen Flüssigkeit löst, aber in Weingeist unlöslich ist. Salpetersäure löst Lithiumcarbonat unter Aufbrausen zu einer Flüssigkeit, welche am Platindrahte die Flamme karminroth färbt.

Die mit Hülfe von Salpetersäure hergestellte, wässerige Lösung (1 = 50) darf durch Silbernitratlösung höchstens opalisirend getrübt und soll weder durch Baryumnitratlösung, noch, nach dem Uebersättigen mit Ammoniakflüssigkeit, durch Schwefelwasserstoffwasser oder durch Ammoniumoxalatlösung verändert werden.

0,2 g Lithiumcarbonat sollen, in 1 ccm Salzsäure gelöst und zur Trockne verdampft, einen in 3 ccm Weingeist klar löslichen Rückstand geben.

Zum Neutralisiren von 0,5 g des bei 100° getrockneten Lithiumcarbonats sollen nicht weniger als 13,4 ccm Normal-Salzsäure erforderlich sein.

Lithium salicylicum. — Lithiumsalicylat.

Weißes oder doch nur einen Stich ins Röthliche zeigendes, geruchloses, krystallinisches Pulver von süßlichem Geschmacke, in Wasser und in Weingeist leicht löslich.

Lithiumsalicylat giebt beim Erhitzen einen kohlehaltigen, mit Säuren aufbrausenden, am Platindrahte die Flamme karminroth färbenden Rückstand. Die wässerige Lösung (1 = 20) scheidet auf Zusatz von Salzsäure einen weißen, in Aether sowie in heißem Wasser löslichen, krystallinischen Niederschlag ab; sie wird durch wenig Eisenchloridlösung selbst bei starker Verdünnung blauviolett gefärbt.

Die wässerige Lösung von Lithiumsalicylat (1 = 5) soll farblos sein oder darf höchstens einen Stich ins Röthliche zeigen. Nach einigem Stehen darf sie sich höchstens schwach röthlich färben und blaues Lackmuspapier nur schwach röthen.

Von 10 Theilen Schwefelsäure soll 1 Theil Lithiumsalicylat ohne Aufbrausen und ohne Färbung aufgenommen werden.

Die wässerige Lösung (1 = 20) soll durch Schwefelwasserstoffwasser oder durch Baryumnitratlösung nicht verändert werden. 2 Raumtheile dieser Lösung sollen, mit 3 Raumtheilen Weingeist versetzt und mit Salpetersäure angesäuert, durch Zusatz von Silbernitratlösung nicht verändert werden. Wird der Verbrennungsrückstand von 0,3 g Lithiumsalicylat in 1 ccm Salzsäure aufgenommen, und die filtrirte Lösung zur Trockne verdampft, so soll der verbleibende Rückstand in 3 ccm Weingeist klar löslich sein.

Lycopodium. — Bärlappsamen.

Die Sporen von Lycopodium clavatum. Bärlappsamen ist ein blaßgelbes, äußerst bewegliches Pulver, ohne Geruch und Geschmack. Es schwimmt nach dem Schütteln mit Wasser oder Chloroform auf diesen Flüssigkeiten, ohne an sie etwas abzugeben, sinkt aber nach dem Kochen in Wasser unter. Bei mikroskopischer Betrachtung erkennt man, daß es aus nahezu gleich großen Körnern besteht, welche von 3 ziemlich flachen und 1 gewölbten Fläche begrenzt werden. Neben diesen Körnern dürfen sich im Bärlappsamen Bruchstücke von Stengeln und Blättern nur in sehr geringer Menge zeigen.

100 Theile Bärlappsamen sollen nach dem Verbrennen höchstens 5 Theile Asche hinterlassen.

Magnesia usta. — Gebrannte Magnesia.

Weißes, leichtes, feines, in Wasser fast unlösliches Pulver. Gebrannte Magnesia löst sich in verdünnter Schwefelsäure zu einer Flüssigkeit, welche, nach Zusatz von Ammoniumchloridlösung und überschüssiger Ammoniakflüssigkeit, mit Natriumphosphatlösung einen weißen, krystallinischen Niederschlag giebt.

Man erhitzt 0,2 g gebrannte Magnesia mit 10 ccm Wasser zum Sieden und filtrirt nach dem Erkalten 5 ccm von der überstehenden Flüssigkeit ab. Das Filtrat darf höchstens schwach alkalisch reagiren und nach dem Verdampfen nur einen sehr geringen Rückstand hinterlassen. Die rückständige, mit Wasser gemischte Magnesia soll, in 5 ccm verdünnte Essigsäure gegossen, eine Flüssigkeit geben, in welcher sich bei der Auflösung nur vereinzelte Gasbläschen zeigen. 0,2 g gebrannte Magnesia sollen, mit 20 ccm Wasser geschüttelt, eine Flüssigkeit liefern, welche nach dem Filtriren durch Ammoniumoxalatlösung innerhalb 5 Minuten nicht mehr als opalisirend getrübt wird.

0,4 g gebrannte Magnesia sollen sich in 10 ccm verdünnter Essigsäure farblos lösen; diese Lösung soll durch Schwefelwasserstoffwasser nicht verändert werden und darf weder durch Baryumnitratlösung, noch, nach Zusatz von Salpetersäure, durch Silbernitratlösung nach 5 Minuten mehr als opalisirend getrübt werden.

20 ccm einer mit Hülfe von Salzsäure bereiteten, wäserigen Lösung (1 = 20) sollen durch 0,5 ccm Kaliumferrocyanidlösung nicht sofort gebläut werden.

Magnesium carbonicum. — Magnesiumcarbonat.

Weiße, leichte, lose zusammenhängende, leicht zerreibliche Massen oder ein weißes, lockeres Pulver. Magnesiumcarbonat ist in Wasser fast unlöslich, ertheilt ihm aber schwach alkalische Reaktion. In verdünnter Schwefelsäure löst sich Magnesiumcarbonat unter reichlicher Kohlensäureentwickelung zu einer Flüssigkeit, welche, nach Zusatz von Ammoniumchloridlösung und überschüssiger Ammoniakflüssigkeit, mit Natriumphosphatlösung einen weißen, krystallinischen Niederschlag giebt.

In verdünnter Salzsäure löst sich Magnesiumcarbonat farblos; mit Wasser gekocht, giebt es eine Flüssigkeit, welche nach dem Filtriren und Verdunsten nur einen geringen, schwach alkalisch reagirenden Rückstand hinterläßt. Die mit Hülfe von Essigsäure hergestellte, wässerige Lösung (1 = 20) soll durch Schwefelwasserstoffwasser nicht verändert werden und darf weder durch Baryumnitratlösung, noch, nach Zusatz von Salpetersäure, durch Silbernitratlösung binnen 5 Minuten mehr als opalisirend getrübt werden. 20 ccm einer mit Hülfe von Salzsäure bereiteten, wässerigen Lösung (1 = 20) sollen durch 0,5 ccm Kaliumferrocyanidlösung nicht sofort gebläut werden.

0,5 g Magnesiumcarbonat sollen nach dem Glühen nicht weniger als 0,2 g Rückstand hinterlassen. Mit 20 ccm Wasser geschüttelt, soll der Glührückstand eine Flüssigkeit liefern, welche nach dem Filtriren durch Ammoniumoxalatlösung innerhalb 5 Minuten nicht mehr als opalisirend getrübt wird.

Magnesium citricum effervescens.
Brausemagnesia.

Fünf Theile Magnesiumcarbonat	5
und	
Fünfzehn Theile Citronensäure	15
werden mit	
Zwei Theilen Wasser	2

gemischt und bei höchstens 30° getrocknet. Der Rückstand wird zu einem mittelfeinen Pulver zerrieben und darauf mit

Siebzehn Theilen Natriumbicarbonat	17,
Acht Theilen Citronensäure	8
und	
Vier Theilen mittelfein gepulvertem Zucker	4

gemischt. Hierauf verwandelt man das Gemenge, indem man tropfenweise Weingeist zusetzt, durch sanftes Reiben in eine krümelige Masse, welche nach dem Trocknen bei gelinder Wärme durch Absieben gekörnt wird.

Brausemagnesia soll weiß sein und sich in Wasser unter reichlicher Kohlensäureentwickelung langsam zu einer angenehm säuerlich schmeckenden Flüssigkeit auflösen.

Magnesium sulfuricum. — Magnesiumsulfat.

Kleine, farblose, an der Luft kaum verwitternde, prismatische Krystalle von bitterem, salzigem Geschmacke, in 1 Theile kaltem und 0,3 Theilen siedendem Wasser löslich, in Weingeist unlöslich.

Die wässerige Lösung giebt mit Natriumphosphatlösung bei Gegenwart von Ammoniumchlorid und Ammoniak einen weißen, krystallinischen, mit Baryumnitratlösung einen weißen, in Säuren unlöslichen Niederschlag.

2 g Magnesiumsulfat werden mit 2 g gebranntem Marmor, welchen man mit wenig Wasser hat zerfallen lassen, fein zerrieben. Das Pulver wird in ein Gemisch von 10 ccm Weingeist und 10 ccm Wasser gebracht, welches man unter wiederholtem Umschütteln 2 Stunden lang stehen läßt. Alsdann setzt man 40 ccm absoluten Alkohol hinzu und filtrirt. 20 ccm des Filtrates sollen nach Zusatz von 2 ccm Kurkumatinktur eine rothe Färbung nicht geben.

Eine Mischung aus 1 g zerriebenem Magnesiumsulfat und 3 ccm Zinnchlorürlösung soll im Laufe einer Stunde eine dunklere Färbung nicht annehmen.

Die wässerige Lösung (1 = 20) soll Lackmuspapier nicht verändern. Sie darf weder durch Schwefelwasserstoffwasser verändert, noch durch Silbernitratlösung nach 5 Minuten mehr als opalisirend getrübt werden.

20 ccm der wässerigen Lösung (1 = 20) sollen durch 0,5 ccm Kaliumferrocyanidlösung nicht gebläut werden.

Wenn Magnesiumsulfat zu Pulvermischungen verordnet wird, ist getrocknetes Magnesiumsulfat zu verwenden.

Magnesium sulfuricum siccum.
Getrocknetes Magnesiumsulfat.

Magnesiumsulfat wird in einer Porzellanschale im Wasserbade unter wiederholtem Umrühren erhitzt, bis je 100 Theile

35 bis 37 Theile an Gewicht verloren haben, und hierauf durch ein Sieb geschlagen.

Weißes, mittelfeines, lockeres Pulver. Hinsichtlich seiner Reinheit soll es den an Magnesiumsulfat gestellten Anforderungen entsprechen, wobei Lösungen (1 = 30) für die Prüfungen zu benutzen sind.

Manna. — Manna.

Der durch Einschnitte in die Rinde von Fraxinus Ornus gewonnene, eingetrocknete Saft. Manna bildet gerundete, flache oder rinnenförmige, krystallinische, trockene Stücke von blaßgelblicher, innen weißer Farbe und süßem Geschmacke.

Versetzt man eine Lösung von 2 g Manna in der gleichen Menge Wasser mit der zehnfachen Menge absolutem Alkohol, erhitzt zum Sieden und filtrirt durch ein Wattebäuschchen, so sollen nach dem Verdunsten des Alkohols mindestens 1,5 g Rückstand hinterbleiben.

Mel. — Honig.

Reiner Bienenhonig. Honig bildet im frischen Zustande eine hell- bis tiefbraungelbe, sirupähnliche, durchscheinende Masse von angenehmem Geruche und charakteristischem, süßem Geschmacke, welche allmählich mehr oder weniger fest und krystallinisch wird.

Honig reagirt schwach sauer. Bei mikroskopischer Betrachtung sind im Honig stets Zuckerkrystalle und meistens Pollenkörner zu erkennen.

Eine Mischung aus 1 Theile Honig und 2 Theilen Wasser soll ein spezifisches Gewicht von mindestens 1,111 haben.

Diese Mischung soll durch Silbernitrat- und Baryumnitratlösung nur schwach getrübt und durch Zusatz eines gleichen Raumtheiles Ammoniakflüssigkeit nicht verändert werden. 1 ccm derselben Mischung darf, nach Zusatz der fünffachen Menge Weingeist, höchstens schwach getrübt werden.

Zum Neutralisiren von 10 g Honig sollen, nach dem Verdünnen mit der fünffachen Menge Wasser, nicht mehr als 0,5 ccm Normal-Kalilauge erforderlich sein.

100 Theile Honig sollen nach dem Verbrennen nicht mehr als 0,4 Theile Asche hinterlassen.

Mel depuratum. — Gereinigter Honig.

Zwei Theile Honig...................... 2
    werden im Wasserbade mit
Drei Theilen Wasser 3
    eine Stunde lang erwärmt, nach dem Abkühlen auf etwa 50° durch dichten Flanell geseiht und durch möglichst beschleunigtes Einengen im Wasserbade bis zum spez. Gewichte 1,330 gebracht.

Gereinigter Honig ist im durchfallenden Lichte klar, von angenehmem Honiggeruche und, in 20 mm dicker Schicht betrachtet, von gelber, allenfalls etwas bräunlicher Farbe.

Gereinigter Honig soll beim Vermischen mit 1 Theile Ammoniakflüssigkeit die Farbe nicht verändern und durch Zusatz von 2 Theilen Weingeist nicht getrübt werden.

Mit 4 Theilen Wasser soll gereinigter Honig eine klare Flüssigkeit geben; diese darf durch Silbernitrat- oder Baryumnitratlösung höchstens opalisirend getrübt werden.

Zum Neutralisiren von 10 g gereinigtem Honig sollen, nach dem Verdünnen mit der fünffachen Menge Wasser, nicht mehr als 0,4 ccm Normal-Kalilauge erforderlich sein.

100 Theile gereinigter Honig sollen nach dem Verbrennen nicht mehr als 0,4 Theile Asche hinterlassen.

Mel rosatum. — Rosenhonig.

Ein Theil mittelfein zerschnittene Rosenblätter . . 1
  wird mit
Fünf Theilen verdünntem Weingeist 5
  24 Stunden lang in einem verschlossenen Gefäße unter wiederholtem Umschütteln bei 15° bis 20° ausgezogen; die abgepreßte und filtrirte Flüssigkeit wird mit
Neun Theilen gereinigtem Honig 9
  und
Einem Theile Glycerin 1
  bis auf 10 Theile eingedampft.

Rosenhonig ist klar, braun und riecht angenehm.

Mentholum. — Menthol.

Spitze, spröde, farblose Krystalle von pfefferminzähnlichem Geruche und Geschmacke. Schmelzpunkt 43°. Siedepunkt 212°. Von Aether, Chloroform, Weingeist wird Menthol sehr reichlich aufgenommen, kaum von Wasser, welchem es jedoch sein Aroma mittheilt. Menthol giebt mit 40 Theilen Schwefelsäure eine braunrothe, trübe Flüssigkeit, welche sich im Laufe eines Tages klärt und an ihrer Oberfläche eine farblose, nicht mehr nach Menthol riechende Schicht zeigt.

Bringt man Menthol in eine Mischung aus 1 ccm Essigsäure, 6 Tropfen Schwefelsäure und 1 Tropfen Salpetersäure, so soll eine Färbung nicht entstehen.

0,1 g Menthol soll, aus offener Schale im Wasserbade verdampft, einen wägbaren Rückstand nicht hinterlassen.

Methylsulfonalum. — Methylsulfonal.

Farblose, glänzende, geruchlose Krystalltafeln, in Aether und Weingeist leicht löslich. Schmelzpunkt 76°. Methylsulfonal löst sich in 320 Theilen kaltem, leichter in heißem Wasser zu einer bitter schmeckenden, neutral reagirenden Flüssigkeit.

0,1 g Methylsulfonal giebt, mit 0,1 g gepulverter Holzkohle erhitzt, den charakteristischen Geruch des Merkaptans.

Wird 1 g Methylsulfonal in 50 ccm siedendem Wasser gelöst, so soll sich ein Geruch nicht entwickeln. Die erkaltete und filtrirte Lösung soll weder durch Baryumnitrat-, noch durch Silbernitratlösung verändert werden; 1 Tropfen Kaliumpermanganatlösung soll nach dem Versetzen mit 10 ccm derselben Lösung nicht sofort entfärbt werden.

0,1 g Methylsulfonal soll nach dem Verbrennen einen wägbaren Rückstand nicht hinterlassen.

Vorsichtig aufzubewahren.

Größte Einzelgabe 2,0 g.

Größte Tagesgabe 4,0 g.

Minium. — Mennige.

Rothes, in Wasser unlösliches Pulver. Mit Salzsäure bildet Mennige unter Entwickelung von Chlor einen weißen, krystallinischen Niederschlag.

2,5 g Mennige werden mit 0,5 g Oxalsäure innig verrieben; das Gemenge wird hierauf langsam in 10 ccm heiße Salpetersäure eingetragen und mit 25 ccm siedendem Wasser allmählich vermischt; diese Mischung soll sich vollkommen lösen oder darf höchstens einen nicht über 0,035 g betragenden Rückstand hinterlassen.

Vorsichtig aufzubewahren.

Mixtura oleoso-balsamica.
Hoffmann'scher Lebensbalsam.

Ein Theil Lavendelöl	1,
Ein Theil Eugenol	1,
Ein Theil Zimmtöl....................	1,
Ein Theil Thymianöl..................	1,
Ein Theil Citronenöl	1,
Ein Theil ätherisches Muskatnußöl	1,
Vier Theile Perubalsam	4
und	
Zweihundertundvierzig Theile Weingeist.....	240

werden gemischt. Die Mischung wird mehrere Tage lang unter häufigem Umschütteln an einem kühlen Orte stehen gelassen und schließlich filtrirt.

Hoffmann'scher Lebensbalsam ist eine klare, bräunlichgelbe Flüssigkeit.

Mixtura sulfurica acida. — Haller'sches Sauer.

Ein Theil Schwefelsäure 1
  wird unter Umrühren mit
Drei Theilen Weingeist 3
  gemischt.

Haller'sches Sauer ist eine klare, farblose Flüssigkeit. Spez. Gewicht 0,990 bis 1,002.

Morphinum hydrochloricum. — Morphinhydrochlorid.

Weiße, seidenglänzende, oft büschelförmig vereinigte Krystallnadeln oder weiße, würfelförmige Stücke von mikrokrystallinischer Beschaffenheit. Morphinhydrochlorid löst sich in 25 Theilen Wasser, sowie in 50 Theilen Weingeist zu einer farblosen, neutral reagirenden, bitter schmeckenden Flüssigkeit. Salzsäure scheidet aus der kalt gesättigten, wässerigen Lösung des Morphinhydrochlorids einen Theil desselben in Krystallen wieder aus. Silbernitratlösung ruft in der wässerigen Lösung des Morphinhydrochlorids eine weiße, käsige Fällung hervor.

Wird ein Körnchen Morphinhydrochlorid in einem trockenen Probirröhrchen in 5 Tropfen Schwefelsäure gelöst, und diese Lösung 15 Minuten lang im Wasserbade erwärmt, so nimmt sie, nach dem Erkalten, auf Zusatz einer Spur Salpetersäure eine blutrothe Färbung an.

Trägt man ein Gemisch von 1 Theile Morphinhydrochlorid und 4 Theilen Zucker in Schwefelsäure ein, so färbt sich diese roth; durch Zusatz eines Tropfens Bromwasser wird die Rothfärbung noch verstärkt.

Von Schwefelsäure soll Morphinhydrochlorid beim Verreiben ohne Färbung oder doch nur mit sehr schwach röthlicher Färbung gelöst werden; eingestreutes basisches Wismutnitrat ruft in dieser Lösung eine dunkelbraune Färbung hervor.

5 ccm der wässerigen Lösung des Morphinhydrochlorids $(1=30)$ geben, auf Zusatz von 1 Tropfen Kaliumcarbonatlösung, sofort oder nach wenigen Sekunden eine rein weiße, krystallinische Ausscheidung, welche auch bei Berührung mit der Luft keine Färbung erleidet und alsdann auch damit geschütteltes Chloroform nicht röthlich färbt.

Auf Zusatz von 1 Tropfen Ammoniakflüssigkeit soll in 5 ccm der wässerigen Lösung des Morphinhydrochlorids $(1=30)$ alsbald ein rein weißer, krystallinischer Niederschlag entstehen, der sich ohne Färbung leicht in Natronlauge, schwieriger in überschüssiger Ammoniakflüssigkeit und in Kalkwasser löst. Wird die durch Natronlauge bewirkte Lösung mit einer gleichen Raummenge Aether geschüttelt, so soll die abgehobene, klare Aetherschicht nach dem Verdunsten einen wägbaren Rückstand nicht hinterlassen.

Bei 100° verlieren 100 Theile Morphinhydrochlorid höchstens 14,4 Theile an Gewicht; getrocknetes Morphinhydrochlorid soll eine rein weiße oder doch nur schwach gelbliche Farbe zeigen.

Morphinhydrochlorid soll nach dem Verbrennen einen Rückstand nicht hinterlassen.

Wird Morphinum aceticum zu Einspritzungen unter die Haut verordnet, so ist Morphinhydrochlorid abzugeben.
Vorsichtig aufzubewahren.
Größte Einzelgabe 0,03 g.
Größte Tagesgabe 0,1 g.

Mucilago Gummi arabici. — Gummischleim.

Ein Theil mit Wasser abgewaschenes Arabisches Gummi	1
wird in	
Zwei Theilen Wasser	2
gelöst, und die Lösung durchgeseiht.	

Gummischleim schmeckt fade, nicht süß.

Gummischleim soll nicht bräunlich gefärbt sein, darf blaues Lackmuspapier höchstens schwach röthen und soll den an Arabisches Gummi gestellten Anforderungen entsprechen.

Mucilago Salep. — Salepschleim.

Ein Theil mittelfein gepulverter Salep	1
wird in eine Flasche geschüttet, welche	
Neun Theile Wasser	9
enthält. Nachdem das Pulver durch Umschütteln gut vertheilt worden ist, versetzt man das Gemisch mit	
Neunzig Theilen siedendem Wasser	90
und schüttelt es in derselben Flasche bis zum Erkalten.	

Salepschleim soll nur auf Verordnung bereitet werden.

Myrrha. — Myrrhe.

Das Gummiharz von Commiphora abyssinica und Commiphora Schimperi. Myrrhe bildet Körner oder löcherige Klumpen von gelblicher, röthlicher oder brauner, innen oft stellenweise weißlicher Farbe, welche in kleinen Stückchen durchscheinen. Myrrhe riecht aromatisch und schmeckt zugleich bitter und anhaltend kratzend. Beim Verreiben mit Wasser giebt sie eine gelbe Emulsion.

Schüttelt man 1 g gepulverte Myrrhe mit 2 bis 3 g Aether, filtrirt die Flüssigkeit ab und läßt zu dem gelben Filtrate Bromdampf treten, so färbt es sich rothviolett. Der nach dem vollkommenen Ausziehen von 100 Theilen Myrrhe mit siedendem Weingeist hinterbleibende Rückstand soll nach dem Trocknen nicht mehr als 70 Theile der ursprünglichen Masse, und der Aschengehalt von 100 Theilen Myrrhe nicht mehr als 6 Theile betragen.

Naphthalinum. — Naphthalin.

Glänzende, farblose Krystallblätter von durchdringendem Geruche und brennend aromatischem Geschmacke. Naphthalin verdampft schon bei 15° langsam. Schmelzpunkt 80°. Siedepunkt 218°. Die entzündeten Dämpfe brennen mit leuchtender und rußender Flamme.

Naphthalin wird sehr reichlich von Aether, Weingeist, Chloroform, Schwefelkohlenstoff, auch von flüssigem Paraffin aufgenommen. Von Wasser wird es nicht gelöst; doch nimmt das Wasser beim Kochen mit Naphthalin einen äußerst schwach gewürzhaften Geschmack, aber nicht eine saure Reaktion an.

Schüttelt man Naphthalin mit Schwefelsäure, so soll sich diese, auch beim Erwärmen der Mischung im Wasserbade, nicht, oder höchstens blaßröthlich färben.

0,2 g Naphthalin sollen nach dem Erhitzen einen wägbaren Rückstand nicht hinterlassen.

Naphtholum. — Beta=Naphthol.

Farblose, glänzende Krystallblättchen oder ein weißes, krystallinisches Pulver von schwach phenolartigem Geruche und brennend scharfem, jedoch nicht lange anhaltendem Geschmacke. Schmelzpunkt 122°. Siedepunkt 286°. Beta=Naphthol giebt mit etwa 1000 Theilen kaltem und mit etwa 75 Theilen siedendem Wasser Lösungen, welche Lackmuspapier nicht verändern. In Weingeist, Aether, Chloroform, Kali= und Natronlauge ist es leicht löslich, sowie in fetten Oelen beim gelinden Erwärmen.

Eine wässerige Lösung des Beta=Naphthols zeigt auf Zusatz von Ammoniakflüssigkeit eine violette Fluorescenz, auf Zusatz von Chlorwasser eine weiße Trübung, welche durch überschüssige Ammoniakflüssigkeit verschwindet. Im letzteren Falle nimmt die Lösung eine grüne, später eine braune Färbung an. Eisenchloridlösung färbt die wässerige Lösung des Beta=Naphthols grünlich; nach einiger Zeit erfolgt eine Abscheidung weißer Flocken.

Beta=Naphthol soll sich in 50 Theilen Ammoniakflüssigkeit ohne Rückstand zu einer nur blaßgelb gefärbten Flüssigkeit lösen. Eisenchloridlösung soll die heißgesättigte, Chlorkalklösung die kaltgesättigte, wässerige Lösung nicht violett färben.

0,2 g Beta-Naphthol sollen nach dem Erhitzen einen wägbaren Rückstand nicht hinterlassen.

Vor Licht geschützt aufzubewahren.

Natrium aceticum. — Natriumacetat.

Farblose, durchsichtige, in warmer Luft verwitternde Krystalle, welche mit 1 Theile Wasser eine rothes Lackmuspapier bläuende, dagegen Phenolphthaleinlösung gar nicht oder nur sehr wenig röthende Lösung geben und sich in 23 Theilen kaltem, sowie in 1 Theile siedendem Weingeist lösen. Beim Erhitzen schmilzt Natriumacetat zunächst unter Verlust des Krystallwassers und wird dann wieder fest, um bei verstärkter Hitze von Neuem zu schmelzen. Beim Glühen wird es unter Entwickelung von Acetongeruch und Hinterlassung eines stark alkalisch reagirenden, die Flamme gelb färbenden Rückstandes zersetzt. Die wässerige Lösung des Natriumacetats wird durch Zusatz von Eisenchloridlösung dunkelroth gefärbt.

Die wässerige Lösung (1 = 20) soll weder durch Schwefelwasserstoffwasser, noch durch Baryumnitrat-, noch durch Ammoniumoxalat-, noch, nach Zusatz einer gleichen Menge Wasser und Ansäuern mit Salpetersäure, durch Silbernitratlösung verändert werden. 20 ccm derselben wässerigen Lösung sollen durch 0,5 ccm Kaliumferrocyanidlösung nicht gebläut werden.

Natrium bicarbonicum. — Natriumbicarbonat.

Weiße, luftbeständige Krystallkrusten oder ein weißes, krystallinisches Pulver von schwach alkalischem Geschmacke, in 12 Theilen Wasser löslich, in Weingeist dagegen unlöslich. Beim Erhitzen giebt Natriumbicarbonat Kohlensäure ab und hinterläßt einen stark alkalischen Rückstand.

Durch ein Kobaltglas betrachtet, soll die durch Natriumbicarbonat gelb gefärbte Flamme gar nicht, oder doch nur vorübergehend roth gefärbt erscheinen.

1 g Natriumbicarbonat soll beim Erhitzen im Probirrohre Ammoniak nicht entwickeln.

Die wässerige, mit Essigsäure übersättigte Lösung des Natriumbicarbonats (1 = 50) soll durch Schwefelwasserstoffwasser nicht verändert und darf durch Baryumnitratlösung höchstens nach 2 Minuten schwach opalisirend getrübt werden. Die mit überschüssiger Salpetersäure hergestellte, wässerige Lösung (1 = 50) soll klar sein und darf, auf Zusatz von Silbernitratlösung, nach 10 Minuten nicht mehr als eine weißliche Opalescenz zeigen; durch Eisenchloridlösung soll sie nicht roth gefärbt werden.

Die bei einer 15° nicht übersteigenden Temperatur bei Vermeidung von starkem Schütteln erhaltene Lösung von 1 g Natriumbicarbonat in 20 ccm Wasser soll, auf Zusatz von 3 Tropfen Phenolphthaleinlösung, nicht sofort geröthet werden; jedenfalls soll eine etwa entstehende schwache Röthung auf Zusatz von 0,2 ccm Normal-Salzsäure verschwinden.

100 Theile des zuvor über Schwefelsäure getrockneten Natriumbicarbonats sollen nach dem Glühen nicht mehr als 63,8 Theile Rückstand hinterlassen.

Natrium bromatum. — Natriumbromid.

Weißes, krystallinisches Pulver, in 1,2 Theilen Wasser und in 5 Theilen Weingeist löslich. 100 Theile enthalten mindestens 95 Theile wasserfreies Salz. Am Platindrahte erhitzt, färbt Natriumbromid die Flamme gelb. Die wässerige Lösung färbt, mit wenig Chlorwasser versetzt und hierauf mit Chloroform geschüttelt, dieses rothbraun.

Durch ein Kobaltglas betrachtet, soll die durch Natriumbromid gelb gefärbte Flamme gar nicht, oder doch nur vorübergehend roth gefärbt erscheinen. Zerriebenes Natriumbromid soll sich, auf weißem Porzellan ausgebreitet, auf Zusatz weniger Tropfen verdünnter Schwefelsäure nicht sofort gelb färben und soll befeuchtetes rothes Lackmuspapier nicht sofort violettblau färben.

Die wässerige Lösung (1 = 20) soll weder durch Schwefelwasserstoffwasser, noch durch Baryumnitratlösung, noch durch verdünnte Schwefelsäure verändert werden.

20 ccm der wässerigen, zuvor mit einigen Tropfen Salzsäure angesäuerten Lösung (1 = 20) sollen durch 0,5 ccm Kaliumferrocyanidlösung nicht gebläut werden.

10 ccm einer wässerigen Lösung des bei 100° getrockneten Natriumbromids (3 g = 100 ccm) sollen, nach Zusatz einiger Tropfen Kaliumchromatlösung, nicht mehr als 29,3 ccm Zehntel-Normal-Silbernitratlösung bis zur bleibenden Röthung verbrauchen.

Natrium carbonicum. — Natriumcarbonat.

Farblose, durchscheinende, an der Luft verwitternde Krystalle von alkalischem Geschmacke, welche mit 1,6 Theilen kaltem und 0,2 Theilen siedendem Wasser eine stark alkalische Lösung geben. In Weingeist ist Natriumcarbonat unlöslich. Mit Säuren braust es auf und färbt beim Erhitzen am Platindrahte die Flamme gelb. 100 Theile enthalten 37 Theile wasserfreies Salz.

Die wässerige Natriumcarbonatlösung (1 = 20) soll durch Schwefelwasserstoffwasser nicht verändert werden; mit Essigsäure übersättigt, soll sie weder durch Schwefelwasserstoffwasser, noch durch Baryumnitratlösung verändert werden. Durch Silbernitratlösung darf sie, nach Zusatz von Salpetersäure im Ueberschusse, binnen 10 Minuten höchstens weißlich opalisirend getrübt werden.

Beim Erwärmen mit Natronlauge soll Natriumcarbonat Ammoniak nicht entwickeln.

Zum Neutralisiren von 1 g Natriumcarbonat sollen nicht weniger als 7 ccm Normal-Salzsäure erforderlich sein.

Wenn Natriumcarbonat zu Pulvermischungen verordnet wird, ist getrocknetes Natriumcarbonat zu verwenden.

Natrium carbonicum crudum. — Soda.

Farblose Krystalle oder krystallinische, an der Luft verwitternde Massen, welche mit 2 Theilen Wasser eine stark alkalische Lösung geben. Mit Säuren braust Soda auf und färbt beim Erhitzen am Platindrahte die Flamme gelb.

Natrium carbonicum siccum.
Getrocknetes Natriumcarbonat.

Natriumcarbonat wird gröblich zerrieben und, vor Staub geschützt, einer 25° nicht übersteigenden Temperatur bis zur vollständigen Verwitterung ausgesetzt, dann bei 40° bis 50° getrocknet, bis es die Hälfte seines Gewichtes verloren hat, und hierauf durch ein Sieb geschlagen.

Weißes, mittelfeines, lockeres Pulver, welches beim Drücken nicht zusammenballt. Bezüglich seiner Reinheit soll es den an Natriumcarbonat gestellten Anforderungen entsprechen, wobei Lösungen (1 = 40) zu verwenden sind. Zum Neutralisiren von 1 g getrocknetem Natriumcarbonat sollen nicht weniger als 14 ccm Normal-Salzsäure erforderlich sein.

Natrium chloratum. — Natriumchlorid.

Weiße, würfelförmige Krystalle oder ein weißes, krystallinisches Pulver, welches sich in 2,7 Theilen Wasser zu einer farblosen, Lackmuspapier nicht verändernden Flüssigkeit löst. Beim Erhitzen am Platindrahte färbt Natriumchlorid die Flamme gelb. Die wässerige Lösung giebt mit Silbernitratlösung einen weißen, käsigen, in Ammoniakflüssigkeit löslichen Niederschlag.

Durch ein Kobaltglas betrachtet, soll die durch Natriumchlorid gelb gefärbte Flamme gar nicht, oder doch nur vorübergehend roth gefärbt erscheinen.

Die wässerige Lösung des Natriumchlorids (1 = 20) soll weder durch Schwefelwasserstoffwasser, noch durch Baryumnitratlösung, verdünnte Schwefelsäure oder, nach Zusatz von Ammoniakflüssigkeit, durch Ammoniumoxalat- oder Natriumphosphatlösung verändert werden.

20 ccm der wässerigen Lösung (1 = 20) sollen durch 0,5 ccm Kaliumferrocyanidlösung nicht gebläut werden.

Natrium jodatum. — Natriumjodid.

Weißes, trockenes, krystallinisches, an der Luft feucht werdendes Pulver, in 0,6 Theilen Wasser und in 3 Theilen Weingeist löslich. 100 Theile enthalten mindestens 95 Theile wasserfreies Salz. Beim Erhitzen am Platindrahte färbt es die Flamme gelb. Die wässerige Lösung färbt, mit wenig Chlorwasser versetzt und mit Chloroform geschüttelt, dieses violett.

Durch ein Kobaltglas betrachtet, soll die durch Natriumjodid gelb gefärbte Flamme gar nicht, oder doch nur vorübergehend roth gefärbt erscheinen. Zerrieben auf befeuchtetes rothes Lackmuspapier gebracht, darf es dieses nicht sogleich violettblau färben.

Die wässerige Lösung (1 = 20) soll weder durch Schwefelwasserstoffwasser, noch durch Baryumnitratlösung verändert werden, noch sich, wenn sie mit 1 Körnchen Ferrosulfat, 1 Tropfen Eisenchloridlösung und Natronlauge gelinde erwärmt worden ist, beim Uebersättigen mit Salzsäure blau färben.

Die mit ausgekochtem und wieder erkaltetem Wasser frisch bereitete Lösung (1 = 10) soll bei alsbaldigem Zusatze von Stärkelösung und verdünnter Schwefelsäure sich nicht sofort färben.

20 ccm der wässerigen Lösung (1 = 20) sollen, nach Zusatz von einigen Tropfen Salzsäure, durch 0,5 ccm Kaliumferrocyanidlösung nicht gebläut werden.

1 g Natriumjodid soll, mit 5 ccm Natronlauge und einem Gemisch von je 0,5 g Zinkfeile und Eisenpulver erwärmt, Ammoniak nicht entwickeln.

0,2 g getrocknetes Natriumjodid werden in 2 ccm Ammoniakflüssigkeit gelöst, mit 14 ccm Zehntel-Normal-

Silbernitratlösung unter Umschütteln vermischt und dann filtrirt; das Filtrat soll, nach dem Uebersättigen mit Salpetersäure, innerhalb 10 Minuten weder bis zur Undurchsichtigkeit getrübt, noch dunkel gefärbt werden.

Vorsichtig aufzubewahren.

Natrium nitricum. — Natriumnitrat.

Farblose, durchsichtige, rhomboedrische, an trockener Luft unveränderliche Krystalle von kühlend salzigem, bitterlichem Geschmacke, in 1,2 Theilen Wasser und in 50 Theilen Weingeist löslich. Die Lösungen in Wasser und in Weingeist reagiren neutral. Beim Erhitzen am Platindrahte färbt Natriumnitrat die Flamme gelb. Die wässerige Lösung färbt sich bei dem Vermischen mit Schwefelsäure und überschüssiger Ferrosulfatlösung braunschwarz.

Durch ein Kobaltglas betrachtet, soll die durch Natriumnitrat gelb gefärbte Flamme gar nicht, oder doch nur vorübergehend roth gefärbt erscheinen.

Die wässerige Lösung des Natriumnitrats (1 = 20) soll weder durch Schwefelwasserstoffwasser, noch, nach Zusatz von Ammoniakflüssigkeit, durch Ammoniumoxalat- oder Natriumphosphatlösung verändert werden.

Silbernitrat- und Baryumnitratlösung sollen die wässerige Lösung (1 = 20) innerhalb 5 Minuten nicht verändern.

5 ccm der wässerigen Lösung (1 = 20) sollen, nach dem Zusatze von verdünnter Schwefelsäure und Jodzinkstärkelösung, nicht sofort blau gefärbt werden; auch soll die wässerige Lösung, mit wenig Chlorwasser versetzt und mit Chloroform geschüttelt, dieses nicht violett färben.

20 ccm der wässerigen Lösung (1 = 20) sollen durch 0,5 ccm Kaliumferrocyanidlösung nicht gebläut werden.

Natrium phosphoricum. — Natriumphosphat.

Farblose, durchscheinende, an trockener Luft verwitternde Krystalle von schwach salzigem Geschmacke und alkalischer Reaktion. Natriumphosphat verflüssigt sich bei 40° und löst sich in 5,8 Theilen Wasser. Beim Erhitzen am Platindrahte färbt Natriumphosphat die Flamme gelb. Die wässerige Lösung giebt mit Silbernitratlösung einen gelben, beim Erwärmen sich nicht bräunenden, in Salpetersäure und in Ammoniakflüssigkeit löslichen Niederschlag.

Durch ein Kobaltglas betrachtet, soll die durch Natriumphosphat gelb gefärbte Flamme gar nicht, oder doch nur vorübergehend roth gefärbt erscheinen.

Eine Mischung aus 1 g vorher entwässertem und zerriebenem Natriumphosphat und 3 ccm Zinnchlorürlösung soll im Laufe einer Stunde eine dunklere Färbung nicht annehmen.

Die wässerige Lösung (1 = 20) soll durch Schwefelwasserstoffwasser nicht verändert werden; mit Salpetersäure angesäuert, darf sie nicht aufbrausen und alsdann durch Baryumnitrat- oder Silbernitratlösung nach 3 Minuten nicht mehr als opalisirend getrübt werden.

Natrium salicylicum. — Natriumsalicylat.

Weiße, geruchlose, krystallinische Schüppchen von süßsalzigem Geschmacke, in 0,9 Theilen Wasser, sowie in 6 Theilen Weingeist löslich.

Beim Erhitzen in einem engen Probirrohre entwickelt Natriumsalicylat weiße, nach Karbolsäure riechende Dämpfe und giebt einen kohlehaltigen, mit Säuren aufbrausenden, die Flamme gelb färbenden Rückstand. Eine wässerige Lösung ($1 = 10$) scheidet, auf Zusatz von Salzsäure, weiße, in Aether leichtlösliche Krystalle ab; sie wird durch Eisenchloridlösung selbst bei starker Verdünnung ($1 = 1000$) blauviolett gefärbt.

Die wässerige Lösung von Natriumsalicylat ($1 = 5$) soll farblos sein; nach einigem Stehen darf sie sich höchstens schwach röthlich färben und nur schwach sauer reagiren. 0,1 g Natriumsalicylat soll von 1 ccm Schwefelsäure ohne Aufbrausen und ohne Färbung aufgenommen werden.

Die wässerige Lösung des Natriumsalicylats ($1 = 20$) soll durch Schwefelwasserstoffwasser und durch Baryumnitratlösung nicht verändert werden. 2 Raumtheile dieser Lösung ($1 = 20$) sollen, mit 3 Raumtheilen Weingeist versetzt und mit Salpetersäure angesäuert, durch Zusatz von Silbernitratlösung nicht verändert werden.

Natrium sulfuricum. — Natriumsulfat.

Farblose, verwitternde, leicht schmelzende Krystalle, in 3 Theilen kaltem Wasser, in 0,3 Theilen Wasser von 33° und in 0,4 Theilen Wasser von 100° löslich, in Weingeist unlöslich. Am Platindrahte erhitzt, färbt Natriumsulfat die Flamme gelb; die wässerige Lösung giebt mit Baryumnitratlösung einen weißen, in Säuren unlöslichen Niederschlag.

Eine Mischung aus 1 g vorher entwässertem und zerriebenem Natriumsulfat und 3 ccm Zinnchlorürlösung soll im Laufe einer Stunde eine dunklere Färbung nicht annehmen.

Die wässerige Lösung (1 = 20) soll neutral sein und weder durch Schwefelwasserstoffwasser, noch, nach Zusatz von Ammoniakflüssigkeit, durch Natriumphosphatlösung verändert werden; auf Zusatz von Silbernitratlösung soll sie innerhalb 5 Minuten eine Veränderung nicht erleiden.

20 ccm der wässerigen Lösung (1 = 20) sollen durch 0,5 ccm Kaliumferrocyanidlösung nicht verändert werden.

Wenn Natriumsulfat zu Pulvermischungen verordnet wird, so ist getrocknetes Natriumsulfat zu verwenden.

Natrium sulfuricum siccum.
Getrocknetes Natriumsulfat.

Natriumsulfat wird gröblich zerrieben und, vor Staub geschützt, einer 25° nicht übersteigenden Temperatur bis zur vollständigen Verwitterung ausgesetzt, dann bei 40° bis 50° getrocknet, bis es die Hälfte seines Gewichtes verloren hat, und hierauf durch ein Sieb geschlagen.

Weißes, mittelfeines, lockeres Pulver, welches beim Drücken nicht zusammenballt. Bezüglich seiner Reinheit soll es den an Natriumsulfat gestellten Anforderungen entsprechen, wobei Lösungen (1 = 40) für die Prüfungen zu benutzen sind.

Natrium thiosulfuricum. — Natriumthiosulfat.

Farb- und geruchlose, salzig, bitterlich schmeckende Krystalle, welche bei gewöhnlicher Temperatur luftbeständig sind. Natriumthiosulfat schmilzt bei 50° in seinem Krystallwasser und löst sich in weniger als 1 Theile kaltem Wasser zu einer rothes Lackmuspapier schwach bläuenden Flüssigkeit, welche, auf Zusatz von Salzsäure, schweflige Säure entwickelt und sich nach einiger Zeit trübt.

Oleum Amygdalarum. — Mandelöl.

Das fette Oel der bitteren und süßen Mandeln. Mandelöl ist ein hellgelbes, geruchloses und milde schmeckendes Oel, welches bei — 10° noch nicht erstarrt. Spez. Gewicht 0,915 bis 0,920.

Werden 1 ccm rauchende Salpetersäure, 1 ccm Wasser und 2 ccm Mandelöl bei 10° kräftig durchgeschüttelt, so soll ein weißliches, nicht rothes oder braunes Gemenge entstehen, welches sich nach 2, höchstens 6 Stunden in eine feste, weiße Masse und eine kaum gefärbte Flüssigkeit scheidet.

Läßt man 10 ccm Mandelöl mit 15 ccm Natronlauge und 10 ccm Weingeist bei 35° bis 40° solange stehen, bis die Mischung sich geklärt hat, und nimmt diese dann mit 100 ccm Wasser auf, so soll eine klare Lösung entstehen. Die aus dieser Lösung mit überschüssiger Salzsäure abgeschiedene Oelsäure soll bei 15° flüssig bleiben, nachdem sie von der salzsauren Flüssigkeit getrennt, mit warmem Wasser gewaschen und im Wasserbade geklärt worden ist. 1 Raumtheil dieser Oelsäure soll mit 1 Raumtheile Weingeist eine klare Lösung geben, welche bei 15° Fettsäuren nicht abscheidet und beim nochmaligen Verdünnen mit 1 Raumtheile Weingeist nicht getrübt wird.

Zur Bestimmung der Jodaufnahmefähigkeit löst man etwa 0,5 g Mandelöl in einer mit Glasstöpsel zu verschließenden Flasche in 15 ccm Chloroform, fügt je 25 ccm weingeistige Jodlösung und weingeistige Quecksilberchloridlösung hinzu und läßt 4 Stunden lang an einem vor direktem Tageslichte geschützten Orte stehen. Alsdann versetzt man die Mischung mit 1,5 g Kaliumjodid und 100 ccm Wasser und titrirt mit Zehntel-Normal-Natriumthiosulfatlösung bis zur Entfärbung. 100 Theile Mandelöl sollen nicht weniger als 95 und nicht mehr als 100 Theile Jod aufnehmen.

Oleum Anisi. — Anethol.

Der sauerstoffhaltige Antheil des ätherischen Oeles des Anis. Anethol bildet eine weiße, krystallinische Masse von sehr aromatischem Geruche und süßem Geschmacke. Schmelzpunkt 20° bis 21°. Spez. Gewicht bei 25° 0,984 bis 0,986. Siedepunkt 232° bis 234°.

Anethol löst sich klar in 2 Theilen Weingeist.

Oleum Cacao. — Kakaobutter.

Das aus den enthülsten Samen von Theobroma Cacao gepreßte Fett. Kakaobutter ist bei 15° spröde, von blaßgelblicher Farbe, angenehmem, nicht ranzigem, an Kakao erinnerndem Geruche und mildem, reinem Geschmacke. Schmelzpunkt 30° bis 33°.

Eine Auflösung von Kakaobutter in 2 Theilen Aether soll sich im Laufe eines Tages bei 12° bis 15° nicht trüben.

Zur Bestimmung der Jodaufnahmefähigkeit löst man etwa 1 g Kakaobutter in einer mit Glasstöpsel zu verschließenden Flasche in 15 ccm Chloroform, fügt je 25 ccm weingeistige Jodlösung und weingeistige Quecksilberchloridlösung hinzu und läßt 4 Stunden lang an einem vor direktem Tageslichte geschützten Orte stehen. Alsdann versetzt man die Mischung mit 1,5 g Kaliumjodid und 100 ccm Wasser und titrirt mit Zehntel-Normal-Natriumthiosulfatlösung bis zur Entfärbung. 100 Theile Kakaobutter sollen nicht weniger als 34 und nicht mehr als 38 Theile Jod aufnehmen.

Oleum Calami. — Kalmusöl.

Das aus Kalmus destillirte, ätherische Oel. Kalmusöl ist gelbbräunlich, in jedem Verhältnisse mit Weingeist mischbar und von sehr aromatischem Geruche und etwas bitterem Geschmacke. Spez. Gewicht 0,960 bis 0,970. Eine Mischung aus 1 g Kalmusöl und 1 g Weingeist wird durch 1 Tropfen Eisenchloridlösung dunkelbraunröthlich gefärbt.

Oleum camphoratum. — Kampheröl.

Ein Theil Kampher 1
    wird in
Neun Theilen Olivenöl 9
    gelöst. Die Auflösung wird filtrirt.

Oleum camphoratum forte. — Starkes Kampheröl.

Ein Theil Kampher 1
    wird in
Vier Theilen Olivenöl 4
    gelöst. Die Auflösung wird filtrirt.

Oleum cantharidatum. — Spanischfliegenöl.

Drei Theile grob gepulverte Spanische Fliegen . 3
läßt man mit
Zehn Theilen Olivenöl 10
10 Stunden lang in einem verschlossenen Kolben im Wasserbade unter wiederholtem Umschwenken stehen, preßt aus und filtrirt.
Spanischfliegenöl ist grüngelb.

Oleum Carvi. — Carvon.

Der sauerstoffhaltige Antheil des ätherischen Oeles des Kümmels. Carvon bildet eine farblose oder blaßgelbliche Flüssigkeit von feinem Kümmelgeruche und aromatischem Geschmacke, welche in zwei Theilen verdünntem Weingeist klar löslich ist. Siedepunkt 229° bis 230°. Spez. Gewicht nicht unter 0,960.

Oleum Caryophyllorum. — Eugenol.

Der sauerstoffhaltige Antheil des ätherischen Oeles der Gewürznelken. Eugenol bildet eine farblose oder gelbliche, an der Luft sich bräunende, stark lichtbrechende Flüssigkeit von scharf aromatischem Geruche und Geschmacke. Siedepunkt 251° bis 253°. Spez. Gewicht 1,072 bis 1,074. Eugenol ist in Wasser schwer, in Weingeist, Aether und Eisessig leicht löslich.

Beim Mischen von 1 g Eugenol mit 26 ccm Wasser und 4 ccm Natronlauge entsteht eine klare, sich an der Luft leicht trübende Flüssigkeit.

Beim kräftigen Durchschütteln von 5 Tropfen Eugenol mit 10 ccm Kalkwasser entsteht eine flockige, zum Theil an den Wänden des Gefäßes haftende Abscheidung. 2 Tropfen einer Mischung aus 1 Theile Eisenchloridlösung und 9 Theilen Wasser rufen in einer Auflösung von 5 Tropfen Eugenol in 5 ccm Weingeist eine blaue Färbung hervor, welche allmählich durch grün in gelblich übergeht.

Die Mischung aus 1 g Eugenol und 20 ccm heißem Wasser darf blaues Lackmuspapier kaum röthen; das nach dem Erkalten der Mischung klar abfiltrirte Wasser darf sich, auf Zusatz eines Tropfens Eisenchloridlösung, höchstens vorübergehend graugrünlich, aber nicht blau färben.

1 Theil Eugenol soll sich in 2 Theilen verdünntem Weingeist klar lösen.

Oleum Chloroformii. — Chloroformöl.

Ein Theil Chloroform 1
   und
Ein Theil Olivenöl 1
   werden gemischt.

Klare, gelbe, nach Chloroform riechende Flüssigkeit.

Oleum Cinnamomi. — Zimmtöl.

Das ätherische Oel des Chinesischen Zimmtes. Zimmtöl bildet eine gelbe oder bräunliche Flüssigkeit von angenehmem

Zimmtgeruche und anfangs süßem, hinterher brennendem Geschmacke. Zimmtöl enthält mindestens 70 Theile Zimmtaldehyd. Zimmtöl ist in 3 Theilen verdünntem Weingeist löslich und mit Weingeist in jedem Verhältnisse klar mischbar. Spez. Gewicht 1,055 bis 1,070. Beim Schütteln von 4 Tropfen Zimmtöl mit 4 Tropfen roher Salpetersäure entsteht bei einer 5° nicht übersteigenden Temperatur eine weiße Krystallmasse.

1 Tropfen Eisenchloridlösung soll in einer Auflösung von 4 Tropfen Zimmtöl in 10 ccm Weingeist nur eine braune, nicht aber eine grüne oder blaue Färbung hervorrufen.

Beim Versetzen einer Auflösung von Zimmtöl in 3 bis 4 Theilen verdünntem Weingeist mit ihrem halben Raumtheile einer frischbereiteten, bei gewöhnlicher Temperatur gesättigten Auflösung von Bleiacetat in verdünntem Weingeist soll eine Fällung nicht eintreten.

Erwärmt man eine Mischung aus 5 ccm Zimmtöl und 45 ccm Natriumbisulfitlösung unter häufigem Umschütteln 2 Stunden lang im Wasserbade, so sollen nicht mehr als 1,5 ccm Zimmtöl ungelöst bleiben.

Der nach dem Verdunsten aller flüchtigen Antheile im Wasserbade hinterbleibende Rückstand von 100 Theilen Zimmtöl soll nicht mehr als 8 Theile betragen.

Oleum Citri. — Citronenöl.

Das aus frischen Citronen ohne Destillation gewonnene, ätherische Oel. Citronenöl bildet eine blaßgelbliche Flüssigkeit von feinem Citronengeruche. Spez. Gewicht 0,858 bis 0,861.

Oleum Crotonis. — Krotonöl.

Das aus dem geschälten Samen von Croton Tiglium gepreßte, dickflüssige, fette Oel. Krotonöl ist braungelb, riecht unangenehm und röthet befeuchtetes, blaues Lackmuspapier. Spez. Gewicht 0,940 bis 0,960. In 2 Raumtheilen absolutem Alkohol ist Krotonöl beim Erwärmen löslich.

Ein Gemisch von 1 ccm rauchender Salpetersäure, 1 ccm Wasser und 2 ccm Krotonöl soll, kräftig geschüttelt, binnen 1 bis 2 Tagen weder ganz noch theilweise erstarren.

Vorsichtig aufzubewahren.
Größte Einzelgabe 0,05 g.
Größte Tagesgabe 0,15 g.

Oleum Foeniculi. — Fenchelöl.

Das ätherische Oel des Fenchels. Fenchelöl bildet eine farblose, stark aromatisch riechende Flüssigkeit von zuerst süßem, hinterher bitterlich kampherartigem Geschmacke. Spez. Gewicht 0,965 bis 0,975. In gleichen Raumtheilen Weingeist ist Fenchelöl löslich.

Aus Fenchelöl scheiden sich beim Abkühlen unter 0° Krystalle von Anethol aus, welche sich erst beim Erwärmen auf + 5° wieder vollständig auflösen.

Oleum Hyoscyami. — Bilsenkrautöl.

Vier Theile mittelfein zerschnittene Bilsenkrautblätter... 4
    werden mit

Drei Theilen Weingeist.................... 3
    befeuchtet, einige Stunden lang stehen ge-
    lassen, alsdann mit
Vierzig Theilen Olivenöl................... 40
    vermischt und im Wasserbade unter wieder-
    holtem Umrühren erwärmt, bis der Wein-
    geist verflüchtigt ist. Darauf wird das
    Gemisch ausgepreßt, und das Oel filtrirt.
Bilsenkrautöl ist bräunlichgrün.

Oleum Jecoris Aselli. — Leberthran.

Das aus den frischen Lebern von Gadus Morrhua, Gadus Callarias und Gadus aeglefinus bei möglichst gelinder Wärme im Dampfbade gewonnene Oel. Leberthran ist blaßgelb und besitzt einen eigenthümlichen, nicht ranzigen Geruch und Geschmack. Spez. Gewicht 0,926 bis 0,931.

Eine Lösung von 1 Tropfen Leberthran in 20 Tropfen Schwefelkohlenstoff färbt sich durch Schütteln mit 1 Tropfen Schwefelsäure zunächst schön violettroth, dann braun. Ein Gemisch von 15 Tropfen Leberthran mit 3 Tropfen rauchender Salpetersäure färbt sich beim Schütteln feurig rosa, später citronengelb.

Eine kräftig durchgeschüttelte Mischung aus 1 ccm rauchender Salpetersäure, 1 ccm Wasser und 2 ccm Leberthran soll binnen 1 bis 2 Tagen weder ganz, noch theilweise erstarren.

Mit Weingeist befeuchtetes blaues Lackmuspapier darf durch Leberthran höchstens schwach geröthet werden.

Nach längerem Stehen bei 0° dürfen aus Leberthran Fette gar nicht oder doch nur in geringen Mengen auskrystallisiren.

Zur Bestimmung der Jodaufnahmefähigkeit löst man etwa 0,5 g Leberthran in einer mit Glasstöpsel zu verschließenden Flasche in 15 ccm Chloroform, fügt je 25 ccm weingeistige Jodlösung und weingeistige Quecksilberchloridlösung hinzu und läßt 4 Stunden lang an einem vor direktem Tageslichte geschützten Orte stehen. Alsdann versetzt man die Mischung mit 1,5 g Kaliumjodid und 100 ccm Wasser und titrirt mit Zehntel-Normal-Natriumthiosulfatlösung bis zur Entfärbung. 100 Theile Leberthran sollen nicht weniger als 140 und nicht mehr als 152 Theile Jod aufnehmen.

1 g Leberthran wird mit 20 ccm weingeistiger Halb-Normal-Kalilauge eine halbe Stunde lang am Rückflußkühler im Wasserbade erhitzt und nach dem Erkalten unter Zusatz einiger Tropfen Phenolphthaleinlösung mit Halb-Normal-Salzsäure bis zur Entfärbung titrirt; hierzu sollen nicht weniger als 13 ccm Säure erforderlich sein.

Oleum Juniperi. — Wachholderöl.

Das aus Wachholderbeeren destillirte, ätherische Oel. Wachholderöl bildet eine farblose oder blaßgelbliche Flüssigkeit von eigenthümlichem Geruche und Geschmacke, welche in Weingeist schwer löslich ist. Spez. Gewicht 0,865 bis 0,880.

Oleum Lauri. — Lorbeeröl.

Das durch Pressen der Lorbeeren gewonnene, grüne, salbenartig krystallinische Gemenge von Fett und ätherischem

Oel. Es schmilzt bei etwa 40° zu einer dunkelgrünen, aromatischen Flüssigkeit und ist in Aether und Benzol klar löslich.

Erwärmt man Lorbeeröl mit 2 Theilen Weingeist und gießt nach dem Erkalten die Auflösung ab, so soll diese nicht braun gefärbt werden, wenn Ammoniakflüssigkeit zugesetzt wird.

Oleum Lavandulae. — Lavendelöl.

Das ätherische Oel der Lavendelblüthen. Lavendelöl bildet eine farblose oder schwach gelbliche Flüssigkeit von eigenthümlichem, sehr angenehmem Geruche und stark aromatischem, etwas bitterem Geschmacke. Spez. Gewicht 0,885 bis 0,895.

In 3 Theilen verdünntem Weingeist soll sich Lavendelöl klar lösen. 1 g Lavendelöl wird mit 10 ccm weingeistiger Halb-Normal-Kalilauge eine halbe Stunde lang am Rückflußkühler im Wasserbade erhitzt und nach dem Erkalten, unter Zusatz einiger Tropfen Phenolphthaleinlösung, mit Halb-Normal-Salzsäure bis zur Entfärbung titrirt; hierzu sollen höchstens 7 ccm Säure erforderlich sein.

Oleum Lini. — Leinöl.

Das fette Oel der Leinsamen. Leinöl ist ein gelbes, eigenthümlich riechendes, bei — 20° noch flüssiges, in dünner Schicht bald austrocknendes Oel. Spez. Gewicht 0,936 bis 0,940.

Man erwärmt 20 Theile Leinöl im Wasserbade in einem geräumigen, tiefen Zinn- oder Porzellangefäße, versetzt sie unter Umrühren mit einer Mischung aus 27 Theilen Kalilauge und 2 Theilen Weingeist und erwärmt die Mischung weiter bis zur vollständigen Verseifung; die daraus gewonnene Seife soll in Wasser und in Weingeist ohne Rückstand löslich sein.

Zur Bestimmung der Jodaufnahmefähigkeit löst man etwa 0,1 g Leinöl in einer mit Glasstöpsel zu verschließenden Flasche in 15 ccm Chloroform, fügt je 25 ccm weingeistige Jodlösung und weingeistige Quecksilberchloridlösung hinzu und läßt 18 Stunden lang an einem vor direktem Tageslichte geschützten Orte stehen. Alsdann versetzt man die Mischung mit 1,5 g Kaliumjodid und 100 ccm Wasser und titrirt mit Zehntel-Normal-Natriumthiosulfatlösung bis zur Entfärbung. 100 Theile Leinöl sollen nicht weniger als 150 Theile Jod aufnehmen.

Oleum Macidis. — Aetherisches Muskatnußöl.

Das ätherische Oel der Muskatnüsse. Aetherisches Muskatnußöl ist eine farblose oder schwach gelbliche Flüssigkeit vom Geruche der Muskatnüsse und anfangs mildem, hinterher scharf aromatischem Geschmacke. Spez. Gewicht 0,890 bis 0,930. Aetherisches Muskatnußöl löst sich in 3 Theilen Weingeist.

Oleum Menthae piperitae. — Pfefferminzöl.

Das ätherische Oel der Blätter und blühenden Zweigspitzen der Mentha piperita. Pfefferminzöl ist eine farblose oder blaßgelbliche Flüssigkeit von reinem, erfrischendem

Pfefferminzgeruche und brennendem, kampherartigem, jedoch nicht bitterem Geschmacke. Spez. Gewicht 0,900 bis 0,910.

Pfefferminzöl soll in 4 bis 5 Theilen verdünntem Weingeist klar löslich sein.

Oleum Nucistae. — Muskatnußöl.

Das aus der Muskatnuß gewonnene, rothbraune, stellenweise weiße Gemenge von Fett, ätherischem Oel und Farbstoff. Muskatnußöl besitzt den aromatischen Geruch und Geschmack der Muskatnuß und schmilzt bei 45° bis 51° zu einer braunrothen, nicht völlig klaren Flüssigkeit; aus dieser soll sich ein fester Bodensatz nicht abscheiden.

Oleum Olivarum. — Olivenöl.

Das aus den Früchten von Olea europaea ohne Anwendung von Wärme gepreßte Oel. Olivenöl ist von gelber, anfangs beinahe grünlicher Farbe, eigenthümlichem, schwachem Geruche und Geschmacke. Spez. Gewicht 0,915 bis 0,918.

Bei ungefähr 10° beginnt das Oel sich durch krystallinische Ausscheidungen zu trüben, bei 0° bildet es eine salbenartige Masse.

Beim kräftigen Durchschütteln von 1 ccm rauchender Salpetersäure, 1 ccm Wasser und 2 ccm Olivenöl bei 10° soll ein grünlich-weißliches, nicht rothes oder braunes Gemenge entstehen, welches sich nach 2 bis höchstens 6 Stunden in eine feste, weiße Masse und eine kaum gefärbte Flüssigkeit scheidet.

Zur Bestimmung der Jodaufnahmefähigkeit löst man etwa 0,5 g Olivenöl in einer mit Glasstöpsel zu verschließenden Flasche in 15 ccm Chloroform, fügt je 25 ccm weingeistige Jodlösung und weingeistige Quecksilberchloridlösung hinzu und läßt 4 Stunden lang an einem vor direktem Tageslichte geschützten Orte stehen. Alsdann versetzt man die Mischung mit 1,5 g Kaliumjodid und 100 ccm Wasser und titrirt mit Zehntel-Normal-Natriumthiosulfatlösung bis zur Entfärbung. 100 Theile Olivenöl sollen nicht weniger als 80 und nicht mehr als 84 Theile Jod aufnehmen.

Oleum Olivarum commune. — Baumöl.

Aus den Früchten von Olea europaea gewonnenes Oel. Baumöl ist von gelbbräunlicher oder grüner Farbe, durch krystallinische Ausscheidung meist trübe oder breiartig, bei niedriger Temperatur ziemlich fest und von wenig angenehmem Geruche und Geschmacke.

Oleum Papaveris. — Mohnöl.

Das aus dem Mohnsamen durch Pressen gewonnene fette Oel. Mohnöl ist von blaßgelber Farbe, angenehmem Geruche und mildem Geschmacke. Mohnöl bleibt bei 0° klar und verdickt sich bald, wenn es in dünner Schicht der Luft ausgesetzt wird.

2 ccm Mohnöl sollen, mit 1 ccm rauchender Salpetersäure und 1 ccm Wasser kräftig durchgeschüttelt, auch nach längerer Zeit nicht erstarren.

Zur Bestimmung der Jodaufnahmefähigkeit löst man etwa 0,1 g Mohnöl in einer mit Glasstöpsel zu verschließenden Flasche in 15 ccm Chloroform, fügt je 25 ccm weingeistige Jodlösung und weingeistige Quecksilberchloridlösung hinzu und läßt 18 Stunden lang an einem vor direktem Tageslichte geschützten Orte stehen. Alsdann versetzt man die Mischung mit 1,5 g Kaliumjodid und 100 ccm Wasser und titrirt mit Zehntel-Normal-Natriumthiosulfatlösung bis zur Entfärbung. 100 Theile Mohnöl sollen nicht weniger als 130 und nicht mehr als 150 Theile Jod aufnehmen.

Oleum Ricini. — Ricinusöl.

Das aus den geschälten Samen von Ricinus communis ohne Anwendung von Wärme gepreßte, fette Oel. Ricinusöl ist klar, dickflüssig, farblos oder höchstens blaßgelblich gefärbt und von kaum wahrnehmbarem Geruche und Geschmacke. Spez. Gewicht 0,950 bis 0,970. Bei 0° wird Ricinusöl durch Abscheidung krystallinischer Flocken trübe, in größerer Kälte butterartig. Mit Essigsäure und absolutem Alkohol mischt sich Ricinusöl in jedem Verhältnisse klar, ebenso löst es sich in 3 Theilen Weingeist.

Ein Gemisch von 3 ccm Ricinusöl, 3 ccm Schwefelkohlenstoff und 1 ccm Schwefelsäure soll sich, einige Minuten lang geschüttelt, nicht schwarzbraun färben.

Oleum Rosae. — Rosenöl.

Das ätherische Oel der Kronenblätter einiger Rosenarten. Rosenöl bildet eine blaßgelbliche Flüssigkeit von angenehmem, sehr ausgiebigem Rosengeruche und etwas scharfem Geschmacke.

Bei 18° bis 21° beginnen sich Kryställchen auszuscheiden, welche bei höherer Temperatur wieder schmelzen.

Oleum Rosmarini. — Rosmarinöl.

Das ätherische Oel der Blätter von Rosmarinus officinalis. Rosmarinöl bildet eine farblose oder schwach gelbliche Flüssigkeit von kampherartigem Geruche und gewürzig bitterem, kühlendem Geschmacke. Spez. Gewicht nicht unter 0,900.

Das Oel soll sich in einem halben Theile Weingeist klar lösen.

Oleum Santali. — Sandelöl.

Das aus dem Holze von Santalum album durch Destillation gewonnene, ätherische Oel. Sandelöl bildet eine dickliche, blaßgelbliche Flüssigkeit, welche erst bei 300° ins volle Sieden gelangt. Spez. Gewicht 0,975 bis 0,985. Sandelöl besitzt einen gewürzigen, ambraähnlichen Geruch und einen nicht scharfen, ein wenig bitterlichen Geschmack.

Sandelöl reagirt schwach sauer und löst sich bei 20° klar in 5 Theilen verdünntem Weingeist.

Oleum Sinapis. — Senföl.

Das durch Destillation von gepulverten Senfsamen, welche in kaltem Wasser eingeweicht worden sind, gewonnene Oel. Senföl ist von gelblicher Farbe und scharfem Geruche und mit Weingeist in jedem Verhältnisse klar mischbar. Siedepunkt 148° bis 152°. Spez. Gewicht 1,018 bis 1,025.

Gießt man zu 3 g Senföl nach und nach unter guter Abkühlung 6 g Schwefelsäure, so tritt beim Umschütteln Gasentwickelung ein. Die gelbe, keinesfalls dunkle Mischung ist zunächst vollkommen klar, wird dann zähflüssig, bisweilen krystallinisch und verliert den scharfen Geruch des Senföles.

Mit 5 Raumtheilen Weingeist verdünntes Senföl soll durch Zutröpfeln von Eisenchloridlösung nicht verändert werden.

5 ccm einer Lösung des Senföls in Weingeist (1 = 50) werden in einem 100 ccm fassenden Meßkolben mit 50 ccm Zehntel-Normal-Silbernitratlösung und 10 ccm Ammoniakflüssigkeit versetzt und gut bedeckt unter häufigem Umschütteln 24 Stunden lang stehen gelassen. Nach dem Auffüllen bis zur Marke sollen auf 50 ccm des klaren Filtrats, nach Zusatz von 6 ccm Salpetersäure und 1 ccm Ferriammoniumsulfatlösung, 16,6 bis 17,2 ccm Zehntel-Normal-Ammoniumrhodanidlösung bis zum Eintritt der Rothfärbung erforderlich sein.

Vorsichtig aufzubewahren.

Oleum Terebinthinae. — Terpentinöl.

Das ätherische Oel der Terpentine verschiedener Pinus-Arten. Terpentinöl bildet eine farblose Flüssigkeit von eigenthümlichem Geruche und scharfem, kratzendem Geschmacke. Spez. Gewicht 0,865 bis 0,875. Es siedet größtentheils bei 155° bis 162°.

Terpentinöl soll sich in 12 Theilen Weingeist klar lösen.

Oleum Terebinthinae rectificatum.
Gereinigtes Terpentinöl.

Ein Gemisch von 1 Theile Terpentinöl mit 6 Theilen Kalkwasser wird der Destillation unterworfen, bis ungefähr drei Viertel des Oeles übergegangen sind. Dieses Destillat wird klar abgehoben.

Gereinigtes Terpentinöl destillirt bei 155° bis 162° vollständig über. Spez. Gewicht 0,860 bis 0,870.

Gereinigtes Terpentinöl soll farblos sein; eine weingeistige Lösung soll mit Wasser befeuchtetes Lackmuspapier nicht verändern.

Oleum Thymi. — Thymianöl.

Das ätherische Oel der Blätter und blühenden Zweigspitzen von Thymus vulgaris. Thymianöl bildet eine farblose Flüssigkeit von stark gewürzigem Geruche und Geschmacke. Spez. Gewicht nicht unter 0,900. In 3 Theilen einer Mischung aus 100 Raumtheilen Weingeist und 14 Raumtheilen Wasser soll sich Thymianöl klar lösen.

Man schüttelt 5 ccm Thymianöl mit 30 ccm einer Mischung aus 10 ccm Natronlauge und 20 ccm Wasser in einem graduirten Mischcylinder kräftig durch und läßt solange stehen, bis die Laugenschicht klar geworden ist; die darauf schwimmende Oelschicht soll nicht mehr als 4 ccm betragen.

Opium. — Opium.

Der in Kleinasien gewonnene, an der Luft eingetrocknete Milchsaft der unreifen Früchte von Papaver somniferum. Opium wird in Form kleiner, in Mohnblätter gehüllter, meist mit Früchten einer Rumex-Art bestreuter, innen brauner, aus einer gleichmäßigen, scharf bitter und brennend schmeckenden Masse bestehender Kuchen in den Handel gebracht.

Bei mikroskopischer Betrachtung soll das Opium weder ganze oder verquollene Stärkekörner, noch Gewebeelemente erkennen lassen, mit Ausnahme sehr kleiner Mengen von Epidermiszellen der unreifen Mohnfrucht. Im Pulver dürfen außerdem nur so kleine Mengen von Gewebeelementen des Mohnblattes vorhanden sein, wie sie durch das Mitpulvern des Mohnblattes, welches den Kuchen umhüllt, bedingt sind.

Zur Herstellung von Opiumpulver sind die Kuchen von den Rumex-Früchten zu befreien, zu zerschneiden und bei einer 60° nicht übersteigenden Temperatur zu trocknen. 100 Theile Pulver sollen 10 bis 12 Theile Morphin enthalten und durch Trocknen bei 100° nicht mehr als 8 Theile an Gewicht verlieren.

Zur Bestimmung des Morphingehaltes reibt man 6 g mittelfeines Opiumpulver mit 6 g Wasser an, spült die Mischung mit Wasser in ein trockenes, gewogenes Kölbchen und bringt dessen Inhalt durch weiteren Wasserzusatz auf das Gewicht von 54 g. Nachdem die Mischung unter häufigem Umschütteln eine Stunde lang gestanden hat, preßt man die Masse durch ein trockenes Stück Leinwand, filtrirt von der abgepreßten Flüssigkeit 42 g durch ein trockenes Faltenfilter von 10 cm Durchmesser in ein trockenes Kölbchen ab, fügt zu diesem Filtrat 2 g Natriumsalicylatlösung (1 = 2) und schüttelt kräftig um. Hierauf filtrirt man 36 g der geklärten Flüssigkeit durch ein trockenes Faltenfilter von 10 cm Durchmesser in ein Kölbchen ab, mischt dieses Filtrat durch Umschwenken mit 10 g Aether und fügt noch 5 g einer Mischung aus 17 g Ammoniakflüssigkeit und 83 g Wasser zu. Alsdann verschließt man das Kölbchen, schüttelt den Inhalt 10 Minuten lang kräftig und läßt ihn 24 Stunden lang ruhig stehen. Darauf bringt man zuerst die Aetherschicht möglichst vollständig auf ein glattes Filter von 8 cm Durchmesser, giebt zu der im Kölbchen zurückgebliebenen, wässerigen Flüssigkeit nochmals 10 g Aether, bewegt die Mischung einige Augenblicke lang und bringt zunächst wieder die Aetherschicht auf das Filter. Nach dem Ablaufen der ätherischen Flüssigkeit gießt man die wässerige Lösung, ohne auf die an den Wänden des Kölbchens haftenden Krystalle Rücksicht zu nehmen, auf das Filter und spült dieses, sowie das Kölbchen dreimal mit je 5 g mit Aether gesättigtem Wasser nach. Nachdem das Kölbchen gut ausgelaufen, und das Filter vollständig abgetropft ist, löst man die Morphinkrystalle nach dem Trocknen in 25 ccm Zehntel-Normal-Salzsäure, gießt die Lösung in einen Kolben von 100 ccm Inhalt, wäscht Filter und Kölbchen sorgfältig mit Wasser nach und verdünnt die Lösung schließlich auf 100 ccm. Von dieser Lösung mißt man hierauf 50 ccm in eine etwa 200 ccm fassende Flasche aus weißem Glase ab und fügt etwa 50 ccm Wasser und soviel Aether zu, daß die Schicht des letzteren die Höhe von etwa 1 cm erreicht. Nach Zusatz von 5 Tropfen Jodeosinlösung läßt man alsdann soviel Zehntel-Normal-Kalilauge, nach jedem Zusatze die Mischung kräftig umschüttelnd, zufließen, bis die untere, wässerig: Schicht eine blaßrothe Färbung angenommen hat. Zur Erzielung dieser Färbung sollen nicht mehr als 5,4 ccm und nicht weniger als 4,1 ccm Lauge erforderlich sein. Der zum Titriren nicht benutzte Theil der wässerigen, salzsauren Lösung soll die Reaktionen des Morphinhydrochlorids geben.

Eine Regelung des Morphingehaltes soll nur durch Mischen zweier verschieden morphinreicher Opiumsorten bewerkstelligt werden.

Vorsichtig aufzubewahren.
Größte Einzelgabe 0,15 g.
Größte Tagesgabe 0,5 g.

Oxymel Scillae. — Meerzwiebelhonig.

Ein Theil Meerzwiebelessig 1
und
Zwei Theile gereinigter Honig 2
werden im Wasserbade auf
Zwei Theile 2
eingedampft und durchgeseiht.

Meerzwiebelhonig ist klar und gelblichbraun.

Paraffinum liquidum. — Flüssiges Paraffin.

Klare, farblose, nicht fluorescirende, ölartige, aus dem Petroleum gewonnene Flüssigkeit ohne Geruch und Geschmack. Spez. Gewicht mindestens 0,880. Flüssiges Paraffin siedet bei 360° noch nicht.

Werden 3 ccm flüssiges Paraffin in einem zuvor mit warmer Schwefelsäure ausgespülten Glase mit 3 ccm

Schwefelsäure unter häufigem Durchschütteln 10 Minuten lang im Wasserbade erhitzt, so darf das Paraffin nicht verändert, und die Säure nur wenig gebräunt werden. 1 Theil Weingeist soll, nach dem Kochen mit 1 Theile flüssigem Paraffin, blaues Lackmuspapier nicht röthen.

Paraffinum solidum. — Festes Paraffin.

Aus brennbaren Mineralien gewonnene, feste, weiße, mikrokrystallinische, geruchlose Masse. Schmelzpunkt 74° bis 80°.

Werden 3 g festes Paraffin in einem zuvor mit warmer Schwefelsäure ausgespülten Glase mit 3 ccm Schwefelsäure unter häufigem Durchschütteln 10 Minuten lang im Wasserbade erhitzt, so darf das Paraffin nicht verändert, und die Säure höchstens schwach gebräunt werden. 1 Theil Weingeist soll, nach dem Kochen mit 1 Theile festem Paraffin, blaues Lackmuspapier nicht röthen.

Paraldehydum. — Paraldehyd.

Klare, farblose, neutrale oder doch nur sehr schwach sauer reagirende Flüssigkeit von eigenthümlich ätherischem, jedoch nicht stechendem Geruche und brennend kühlendem Geschmacke. Spez. Gewicht 0,995 bis 0,998. Bei starker Abkühlung erstarrt Paraldehyd zu einer krystallinischen Masse. Schmelzpunkt 10,5°. Siedepunkt 123° bis 125°. Paraldehyd löst sich in 8,5 Theilen Wasser zu einer Flüssigkeit, welche sich beim Erwärmen trübt. Mit Weingeist und Aether mischt er sich in jedem Verhältnisse.

Durch starke Abkühlung fest geworden, soll Paraldehyd nicht unter + 10° schmelzen. 1 Theil desselben soll sich in 10 Theilen kaltem Wasser zu einer klaren, auch beim Stehen Oeltröpfchen nicht abscheidenden Flüssigkeit lösen, welche, nach dem Ansäuern mit Salpetersäure, weder durch Silbernitrat-, noch durch Baryumnitratlösung verändert wird. Eine Mischung aus 1 ccm Paraldehyd und 1 ccm Weingeist soll, nach Zusatz von 1 Tropfen Normal-Kalilauge, nicht sauer reagiren.

5 ccm Paraldehyd, im Wasserbade erhitzt, sollen ohne Hinterlassung eines unangenehm riechenden Rückstandes flüchtig sein.

Vorsichtig und vor Licht geschützt aufzubewahren.
Größte Einzelgabe 5,0 g.
Größte Tagesgabe 10,0 g.

Pastilli. — Pastillen.

Zur Herstellung von Pastillen werden die gepulverten und nöthigenfalls mit Binde- oder Auflockerungsmitteln gemischten Stoffe entweder unmittelbar durch Druck oder nach Ueberführung in eine bildsame Masse in die gewünschte Gestalt (Scheiben, Tabletten, Täfelchen, Cylinder, Kegel, Kugelabschnitte u. s. w.) gebracht.

Chokoladepastillen werden aus einer Mischung der arzneilichen Stoffe mit geschmolzener Chokoladenmasse, welche aus Kakao und Zucker angefertigt wird, hergestellt.

Jede Pastille soll, wenn nicht etwas Anderes vorgeschrieben ist, 1 g schwer sein.

Pastilli Hydrargyri bichlorati. — Sublimatpastillen.

Aus der mit einem Theerfarbstoffe roth gefärbten Mischung aus gleichen Theilen fein gepulvertem Quecksilberchlorid und Natriumchlorid werden Cylinder von 1 oder 2 g Gewicht hergestellt, von welchen jeder doppelt so lang wie dick ist.

Harte, walzenförmige, lebhaft roth gefärbte Pastillen, welche nach dem Pulvern leicht in Wasser, nur theilweise in 20 Theilen Weingeist und in Aether löslich sind. Eine wässerige Lösung röthet blaues Lackmuspapier nicht.

Wird eine gepulverte Pastille dreimal nacheinander mit dem fünffachen Gewichte Aether einige Zeit lang geschüttelt, so soll sie nicht mehr als die Hälfte ihres Gewichtes an Rückstand hinterlassen.

Sublimatpastillen sollen nur in verschlossenen Glasbehältern mit der Aufschrift »Gift« abgegeben werden; jede einzelne Pastille soll in schwarzes Papier eingewickelt sein, welches die Aufschrift »Gift« in weißer Farbe trägt. **Sehr vorsichtig, vor Licht und Feuchtigkeit geschützt, aufzubewahren.**

Pastilli Santonini. — Santoninpastillen.

Santoninpastillen sollen je 0,025 g Santonin enthalten.

Pepsinum. — Pepsin.

Feines, fast weißes, nur wenig hygroskopisches Pulver, von eigenthümlichem, brodartigem Geruche und süßlichem, hinterher etwas bitterlichem Geschmacke. 1 Theil Pepsin giebt mit 100 Theilen Wasser eine kaum sauer reagirende, schwach trübe Lösung.

Von einem Hühnerei, welches 10 Minuten lang in kochendem Wasser gelegen hat, wird das Eiweiß nach dem Erkalten durch ein zur Bereitung von grobem Pulver bestimmtes Sieb gerieben. 10 g dieses zertheilten Eiweißes werden mit 100 ccm warmem Wasser von 50° und 0,5 ccm Salzsäure gemischt; der Mischung wird 0,1 g Pepsin hinzugefügt. Läßt man diese Mischung unter wiederholtem Durchschütteln eine Stunde lang bei 45° stehen, so soll das Eiweiß bis auf wenige, weißgelbliche Häutchen gelöst sein.

Phenacetinum. — Phenacetin.

Farblose, glänzende Krystallblättchen, ohne Geruch und ohne Geschmack. Schmelzpunkt 134° bis 135°. Phenacetin löst sich in 1400 Theilen kaltem Wasser und in etwa 70 Theilen siedendem Wasser, sowie in etwa 16 Theilen Weingeist. Diese Lösungen reagiren neutral. Beim Schütteln mit Salpetersäure wird Phenacetin gelb gefärbt.

Wird eine Lösung von 0,2 g Phenacetin in 2 ccm Salzsäure eine Minute lang gekocht, hierauf die Lösung mit 20 ccm Wasser verdünnt und nach dem Erkalten filtrirt, so nimmt die Flüssigkeit auf Zusatz von 6 Tropfen Chromsäurelösung allmählich eine rubinrothe Färbung an.

0,1 g Phenacetin soll, in 10 ccm heißem Wasser gelöst, nach dem Erkalten ein Filtrat geben, welches durch Bromwasser, bis zur Gelbfärbung zugesetzt, nicht getrübt wird.

0,1 g Phenacetin soll sich in 1 ccm Schwefelsäure ohne Färbung auflösen.

0,1 g Phenacetin soll nach dem Verbrennen einen wägbaren Rückstand nicht hinterlassen.

Vorsichtig aufzubewahren.
 Größte Einzelgabe 1,0 g.
 Größte Tagesgabe 3,0 g.

Phenylum salicylicum. — Phenylsalicylat.

Weißes, krystallinisches Pulver von schwach aromatischem Geruche und Geschmacke. Schmelzpunkt annähernd 42°. Phenylsalicylat ist fast unlöslich in Wasser, löslich in 10 Theilen Weingeist, in 0,3 Theilen Aether, sowie in Chloroform.

Die weingeistige Lösung giebt mit verdünnter Eisenchloridlösung (1 Raumtheil Eisenchloridlösung zu 20 Raumtheilen Wasser) eine violette Färbung.

Werden 0,2 bis 0,3 g Phenylsalicylat mit wenig Natronlauge unter Erwärmen in Lösung gebracht und hierauf mit Salzsäure übersättigt, so scheidet sich Salicylsäure bei gleichzeitig auftretendem Phenolgeruche aus.

Phenylsalicylat soll feuchtes, blaues Lackmuspapier nicht röthen und soll, mit 50 Theilen Wasser geschüttelt, ein Filtrat liefern, welches weder durch obige Eisenchloridlösung, noch durch Baryumnitrat- oder Silbernitratlösung verändert wird.

0,1 g Phenylsalicylat soll nach dem Verbrennen einen wägbaren Rückstand nicht hinterlassen.

Phosphorus. — Phosphor.

Weiße oder gelbliche, wachsglänzende, durchscheinende Stücke. Phosphor schmilzt unter Wasser bei 44°, raucht an der Luft unter Verbreitung eines eigenthümlichen Geruches, entzündet sich leicht und leuchtet im Dunkeln. Bei längerer Aufbewahrung wird er roth, bisweilen auch schwarz. Er ist unlöslich in Wasser, leicht löslich in Schwefelkohlenstoff, schwerer löslich in fetten und ätherischen Oelen, wenig löslich in Weingeist und Aether.

Sehr vorsichtig, unter Wasser und vor Licht geschützt, aufzubewahren.

Größte Einzelgabe 0,001 g.
Größte Tagesgabe 0,003 g.

Physostigminum salicylicum.
Physostigminsalicylat.

Farblose oder schwachgelbliche, glänzende Krystalle, welche langsam in 85 Theilen Wasser und schnell in 12 Theilen Weingeist löslich sind. Die wässerige Lösung (1 = 100) verändert blaues Lackmuspapier nicht sofort. Das trockene Physostigminsalicylat hält sich längere Zeit, auch im Lichte, unverändert, wogegen sich die wässerige und die weingeistige Lösung, selbst im zerstreuten Lichte, binnen wenigen Stunden röthlich färben. Die wässerige Lösung des Physostigminsalicylats giebt mit Eisenchloridlösung eine violette Färbung und wird durch Jodlösung getrübt. Die Lösung in Schwefelsäure ist zunächst farblos, allmählich färbt sie sich jedoch gelb.

In erwärmter Ammoniakflüssigkeit löst sich das kleinste Kryställchen Physostigminsalicylat zu einer gelbroth gefärbten Flüssigkeit, welche beim Eindampfen im Wasserbade einen blauen oder blaugrauen, in Weingeist mit blauer Farbe löslichen Rückstand hinterläßt. Beim Uebersättigen mit Essigsäure wird diese weingeistige Lösung roth gefärbt und zeigt starke Fluorescenz. Obiger Verdampfungsrückstand löst sich in 1 Tröpfchen Schwefelsäure mit grüner Farbe, welche bei allmählicher Verdünnung mit Weingeist in roth übergeht, jedoch von neuem grün wird, wenn der Weingeist verdunstet.

Physostigminsalicylat soll nach dem Verbrennen einen Rückstand nicht hinterlassen.

Sehr vorsichtig aufzubewahren.
Größte Einzelgabe 0,001 g.
Größte Tagesgabe 0,003 g.

Physostigminum sulfuricum. — Physostigminsulfat.

Weißes, krystallinisches, an feuchter Luft zerfließendes Pulver, sehr leicht in Wasser und Weingeist löslich. Die Lösungen verändern Lackmuspapier nicht.

Baryumnitratlösung ruft in der wässerigen Lösung des Physostigminsulfats eine Fällung hervor; Eisenchloridlösung färbt die Lösung nicht violett. Hinsichtlich seines sonstigen Verhaltens soll Physostigminsulfat den an Physostigminsalicylat gestellten Anforderungen entsprechen.

Sehr vorsichtig, vor Licht und Feuchtigkeit geschützt, aufzubewahren.

Pilocarpinum hydrochloricum.
Pilokarpinhydrochlorid.

Weiße, an der Luft Feuchtigkeit anziehende Krystalle von schwach bitterem Geschmacke, welche sich leicht in Wasser und Weingeist, wenig in Aether und Chloroform lösen. Schmelzpunkt 193° bis 195°. Pilokarpinhydrochlorid löst sich in Schwefelsäure ohne Färbung, in rauchender Salpetersäure mit schwach grünlicher Farbe.

Die wässerige Lösung des Pilokarpinhydrochlorids (1=100) reagirt schwach sauer; durch Jodlösung, Bromwasser, Quecksilberchlorid- und Silbernitratlösung entstehen in ihr reichliche Fällungen; durch Ammoniakflüssigkeit und durch Kaliumdichromatlösung wird sie nicht getrübt. Natronlauge verursacht nur in der konzentrirten, wässerigen Lösung des Pilokarpinhydrochlorids eine Trübung.

Ein aus gleichen Theilen Pilokarpinhydrochlorid und Quecksilberchlorür bereitetes Gemisch schwärzt sich beim Befeuchten mit verdünntem Weingeist.

Pilokarpinhydrochlorid soll nach dem Verbrennen einen Rückstand nicht hinterlassen.

Vorsichtig aufzubewahren.
Größte Einzelgabe 0,02 g.
Größte Tagesgabe 0,04 g.

Pilulae. — Pillen.

Zur Herstellung von Pillen werden die Arzneistoffe, nöthigenfalls mit einem geeigneten Bindemittel, sorgsam gemischt, zu einer bildsamen Masse angestoßen und sodann in kugel- (selten ei- oder walzenförmige) Gestalt gebracht.

Ist ein bestimmtes Bindemittel überhaupt nicht oder in unzureichender Menge verordnet, so dienen als solches gepulvertes Süßholz und gereinigter Süßholzsaft. Die Bindemittel sind, wenn thunlich, in einer solchen Menge anzuwenden, daß die einzelne Pille einem Gesammtgewicht von 0,1 g entspricht. Enthält die Pillenmasse Körper, welche sich mit organischen Stoffen leicht zersetzen, z. B. Silbernitrat, so sind, wenn nicht etwas Anderes verordnet ist, als Bindemittel weißer Thon und Glycerin zu benutzen. Zur Herstellung einer Pillenmasse, welche Balsame, ätherische oder fette Oele in erheblicher Menge enthält, darf ein Zusatz von gelbem Wachs verwendet werden.

Zum Bestreuen der Pillen ist, wenn nicht etwas Anderes vorgeschrieben ist, Bärlappsamen zu verwenden. Zum Lackiren benutzt man eine alkoholische Lösung von Tolubalsam, zum Ueberziehen mit weißem Leim eine im Wasserbade hergestellte Lösung von 1 Theile weißem Leim in 3 Theilen Wasser, zum Versilbern reines Blattsilber.

Pilulae aloëticae ferratae.
Eisenhaltige Aloepillen.

Ein Theil getrocknetes Ferrosulfat............ 1
    und
Ein Theil gepulverte Aloe 1
    werden gemischt und mit Hülfe von Seifenspiritus zu einer Pillenmasse verarbeitet, aus welcher 0,1 g schwere Pillen geformt werden. Den Pillen wird mittels Aloetinktur ein glänzendes, schwarzes Aussehen gegeben.

Pilulae Ferri carbonici Blaudii. — Blaud'sche Pillen.

Neun Theile getrocknetes Ferrosulfat 9,
Drei Theile Zuckerpulver 3,
Sieben Theile fein zerriebenes Kaliumcarbonat 7,
Sieben Zehntel Theile gebrannte Magnesia . . . 0,7
    und
Ein und drei Zehntel Theile fein gepulverte
    Eibischwurzel 1,3
    werden mit ungefähr
Vier Theilen Glycerin 4
    zu einer Pillenmasse angestoßen, aus welcher
    Pillen im Gewichte von 0,25 g geformt
    werden.
Sie werden mit Bärlappsamen bestreut.

Pilulae Jalapae. — Jalapenpillen.

Drei Theile Jalapenseife 3
    und
Ein Theil fein gepulverte Jalapenwurzel 1
    werden unter Zusatz von Weingeist zu einer
    Pillenmasse angestoßen, aus welcher Pillen von
    0,1 g Gewicht geformt werden. Sie werden
    mit Bärlappsamen bestreut und vor der Auf
    bewahrung an einem warmen Orte ausgetrocknet.

Pilulae Kreosoti. — Kreosotpillen.

Zehn Theile Kreosot 10
    und

Neunzehn Theile fein gepulvertes Süßholz.... 19
    werden gut miteinander verrieben und dann mit

Einem Theile Glycerin................... 1
    zu einer Pillenmasse verarbeitet, aus welcher Pillen von 0,15 g geformt werden. Sie werden mit Zimmtpulver bestreut.

Jede Pille enthält 0,05 g Kreosot.

Pix liquida. — Holztheer.

Der durch trockene Destillation aus dem Holze von Abietineen, vornehmlich der Pinus silvestris und Larix sibirica gewonnene Holztheer bildet eine dickflüssige, braunschwarze, durchscheinende, etwas körnige Flüssigkeit von eigenthümlichem Geruche, in welcher sich bei mikroskopischer Betrachtung kleine Krystalle erkennen lassen.

Holztheer ist in absolutem Alkohol völlig, in Terpentinöl zum Theil mit braungelber Farbe löslich.

Holztheer sinkt, in Wasser gegossen, unter. Das durch Schütteln von 1 Theile Holztheer mit 10 Theilen Wasser erhaltene Theerwasser ist gelblich, riecht und schmeckt nach Theer und reagirt sauer. Setzt man zu 10 ccm Theerwasser 20 ccm Wasser und 2 Tropfen Eisenchloridlösung, so erhält man eine grünbraun gefärbte Flüssigkeit.

Eine Mischung aus gleichen Raumtheilen Theerwasser und Kalkwasser ist dunkelbraun gefärbt.

Placenta Seminis Lini. — Leinkuchen.

Die Preßrückstände, welche bei Gewinnung des fetten Oeles der gepulverten Leinsamen erhalten werden. Bei mikroskopischer Betrachtung soll das Pulver der Leinkuchen Stärkekörner nicht erkennen lassen, und die Stückchen der Samenschalen sollen eine hellgelbe Färbung zeigen. Der mit siedendem Wasser hergestellte Auszug des Pulvers soll ein fade schmeckendes, schleimiges Filtrat liefern.

Plumbum aceticum. — Bleiacetat.

Farblose, durchscheinende, schwach verwitternde Krystalle oder weiße, krystallinische Massen, welche nach Essigsäure riechen und in 2,3 Theilen Wasser, sowie in 29 Theilen Weingeist löslich sind. Die kalt gesättigte, rothes Lackmuspapier bläuende, wässerige Lösung, welche beim Verdünnen mit Wasser schwach saure Reaktion annimmt, schmeckt süßlich zusammenziehend. In ihr wird durch Schwefelwasserstoffwasser ein schwarzer, durch Schwefelsäure ein weißer und durch Kaliumjodidlösung ein gelber Niederschlag hervorgerufen.

Bleiacetat soll mit 10 Theilen Wasser eine klare oder höchstens schwach opalisirende Lösung geben, in welcher durch Kaliumferrocyanidlösung ein rein weißer Niederschlag entsteht.

Vorsichtig aufzubewahren.
Größte Einzelgabe 0,1 g.
Größte Tagesgabe 0,3 g.

Plumbum aceticum crudum. — Rohes Bleiacetat.

Die Lösung von 1 Theile rohem Bleiacetat in 3 Theilen Wasser darf opalisiren, soll aber mit Kaliumferrocyanidlösung einen rein weißen Niederschlag geben.

Vorsichtig aufzubewahren.

Podophyllinum. — Podophyllin.

Das aus dem weingeistigen Extrakte der Wurzel von Podophyllum peltatum mit Wasser abgeschiedene, aus einem Gemenge verschiedener Stoffe bestehende Podophyllin ist ein gelbes, amorphes Pulver oder eine lockere, zerreibliche, amorphe Masse von gelblich- oder bräunlichgrauer Farbe. Bei 100° nimmt Podophyllin allmählich dunklere Färbung an, ohne jedoch zu schmelzen. Mit Wasser geschüttelt liefert es nach dem Filtriren ein fast farbloses, neutrales, bitter schmeckendes Filtrat, welches durch Eisenchloridlösung braun gefärbt wird. Bleiessig ruft in dem wässerigen Auszuge des Podophyllins gelbe Färbung und sehr schwache Opalescenz hervor; allmählich findet eine Abscheidung rothgelber Flocken statt.

In 100 Theilen Ammoniakflüssigkeit löst sich Podophyllin zu einer gelbbraunen, mit Wasser klar mischbaren Flüssigkeit auf, aus welcher sich beim Neutralisiren braune Flocken abscheiden. In 10 Theilen Weingeist ist es zu einer braunen Flüssigkeit löslich, in welcher durch Wasser eine Fällung entsteht; von Aether und von Schwefelkohlenstoff wird es dagegen nur theilweise gelöst.

Vorsichtig aufzubewahren.
Größte Einzelgabe 0,1 g.
Größte Tagesgabe 0,3 g.

Potio Riveri. — River'scher Trank.

Vier Theile Citronensäure................	4
werden in einer Flasche in	
Einhundertundneunzig Theilen Wasser.......	190
gelöst; darauf werden	
Neun Theile Natriumcarbonat............	9

in kleinen Krystallen zugefügt und durch mäßiges Umschwenken langsam gelöst; alsdann wird das Glas verschlossen.

Nur auf Verordnung zu bereiten.

Pulpa Tamarindorum cruda. — Tamarindenmus.

Das schwarzbraune Fruchtfleisch von Tamarindus indica; eine etwas zähe, weiche Masse, welcher in geringer Menge Samen, die pergamentartige Hartschicht der Fruchtfächer, die Gefäßbündel der Frucht und Trümmer ihrer äußeren Hüllschicht beigemengt sind.

Tamarindenmus schmeckt rein und stark sauer.

Werden 20 g Tamarindenmus mit 190 g Wasser übergossen und durch Schütteln völlig ausgezogen, so sollen nach dem Abdampfen von 100 g des Filtrates mindestens 5 g trockenes Extrakt zurückbleiben.

Pulpa Tamarindorum depurata.
Gereinigtes Tamarindenmus.

Tamarindenmus wird mit heißem Wasser gleichmäßig erweicht, durch ein zur Herstellung grober Pulver bestimmtes

Sieb gerieben und in einem Porzellangefäße im Wasserbade bis zur Konsistenz eines dicken Extraktes eingedampft. Darauf wird

   Fünf Theilen dieses noch warmen Muses 5
   Ein Theil gepulverter Zucker 1
   hinzugefügt.

Gereinigtes Tamarindenmus soll schwarzbraun und von angenehmem, sauerem Geschmacke sein. 100 Theile sollen durch Trocknen bei 100° nicht über 40 Theile an Gewicht verlieren.

Man schüttelt 2 g gereinigtes Tamarindenmus mit 50 ccm heißem Wasser, läßt darauf erkalten und filtrirt. Zur Sättigung von 25 ccm dieses Filtrates sollen nicht weniger als 1,2 ccm Normal-Kalilauge erforderlich sein.

Werden 2 g gereinigtes Tamarindenmus eingeäschert, und wird die Asche mit 5 ccm verdünnter Salzsäure erwärmt, so soll die filtrirte Flüssigkeit auf Zusatz von Schwefelwasserstoffwasser nicht verändert werden.

Pulvis aërophorus. — Brausepulver.

Sechsundzwanzig Theile Natriumbicarbonat ... 26,
Vierundzwanzig Theile Weinsäure 24
  und
Fünfzig Theile Zucker 50
  werden in mittelfein gepulvertem und trockenem Zustande gemischt.

Brausepulver soll ein trockenes, in Wasser unter starkem Aufbrausen sich lösendes Pulver sein.

Pulvis aërophorus anglicus.
Englisches Brausepulver.

Zwei Gramm mittelfein gepulvertes Natriumbicarbonat 2
 und
Ein und ein halbes Gramm mittelfein gepulverte
 Weinsäure 1,5
 werden getrennt verabfolgt.

 Das Natriumbicarbonat wird in gefärbter, die Säure in weißer Papierkapsel abgegeben.

Pulvis aërophorus laxans.
Abführendes Brausepulver.

Sieben und ein halbes Gramm mittelfein gepulvertes Kaliumnatriumtartrat 7,5
 mit
Zwei und einem halben Gramm mittelfein gepulvertem Natriumbicarbonat 2,5
 gemischt, und
Zwei Gramm mittelfein gepulverte Weinsäure 2,0
 werden getrennt verabfolgt.

 Das Salzgemisch wird in gefärbter, die Säure in weißer Papierkapsel abgegeben.

Pulvis gummosus.
Zusammengesetztes Gummipulver.

Fünfzig Theile fein gepulvertes Arabisches Gummi   50,
Dreißig Theile fein gepulvertes Süßholz   30
und
Zwanzig Theile mittelfein gepulverter Zucker . .   20
werden gemischt.

Trockenes, gelbweißes Pulver, welches nach Süßholz riecht.

Pulvis Ipecacuanhae opiatus. — Dover'sches Pulver.

Zehn Theile mittelfein gepulvertes Opium   10,
Zehn Theile fein gepulverte Brechwurzel   10
und
Achtzig Theile fein gepulverter Milchzucker   80
werden gemischt.

Hellbräunliches Pulver, welches nach Opium riecht.
Vorsichtig aufzubewahren.
Größte Einzelgabe 1,5 g.
Größte Tagesgabe 5,0 g.

Pulvis Liquiritiae compositus. — Brustpulver.

Fünfzig Theile mittelfein gepulverter Zucker . .   50,
Fünfzehn Theile fein gepulverte Sennesblätter   15,
Fünfzehn Theile fein gepulvertes Süßholz   15,
Zehn Theile mittelfein gepulverter Fenchel . . .   10
und

Zehn Theile gereinigter Schwefel 10
werden gemischt.

Trockenes, grünlichgelbes Pulver.

Pulvis Magnesiae cum Rheo. — Kinderpulver.

Fünfzig Theile fein gepulvertes Magnesiumcarbonat 50,
Fünfunddreißig Theile Fenchel-Oelzucker 35
und
Fünfzehn Theile fein gepulverter Rhabarber.. 15
werden gemischt.

Trockenes, anfangs gelbliches, später röthlich weißes Pulver, welches nach Fenchelöl riecht.

Pulvis salicylicus cum Talco. — Salicylstreupulver.

Drei Theile fein gepulverte Salicylsäure 3,
Zehn Theile fein gepulverte Weizenstärke 10
und
Siebenundachtzig Theile fein gepulverter Talk 87
werden gemischt.

Weißes, trockenes Pulver.

Pyrazolonum phenyldimethylicum.
Phenyldimethylpyrazolon.

Tafelförmige, farblose Krystalle von kaum wahrnehmbarem Geruche und milde bitterem Geschmacke. Schmelzpunkt 113°. 1 Theil Phenyldimethylpyrazolon löst sich in weniger als 1 Theile kaltem Wasser, in etwa 1 Theile Weingeist, in 1 Theile Chloroform und in etwa 50 Theilen Aether.

Die wässerige Lösung des Phenyldimethylpyrazolons (1 = 100) giebt mit Gerbsäurelösung eine reichliche, weiße Fällung. 2 ccm der wässerigen Lösung (1 = 100) werden durch 2 Tropfen rauchende Salpetersäure grün und durch einen, nach dem Erhitzen zum Sieden zugesetzten, weiteren Tropfen dieser Säure roth gefärbt. 2 ccm der wässerigen Lösung (1 = 1000) geben mit 1 Tropfen Eisenchloridlösung eine tiefrothe Färbung, welche auf Zusatz von 10 Tropfen Schwefelsäure in hellgelb übergeht.

Die wässerige Lösung des Phenyldimethylpyrazolons (1 = 2) soll neutral reagiren, farblos und frei von scharfem Geschmacke sein und durch Schwefelwasserstoffwasser nicht verändert werden.

0,1 g Phenyldimethylpyrazolon soll nach dem Verbrennen einen wägbaren Rückstand nicht hinterlassen.

Pyrazolonum phenyldimethylicum salicylicum.
Salicylsaures Phenyldimethylpyrazolon.

Weißes, grobkrystallinisches Pulver oder sechsseitige Tafeln von schwach süßlichem Geschmacke, in etwa 200 Theilen kaltem, in 25 Theilen siedendem Wasser, leicht in Weingeist, weniger leicht in Aether löslich. Schmelzpunkt 91° bis 92°. Die wässerige Lösung des salicylsauren Phenyldimethylpyrazolons (1 = 200) wird durch Gerbsäurelösung weiß getrübt und, auf Zusatz einiger Tropfen rauchender Salpetersäure, grün gefärbt. 10 ccm dieser Lösung (1 = 200) werden durch einen Tropfen Eisenchloridlösung tiefroth gefärbt; bei starkem Verdünnen mit Wasser geht die rothe Farbe in violettroth über.

0,5 g salicylsaures Phenyldimethylpyrazolon geben, in 15 ccm Wasser unter Zugabe von 1 ccm Salzsäure erhitzt, eine klare, farblose Lösung, welche beim Erkalten feine, weiße Nadeln ausscheidet. Diese Krystalle zeigen nach dem Auswaschen mit Wasser und Trocknen einen Schmelzpunkt von etwa 157°. Werden die erhaltenen Krystalle in 20 ccm heißem Wasser gelöst, so tritt, auf Zusatz von 1 Tropfen Eisenchloridlösung, starke Violettfärbung ein.

Die wässerige Lösung (1 = 200) soll durch Schwefelwasserstoffwasser nicht verändert werden.

0,1 g salicylsaures Phenyldimethylpyrazolon soll nach dem Verbrennen einen wägbaren Rückstand nicht hinterlassen.

Pyrogallolum. — Pyrogallol.

Sehr leichte, weiße, glänzende Blättchen oder Nadeln von bitterem Geschmacke, die sich in 1,7 Theilen Wasser zu einer klaren, farblosen und neutralen Flüssigkeit, welche an der Luft allmählich braune Färbung und saure Reaktion annimmt, auflösen. Pyrogallol löst sich ferner in 1 Theile Weingeist und in 1,2 Theilen Aether. Schmelzpunkt 131° bis 132°. Pyrogallol sublimirt bei vorsichtigem Erhitzen ohne Rückstand.

Schüttelt man Pyrogallol mit Kalkwasser, so färbt sich letzteres zunächst violett, alsbald aber tritt Braunfärbung und Schwärzung unter flockiger Trübung ein. Die frische, wässerige Lösung des Pyrogallols wird durch eine frisch bereitete Lösung von Ferrosulfat indigoblau, durch Eisenchloridlösung braunroth gefärbt. Aus einer Lösung von Silbernitrat scheidet sie Silber aus.

Vor Licht geschützt aufzubewahren.

Radix Althaeae. — Eibischwurzel.

Die von der Korkschicht befreiten Hauptwurzelzweige und Nebenwurzeln von Althaea officinalis. In dem Holze und der Rinde, welche stärkereich sind, liegen in Tangentialreihen angeordnete Gruppen von Sklerenchymfasern, ferner Oxalat- und Schleimzellen. Die Schleimmassen bilden Schichten der Zellwand.

Die Querschnittfläche der Droge soll, mit Ausnahme des hellbräunlichen Kambiums, weißlich sein.

Eibischwurzel soll mit 10 Theilen kaltem Wasser einen schwach gelblich gefärbten, schleimigen Auszug geben, welcher fade schmeckt und weder säuerlich, noch ammoniakalisch riecht.

Radix Angelicae. — Angelikawurzel.

Das getrocknete, Blattreste tragende, bis 5 cm dicke Rhizom von Archangelica officinalis, sammt dessen zahlreichen Wurzeln. Letztere sind bis 3 dm lang, an den Ursprungsstellen bis 1 cm dick, längsfurchig, querhöckerig und von der gleichen braungrauen bis röthlichen Farbe wie das Rhizom. Die Wurzeln pflegen bei der in den Handel gelangenden Droge zu einem Zopfe vereinigt zu sein; sie brechen glatt. Die Breite ihrer Rinde erreicht höchstens den Durchmesser des gelblichen Holzes. Die Wurzelrinde zeigt auf dem Querschnitte radiale Reihen ansehnlicher, intercellularer Sekretbehälter, welche ein aromatisch riechendes und schmeckendes Sekret enthalten.

Radix Colombo. — Colombowurzel.

Die im frischen Zustande in Querscheiben geschnittene, getrocknete Wurzel von Jatrorrhiza palmata. Die Scheiben sind gelb, ungefähr 3 bis 6 cm breit; ihre Korkschicht ist graubraun und runzelig. Etwa 5 mm von der Korkschicht entfernt liegt das dunkle Kambium. Das Gewebe der Droge besteht der Hauptmasse nach aus Parenchymzellen, in denen excentrisch geschichtete Stärkekörner von höchstens 0,09 mm Länge liegen. Zwischen den Parenchymzellen der Rinde treten vereinzelt verholzte Sklerenchymzellen auf, welche zum Theil Oxalatkrystalle enthalten. Im Querschnitte des Holzes der Wurzel bilden gelbe Stränge von kurzgliederigen Netzfasertracheen unregelmäßige, von Parenchym unterbrochene Radialreihen.

Colombowurzel schmeckt bitter.

Radix Gentianae. — Enzianwurzel.

Die getrockneten Wurzeln und Wurzelstöcke von Gentiana lutea, Gentiana pannonica, Gentiana purpurea und Gentiana punctata. Die Wurzeln sind stark längsrunzelig, ihre Oberflächenfarbe ist dunkelbraun und ihre Bruchfläche glatt. Das Gewebe der Droge ist frei von Sklerenchym, enthält nur äußerst kleine Oxalatkrystalle und nur selten vereinzelte Stärkekörnchen. Das Holz der Wurzel zeichnet sich dadurch aus, daß es neben den Netzfasertracheen auch Siebröhren enthält Die Bruchfläche der Enzianwurzel soll gelblich bis hellbraun sein.

Enzianwurzel schmeckt bitter.

Radix Ipecacuanhae. — Brechwurzel.

Die getrocknete, verdickte Wurzel von Uragoga Ipecacuanha. Die Wurzel ist höchstens 5 mm dick und durch Wülste der außen dunkelgraubraunen Rinde geringelt, welche sie mehr oder weniger weit umfassen. Die innen weißliche Rinde ist von einer braunen Korkschicht bedeckt und besteht, außer den Siebröhren, nur aus Parenchymzellen, welche meist zusammengesetzte Stärkekörner und Bündel von nadelförmigen Oxalatkrystallen enthalten.

Das harte, hellgelbe Holz besteht allein aus den in der Längsrichtung der Wurzel gestreckten, dickwandigen, verholzten Ersatzfasern, mit schräg gestellten, spaltenförmigen Tüpfeln und aus Tracheen, deren Glieder den Ersatzfasern ähnlich, jedoch behöft getüpfelt und meist durch runde, seitlich und den Enden genähert liegende Löcher verbunden sind.

Der Durchmesser der größten Einzelkörner der Stärke soll 0,012 mm nicht überschreiten.

Zur Bestimmung des Alkaloidgehaltes übergießt man 12 g feines, bei 100° getrocknetes Brechwurzelpulver in einem Arzneiglase mit 90 g Aether und 30 g Chloroform, fügt nach kräftigem Durchschütteln, 10 ccm einer Mischung aus 2 Theilen Natronlauge und 1 Theile Wasser zu und läßt das Gemisch hierauf, unter häufigem, kräftigem Umschütteln, 3 Stunden lang stehen. Hierauf versetzt man die Mischung noch mit 10 ccm oder nöthigenfalls soviel Wasser, bis sich das Brechwurzelpulver beim kräftigen Umschütteln zusammenballt, und die darüberstehende Chloroform-Aetherlösung sich vollständig klärt. Nach einstündigem Stehen filtrirt man alsdann 100 g von der klaren Chloroform-Aetherlösung durch ein trockenes, gut bedecktes Filter in ein Kölbchen und destillirt etwa die Hälfte davon ab. Die verbleibende Chloroform-Aetherlösung bringt man hierauf in einen Scheidetrichter, spült das Kölbchen noch dreimal mit je 5 ccm Aether nach und schüttelt dann die vereinigten Flüssigkeiten mit 12 ccm Zehntel-Normal-Salzsäure tüchtig durch. Nach vollständiger Klärung, nöthigenfalls nach Zusatz von noch soviel Aether, daß die Chloroform-Aetherlösung auf der sauren Flüssigkeit schwimmt, filtrirt man letztere durch ein kleines, mit Wasser angefeuchtetes Filter in einen Kolben von 100 ccm. Hierauf schüttelt man die Chloroform-Aetherlösung noch dreimal mit je 10 ccm Wasser aus, filtrirt auch diese Auszüge durch dasselbe Filter, wäscht letzteres noch mit Wasser nach und verdünnt die gesammte Flüssigkeit mit Wasser zu 100 ccm. Von dieser Lösung mißt man schließlich 50 ccm ab, bringt sie in eine etwa 200 ccm fassende Flasche aus weißem Glase und fügt etwa 50 ccm Wasser und soviel Aether zu, daß die Schicht des letzteren die Höhe von etwa 1 cm erreicht. Nach Zusatz von 5 Tropfen Jodeosinlösung läßt man alsdann soviel Hundertel-Normal-Kalilauge, nach jedem Zusatze die Mischung kräftig durchschüttelnd, zufließen, bis die untere, wässerige Schicht eine blaßrothe Farbe angenommen hat. Zur Erzielung dieser Färbung sollen nicht mehr als 20 ccm Lauge erforderlich sein.

Vorsichtig aufzubewahren.

Radix Levistici. — Liebstöckelwurzel.

Die getrockneten Wurzeln und Rhizome von Levisticum officinale. Die Wurzeln sind von röthlichgelbem Korke bedeckt und besitzen in der weißlichen Rinde 0,04 bis 0,16 mm weite intercellulare Sekretgänge, welche ein aromatisches Sekret enthalten. Das Holz der Wurzel ist gelb. Das Rhizom ist nicht gekammert.

Radix Liquiritiae. — Süßholz.

Die getrockneten, geschälten Wurzeln und unterirdischen Achsen der in Rußland wachsenden Glycyrrhiza glabra, var. glandulifera. Holz und Rinde der grobstrahligen Droge sind von lockerem Gefüge und gelber Farbe. Letztere kommt allen verholzten Elementen der Droge zu.

Holz und Rinde des Süßholzes schmecken süß.

Radix Ononidis. — Hauhechelwurzel.

Die getrockneten, kurzen, unterirdischen Achsen mit der langen, wenig verzweigten Hauptwurzel von Ononis spinosa. Die oft der Länge nach zerklüftete Wurzel ist durch die excentrische Lage der primären Gefäßstränge und die schwarze Borke ausgezeichnet. Das weißliche Holz ist durch Markstrahlen von sehr verschiedener Breite deutlich radial gestreift.

Hauhechelwurzel riecht schwach, an Süßholz erinnernd und schmeckt kratzend, etwas herbe und süßlich.

Radix Pimpinellae. — Bibernellwurzel.

Die getrockneten Rhizome und Wurzeln von Pimpinella Saxifraga und Pimpinella magna. Das Rhizom ist verzweigt, trägt häufig Reste der hohlen oberirdischen Achsen und ist durch Blattnarben geringelt. Die Wurzeln sind bis 15 mm dick. Das gelbe Holz erreicht ungefähr die Dicke der weißen Rinde. Diese ist nach außen zu großlückig und läßt auf ihrer Querschnittfläche Radialreihen braungelber intercellularer Sekretbehälter erkennen.

Bibernellwurzel riecht aromatisch und schmeckt scharf.

Radix Ratanhiae. — Ratanhiawurzel.

Die getrockneten bis ungefähr 3 cm dicken Wurzeln von Krameria triandra. Das braunrothe, innen weißliche Holz ist bedeckt von einer ungefähr 1 mm dicken, dunkelbraunrothen, nicht warzigen, auf dem Bruche kurzfaserigen Rinde, welche auf Papier einen braunen Strich giebt. Die Rinde, nicht aber das Holz der Ratanhiawurzel schmeckt sehr herbe.

Der weingeistige Auszug von Ratanhiawurzel (1 = 10) soll, nach dem Versetzen mit überschüssiger, weingeistiger Bleiacetatlösung, einen rothen Niederschlag liefern, und die von letzterem abfiltrirte Flüssigkeit soll deutlich roth gefärbt sein.

Radix Rhei. — Rhabarber.

Das von dem größten Theile der Rinde befreite, getrocknete Rhizom einer Rheum-Art Hochasiens, wahrscheinlich von Rheum palmatum. Die frische Bruchfläche der Droge ist körnig und röthlich. Charakteristisch für den Rhabarber ist die große Zahl der in der Markregion auftretenden kleinen, offenen Leitbündel, welche ein ringförmiges Kambium, einen strahligen Bau und innen liegende Siebröhren besitzen.

In dem tief orangegelben Rhabarberpulver soll man nur die Stücke von Fasertracheen, die Reste von Parenchymzellen und Siebröhren, die bis 0,1 mm großen Kryſtalldruſen und die 0,003 bis 0,018 mm großen, rundlichen Stärkekörnchen der Droge erkennen können.

Rhabarber schmeckt schwach aromatisch und bitter.

Radix Sarsaparillae. — Sarsaparille.

Die unter dem Namen Honduras-Sarsaparille eingeführten, getrockneten Wurzeln mittelamerikaniſcher Smilax-Arten. Sie sind bräunlichgrau, 4 mm dick, cylindrisch und zum Theil wenig längsfurchig. Ihr Querschnitt zeigt eine braune Endodermis, welche von einem rein weißen Rindenparenchym umgeben ist; die Stärkekörner des Parenchyms sind unverquollen.

Sarsaparille schmeckt schleimig und dann kratzend.

Radix Senegae. — Senegawurzel.

Die getrockneten, unterirdischen Theile von Polygala Senega. Die kurze Hauptachse der Droge trägt zahlreiche Reste oberirdischer Stengel und mit röthlichen Niederblättchen versehene Knöspchen. Die gelbliche, höchstens 1,5 cm dicke

Hauptwurzel bildet wenige, kräftige Zweige. Einzelne Wurzeln jeder Pflanze sind zickzackförmig gebogen und zeigen dann an der Innenseite jeder Biegung eine kielförmige Erhebung der Rinde, an der Außenseite, nach Abschälen der Rinde, eine Abflachung oder Spaltung des gelben Holzes. Die Tracheen der stärkefreien Wurzel sind kurzgliederig, mit kreisförmig durchbrochenen Zwischenwänden und schräg gestellten, spaltenförmigen, behöften Tüpfeln.

Senegawurzel schmeckt scharf kratzend.

Radix Taraxaci cum herba. — Löwenzahn.

Die im Frühjahre vor der Blüthezeit gesammelte, getrocknete Pflanze Taraxacum vulgare. Die Hauptachse und ihre Zweige enden in einer Blüthenstandknospe. Die Querschnittfläche des Rhizoms ist im Allgemeinen gelblich, das Holz ist rein gelb gefärbt.

Radix Valerianae. — Baldrian.

Das mit Wurzeln besetzte, getrocknete Rhizom kultivirter Pflanzen von Valeriana officinalis. Es ist bis 5 cm lang, verjüngt sich am Grunde und trägt an der Spitze eine Knospe mit den Resten der zweizeilig alternirenden Laubblätter und seitlich kurze, beblätterte Zweige oder Reste von Ausläufern. Die ungefähr 2 mm dicken Wurzeln besitzen noch die stärkehaltige, primäre Rinde. Ihre verkorkte, einschichtige Hypodermis enthält allein das gewürzig riechende Sekret der Droge.

Baldrian schmeckt aromatisch-süßlich und zugleich bitterlich.

Resina Jalapae. — Jalapenharz.

Ein Theil grob gepulverte Jalapenwurzel 1
    wird mit
Vier Theilen Weingeist 4
    24 Stunden lang unter wiederholtem Um-
    schütteln bei 35° bis 40° ausgezogen und dann
    ausgepreßt. Der Rückstand wird in gleicher
    Weise mit
Zwei Theilen Weingeist 2
    behandelt.

Von den gemischten und filtrirten Auszügen destillirt man den Weingeist ab und wäscht das zurückgebliebene Harz mit warmem Wasser, bis sich letzteres nicht mehr färbt. Das Harz wird dann im Wasserbade unter Umrühren ausgetrocknet, bis es nach dem Erkalten zerreiblich ist.

Jalapenharz ist braun, an den glänzenden Bruchrändern durchscheinend, leicht zerreiblich, in Weingeist leicht löslich, in Schwefelkohlenstoff jedoch unlöslich.

Wird Jalapenharz mit 5 Theilen Ammoniakflüssigkeit in einem verschlossenen Glasgefäße erwärmt, so soll es eine Lösung geben, welche beim Erkalten nicht gallertig wird und beim Abdampfen einen bis auf geringe Harzmengen in Wasser löslichen Rückstand hinterläßt. Beim Uebersättigen der Lösung mit verdünnter Essigsäure darf höchstens eine schwache Trübung eintreten.

Wird 1 g gepulvertes Jalapenharz mit 10 g Chloroform erwärmt, und der Auszug filtrirt, so soll das Filtrat nach dem Verdunsten nicht mehr als 0,1 g Rückstand hinterlassen.

Jalapenharz soll, mit 10 Theilen Wasser angerieben, ein fast farbloses Filtrat geben.

Vorsichtig aufzubewahren.

Resorcinum. — Resorcin.

Farblose oder schwach gefärbte Krystalle von kaum merklichem, eigenartigem Geruche und süßlichem, kratzendem Geschmacke, in etwa 1 Theile Wasser, etwa 1 Theile Weingeist, in Aether und in Glycerin leicht löslich, in Chloroform und in Schwefelkohlenstoff schwer löslich. Resorcin verflüchtigt sich beim Erwärmen. Schmelzpunkt 110° bis 111°.

Bleiessig fällt aus der wässerigen Lösung (1 = 20) einen weißen Niederschlag aus. Beim vorsichtigen Erwärmen von 0,05 g Resorcin mit 0,1 g Weinsäure und 10 Tropfen Schwefelsäure erhält man eine dunkelkarminrothe Flüssigkeit.

Die wässerige Lösung (1 = 20) soll ungefärbt sein und beim Erwärmen einen Phenolgeruch nicht verbreiten; Lackmuspapier soll sie nicht verändern.

Vor Licht geschützt aufzubewahren.

Rhizoma Calami. — Kalmus.

Das geschälte, der Länge nach gespaltene und dann getrocknete Rhizom von Acorus Calamus. Die Bruchfläche der ungefähr 1,5 cm dicken Droge erscheint porös. Der Querschnitt läßt bei mikroskopischer Betrachtung die einschichtigen, aus stärkehaltigen Parenchymzellen bestehenden Gewebeplatten, welche die großen Luftlücken umgeben, als ein Maschennetz erkennen, in dessen Knotenpunkten die verkorkten, ein farbloses Sekret enthaltenden Sekretzellen liegen.

Kalmus schmeckt aromatisch und bitter.

Zur Verwendung für Bäder darf ungeschälter Kalmus abgegeben werden.

Rhizoma Filicis. — Farnwurzel.

Das im Herbste gesammelte, bei gelinder Wärme getrocknete Rhizom mit den ungefähr 3 cm langen Blattbasen von Aspidium Filix mas. Die Droge soll von Wurzeln und Spreuschuppen möglichst befreit und nicht geschält sein. Die kantigen, ungefähr 1 cm dicken, braunen Blattbasen zeigen auf dem grünlichen Querbruche 6 bis 10 Gefäßbündel; ihre Spreuschuppen tragen höchstens am Grunde 2 Drüsen und sind am Rande spitz gezähnt.

Farnwurzel riecht kaum und schmeckt süßlich, etwas herbe und kratzend.

Der Vorrath an Farnwurzel ist jedes Jahr zu erneuern.

Rhizoma Galangae. — Galgant.

Das getrocknete, reichverzweigte Rhizom von Alpinia officinarum. Die Droge besteht aus 5 bis 10 cm langen, bis 2 cm dicken Stücken des Rhizoms, welche meist noch Reste der festen, oberirdischen Stengel und der schwammigen Wurzeln tragen; ihre mattbraune Oberfläche ist mit ringförmigen, welligen Resten von Scheidenblättern besetzt.

Auf dem Querschnitte der dicksten Theile der Rhizomstücke erkennt man eine dicke, von zahlreichen, zerstreut stehenden

Leitbündeln durchzogene Rinde, welche außen mit der Epidermis abschließt. Die Rinde umschließt einen centralen Leitbündelcylinder, in welchem die Bündel dicht gedrängt stehen. Die Stärkekörner des Galgants sind keulenförmig, ihr Kern liegt im dickeren Ende.

Galgant riecht gewürzig und schmeckt brennend.

Rhizoma Hydrastis. — Hydrastisrhizom.

Das getrocknete, bewurzelte Rhizom von Hydrastis canadensis. Es ist dunkelbraungrau, 5 bis 8 mm dick, bis 5 cm lang, von grünlichgelbem Querbruche, ringsum mit 1 mm dicken, auf dem Querbruche gelben Wurzeln besetzt. Bei mikroskopischer Betrachtung läßt der Querschnitt des Rhizoms eine nicht sehr dicke Korkschicht erkennen. Die Hauptmasse des Rhizoms wird von Parenchymzellen gebildet, welche mit 0,003 bis 0,02 mm großen Stärkekörnern erfüllt sind. Um ein großes Mark geordnet liegen 10 bis 20, meist 14 Leitbündel, deren Holztheil Tüpfeltracheen und kurze Sklerenchymfasern mit schräg gestellten Spaltentüpfeln enthält.

Ein Theil Hydrastisrhizom giebt mit 100 Theilen Wasser einen gelben, bitter schmeckenden Auszug; gießt man 2 ccm davon zu 1 ccm Schwefelsäure und läßt dann tropfenweise Chlorwasser auf die Mischung fließen, so bildet sich eine dunkelrothe Schicht.

Legt man einen dünnen Querschnitt des Rhizoms in einen Tropfen Salpetersäure, so entstehen in dem Gewebe sofort sehr zahlreiche gelbe, nadelförmige Krystalle, welche sich mit dem Mikroskope leicht erkennen lassen.

Hydrastisrhizom riecht schwach und schmeckt bitter.

Rhizoma Iridis. — Veilchenwurzel.

Das von der Korkschicht befreite, getrocknete Rhizom von Iris germanica, Iris pallida und Iris florentina. Die Droge ist weiß, bis 4 cm dick, von oben nach unten zusammengedrückt, zeigt auf der Unterseite die bräunlichen Narben der abgeschnittenen Wurzeln und auf der Oberseite, mindestens an einzelnen Stellen, eine feine Querpunktirung, welche von den Leitbündeln der Blätter herrührt. Das stärkereiche Parenchym enthält verkorkte Oxalatzellen, in denen meist nur ein bis 0,25 mm langer, prismatischer Krystall, in Schleim eingebettet, liegt. Sklerenchymelemente fehlen dem Rhizome.

Veilchenwurzel riecht veilchenartig und schmeckt schwach aromatisch und etwas kratzend.

Rhizoma Veratri. — Weiße Nieswurzel.

Das getrocknete Rhizom von Veratrum album mit den Wurzeln. Es ist dunkelbraun, bis 8 cm lang, bis 2,5 cm dick und ringsum mit ungefähr 3 mm dicken Wurzeln besetzt. Die weißliche Querschnittfläche der Droge zeigt außen eine dünne, schwarze Parenchymschicht und darunter die bis zur bräunlichen, verkorkten, einschichtigen Cylinderscheide reichende, 2 bis 3 mm dicke, von Leitbündeln durchzogene Rinde. In der Peripherie des Leitbündelcylinders liegen zahlreiche, größtentheils konzentrische und unregelmäßig gekrümmte Leitbündel.

Weiße Nieswurzel schmeckt anhaltend scharf und bitter; das Pulver wirkt niesenerregend.

Vorsichtig aufzubewahren.

Rhizoma Zedoariae. — Zitwerwurzel.

Getrocknete Querscheiben oder Längsviertel des knolligen Rhizomtheiles von Curcuma Zedoaria. Die Rhizomstücke besitzen einen Querdurchmesser von 2,5 bis 4 cm. Auf der grauen Außenseite lassen sie zahlreiche Wurzelnarben und auf der grauen Schnittfläche eine etwa 2 bis 5 mm dicke Rinde und einen, bei der in Scheiben geschnittenen Droge meist eingesunkenen Leitbündelcylinder erkennen. Das Parenchym enthält große, flache, excentrisch geschichtete Stärkekörner.

Zitwerwurzel besitzt einen an Kampher erinnernden Geruch und Geschmack und schmeckt zugleich bitter.

Rhizoma Zingiberis. — Ingwer.

Das Rhizom von Zingiber officinale. Es ist in einer Ebene verzweigt, seitlich zusammengedrückt, durch entfernt stehende, leistenförmige Narben von Niederblättern geringelt und von einer grauen Korkschicht bedeckt, welche an den Seiten oft durch Schaben entfernt ist. Aus der weißlichen oder hellgrauen, körnigen Bruchfläche ragen die Bündel des Leitbündelcylinders hervor, welcher von der 1 mm breiten Rinde umgeben wird. Die hellbräunlichen Sekretzellen sind im Parenchym des Rhizoms gleichmäßig vertheilt.

Ingwer schmeckt brennend gewürzig und riecht aromatisch.

Rotulae Menthae piperitae. — Pfefferminzplätzchen.

Zweihundert Theile Zuckerplätzchen 200
   werden mit einer Lösung von

Einem Theile Pfefferminzöl 1
   in
Zwei Theilen Weingeist 2
   benetzt und zum Verdunsten des Weingeistes kurze Zeit an der Luft ausgebreitet.

Rotulae Sacchari. — Zuckerplätzchen.

Zur Herstellung von Zuckerplätzchen wird mittelfein gepulverter Zucker mit wenig Wasser gemischt und soweit erwärmt, daß eine halbflüssige, nicht durchsichtige Masse entsteht; diese wird alsdann in die Gestalt von Kugelabschnitten gebracht.

Saccharum. — Zucker.

Weiße, krystallinische Stücke, oder weißes, krystallinisches Pulver.

1 Theil Zucker soll mit 0,5 Theilen Wasser, ohne Rückstand zu hinterlassen, einen farb-, geruchlosen und rein süß schmeckenden Sirup geben, welcher sich in allen Verhältnissen klar mit Weingeist mischt.

Wässerige und weingeistige Zuckerlösungen sollen Lackmuspapier nicht verändern.

Die wässerige Lösung (1 = 20) soll durch Schwefelwasserstoffwasser nicht getrübt werden; mit Ammoniumoxalat-, Silbernitrat- oder Baryumnitratlösung darf sie höchstens eine opalisirende Trübung geben.

0,5 g Zucker sollen nach dem Verbrennen einen wägbaren Rückstand nicht hinterlassen.

Saccharum Lactis. — Milchzucker.

Weißliche, krystallisirte Massen in Trauben oder Platten, oder ein weißes, geruchloses Pulver, in 7 Theilen kaltem und in 1 Theile siedendem Wasser löslich.

Werden 15 g gepulverter Milchzucker mit 50 ccm verdünntem Weingeist eine halbe Stunde lang unter wiederholtem Umschütteln in Berührung gelassen, und die Flüssigkeit dann abfiltrirt, so wird ein Filtrat erhalten, von welchem 10 ccm sich beim Vermischen mit dem gleichen Volumen absoluten Alkohol nicht trüben, noch beim Verdunsten im Wasserbade mehr als 0,04 g Rückstand hinterlassen dürfen.

0,2 g Milchzucker sollen nach dem Verbrennen einen wägbaren Rückstand nicht hinterlassen.

Sal Carolinum factitium.
Künstliches Karlsbader Salz.

Vierundvierzig Theile getrocknetes Natriumsulfat 44,
Zwei Theile Kaliumsulfat 2,
Achtzehn Theile Natriumchlorid 18
und
Sechsunddreißig Theile Natriumbicarbonat 36
werden in mittelfein gepulvertem Zustande gemischt.

Künstliches Karlsbader Salz ist ein weißes, trockenes Pulver.

6 g des Salzes geben, in 1 Liter Wasser gelöst, ein dem Karlsbader ähnliches Wasser.

Santoninum. — Santonin.

Farblose, glänzende, bitter schmeckende Krystallblättchen, welche am Lichte eine gelbe Farbe annehmen. Schmelzpunkt 170°. Santonin giebt mit etwa 5000 Theilen Wasser, mit 44 Theilen Weingeist, sowie mit 4 Theilen Chloroform neutrale Lösungen.

Mit Schwefelsäure oder mit Salpetersäure durchfeuchtet, erleidet Santonin zunächst keine Färbung. Mit 100 Theilen Wasser und 5 Theilen verdünnter Schwefelsäure gekocht, liefert es, nach längerem Abkühlen und darauf folgendem Filtriren, eine nicht bitter schmeckende Flüssigkeit, in welcher durch Zusatz von einigen Tropfen Kaliumdichromatlösung eine Fällung nicht entsteht.

Schüttelt man 0,01 g gepulvertes Santonin mit einer kalten Mischung aus 1 ccm Schwefelsäure und 1 ccm Wasser, so soll eine Färbung nicht entstehen; beim Zusatz von 1 Tropfen Eisenchloridlösung zu der fast zum Sieden erhitzten Lösung entsteht eine violette Färbung.

0,2 g Santonin sollen nach dem Verbrennen einen Rückstand nicht hinterlassen.

Vorsichtig und vor Licht geschützt aufzubewahren.
Größte Einzelgabe 0,1 g.
Größte Tagesgabe 0,3 g.

Sapo jalapinus. — Jalapenseife.

Ein Theil fein gepulvertes Jalapenharz 1
    und
Ein Theil medizinische Seife 1
    werden gemischt.

Trockenes, gelblichgraues Pulver.

Sapo kalinus. — Kaliseife.

Zwanzig Theile Leinöl	20
werden im Wasserbade in einem geräumigen, tiefen Zinn- oder Porzellangefäße erwärmt und dann unter Umrühren mit einer Mischung aus	
Siebenundzwanzig Theilen Kalilauge	27
und	
Zwei Theilen Weingeist	2
versetzt. Die erhaltene Mischung wird bis zur vollständigen Verseifung weiter erwärmt.	

Gelblichbräunliche, durchsichtige, weiche, schlüpfrige Masse von schwachem, seifenartigem Geruche. Kaliseife ist in Wasser und in Weingeist löslich.

Eine Lösung von 10 g Kaliseife in 30 ccm Weingeist soll nach dem Versetzen mit 0,5 ccm Normal-Salzsäure klar bleiben und, auf weiteren Zusatz von 1 Tropfen Phenolphthaleinlösung, sich nicht roth färben.

Wird Sapo kalinus ohne den ausdrücklichen Zusatz venalis verordnet, so ist Kaliseife abzugeben.

Sapo kalinus venalis. — Schmierseife.

Gelbbraune oder grünlich gefärbte, durchsichtige, schlüpfrige Masse. Schmierseife ist in Wasser klar oder fast klar löslich.

Löst man 5 g Schmierseife in 10 ccm heißem Wasser und versetzt 1 Raumtheil der erkalteten Lösung mit 1 Raumtheile Weingeist, so soll die Mischung klar bleiben und auch nach Zusatz von 2 Tropfen Salzsäure einen flockigen Niederschlag nicht abscheiden.

Zur Bestimmung des Fettsäuregehaltes löst man 5 g Schmierseife in 100 ccm heißem Wasser. Die Lösung wird in einem Arzneiglase mit 10 ccm verdünnter Schwefelsäure versetzt und im Wasserbade so lange erwärmt, bis die ausgeschiedene Fettsäure klar auf der wässerigen Flüssigkeit schwimmt. Der erkalteten Flüssigkeit setzt man 50 ccm Petroleumbenzin zu, verschließt das Glas und bewegt es, bis die Lösung der Fettsäure erfolgt ist. 25 ccm dieser Lösung läßt man in einem Becherglase bei gelinder Wärme verdunsten und trocknet den Rückstand bis zum gleichbleibenden Gewicht bei einer 75° nicht übersteigenden Temperatur. Das Gewicht des Rückstandes soll mindestens 1 g betragen.

Sapo medicatus. — Medizinische Seife.

Hundertundzwanzig Theile Natronlauge...... 120
    werden im Wasserbade erhitzt, dann nach und nach mit einem geschmolzenen Gemenge von

Fünfzig Theilen Schweineschmalz 50
    und

Fünfzig Theilen Olivenöl 50
    versetzt und unter Umrühren eine halbe Stunde lang erhitzt. Darauf fügt man der Mischung

Zwölf Theile Weingeist................. 12
    und, sobald die Masse gleichförmig geworden ist, nach und nach

Zweihundert Theile Wasser................ 200
    zu und erhitzt nöthigenfalls unter Zusatz kleiner Mengen Natronlauge weiter, bis ein

durchsichtiger, in heißem Wasser ohne Abscheidung von Fett löslicher Seifenleim gebildet ist. Alsdann wird eine filtrirte Lösung von

Fünfundzwanzig Theilen Natriumchlorid 25
und

Drei Theilen Soda 3
in

Achtzig Theilen Wasser 80
zugefügt, und die ganze Masse unter Umrühren weiter erhitzt, bis sich die Seife vollständig abgeschieden hat. Die erkaltete, von der Mutterlauge getrennte Seife wird mehrmals mit geringen Mengen Wasser ausgewaschen, dann vorsichtig, aber stark ausgepreßt, in Stücke zerschnitten und an einem warmen Orte getrocknet.

Medizinische Seife ist zum Gebrauche fein zu pulvern.

Medizinische Seife ist weiß, nicht ranzig und in Wasser und Weingeist löslich.

Eine durch gelindes Erwärmen hergestellte Lösung von 1 g medizinischer Seife in 5 ccm Weingeist soll, auf Zusatz von 1 Tropfen Phenolphthaleinlösung, nicht geröthet und durch Schwefelwasserstoffwasser nicht verändert werden.

Saturationes. — Saturationen.

Saturationen sind wie River'scher Trank zu bereiten.

Wird eine Saturation ohne Angabe der Bestandtheile verordnet, so ist River'scher Trank abzugeben.

Scopolaminum hydrobromicum.
Skopolaminhydrobromid.

Ansehnliche, farblose, rhombische Krystalle. 100 Theile verlieren über Schwefelsäure und bei 100° etwa 12,3 Theile an Gewicht. Das über Schwefelsäure getrocknete Skopolaminhydrobromid schmilzt gegen 180°. In Wasser und in Weingeist löst es sich leicht zu einer farblosen, blaues Lackmuspapier schwach röthenden Flüssigkeit von bitterem und zugleich kratzendem Geschmacke auf. In Aether und in Chloroform ist Skopolaminhydrobromid nur wenig löslich. In der wässerigen Lösung des Skopolaminhydrobromids (1 = 20) wird durch Silbernitratlösung ein gelblicher Niederschlag hervorgerufen; durch Natronlauge wird die Lösung vorübergehend weißlich getrübt, durch Ammoniakflüssigkeit dagegen nicht verändert.

0,01 g Skopolaminhydrobromid hinterläßt, mit 5 Tropfen rauchender Salpetersäure in einem Porzellanschälchen im Wasserbade eingedampft, einen kaum gelblich gefärbten Rückstand, welcher, nach dem Erkalten mit weingeistiger Kalilauge übergossen, eine violette Färbung annimmt.

Skopolaminhydrobromid soll nach dem Verbrennen einen Rückstand nicht hinterlassen.

Sehr vorsichtig aufzubewahren.
Größte Einzelgabe 0,001 g.
Größte Tagesgabe 0,003 g.

Sebum ovile. — Hammeltalg.

Der durch Ausschmelzen des fetthaltigen Zellgewebes gesunder Schafe gewonnene Talg. Hammeltalg stellt weiße, feste Massen von nur schwachem, nicht ranzigem, widerlichem oder brenzlichem Geruche dar. Schmelzpunkt 47° bis 50°.

Wird 1 Theil Hammeltalg mit 5 Theilen Weingeist erwärmt und geschüttelt, so soll die nach dem völligen Erkalten klar abgegossene Flüssigkeit durch Zusatz von gleichviel Wasser nicht stark getrübt werden und soll blaues Lackmuspapier nicht röthen.

Sebum salicylatum. — Salicyltalg.

Zwei Theile Salicylsäure.................. 2
  und
Ein Theil Benzoesäure................... 1
  werden in
Siebenundneunzig Theilen Hammeltalg....... 97,
  welcher im Wasserbade geschmolzen ist, gelöst.

Salicyltalg ist weiß und frei von ranzigem Geruche.

Erwärmt man Salicyltalg mit verdünntem Weingeist, gießt den Weingeist nach dem Erkalten ab und versetzt ihn mit 1 Tropfen Eisenchloridlösung, so soll eine violette Färbung entstehen.

Secale cornutum. — Mutterkorn.

Das von der Roggenpflanze kurz vor deren Fruchtreife gesammelte, bei gelinder Wärme getrocknete Sklerotium von Claviceps purpurea.

Die außen dunkelviolette bis schwarze, 10 bis 30 mm lange, 2,5 bis 5 mm dicke, stumpf dreikantige, beiderseits verjüngte, oft längsfurchige, auf der Querbruchfläche röthliche oder weißliche Droge besteht aus einem gleichmäßigen, parenchymartigen Gewebe, welches bei mikroskopischer Betrachtung bis auf die violett gefärbte Rindenschicht farblos erscheint.

Mutterkorn schmeckt fade und soll, mit 10 Theilen heißem Wasser übergossen, den ihm eigenthümlichen, aber weder einen ammoniakalischen noch ranzigen Geruch entwickeln.

Vor der Aufbewahrung ist das Mutterkorn über Kalk nachzutrocknen und dann in gut zu verschließende Gefäße zu bringen. Es soll nicht länger als ein Jahr aufbewahrt und nicht in gepulvertem Zustande vorräthig gehalten werden.

Semen Arecae. — Arekanuß.

Die Samen von Areca Catechu. Sie besitzen einen größten Querdurchmesser von 15 bis 30 mm. Die braune Oberfläche des Samens wird von einem helleren Netze durchzogen, welches den braunen, in das weiße, harte Endosperm eindringenden Leisten von Ruminationsgewebe entspricht. Der an der ebenen Fläche des Samens liegende, halbkreisförmige Nabel wird von zahlreichen Leitbündeln durchzogen. Neben dem Nabel, unter der Mitte der ebenen Fläche, findet sich eine Höhlung.

Arekanuß schmeckt schwach zusammenziehend.

Semen Colchici. — Zeitlosensamen.

Die Samen von Colchicum autumnale. Sie sind nahezu kugelig, erreichen einen Durchmesser von 3 mm, sind braun, anfangs von ausgeschiedenem Zucker klebrig, grubig punktirt oder fein runzelig und tragen als einseitigen, weichen Wulst den dicken Samenstielrest. Die dünne, braune, aus zusammengefallenen Zellen bestehende Samenschale schließt das graue, aus dickwandigen, mit kreisförmigen Tüpfeln versehenen, Fett führenden Zellen zusammengesetzte Endosperm und den 0,5 mm langen Keimling ein.

Zeitlosensamen schmeckt sehr bitter.

Vorsichtig aufzubewahren.

Semen Erucae. — Weißer Senfsamen.

Die Samen von Sinapis alba. Sie sind annähernd kugelig, ungefähr 2 mm dick; ihre Samenschale ist hellröthlichgelb, sehr zartgrubig punktirt, manchmal weißschülferig. Die hellgelben Keimblätter sind gefaltet. Der Querschnitt der Samenschale läßt bei mikroskopischer Betrachtung eine aus Schleimzellen bestehende Epidermis erkennen; unter dieser liegen zwei Schichten von Zellen, deren Wände in den Ecken kollenchymatisch verdickt sind.

Weißer Senfsamen schmeckt beim Kauen brennend scharf.

Semen Foenugraeci. — Bockshornsamen.

Die Samen von Trigonella Foenum graecum. Sie sind gelblich bis bräunlich, eckig, 3 bis 5 mm lang, bis 2 mm dick und mit einer die Lage des Würzelchens bezeichnenden Furche versehen. Die körnigrauhe Samenschale umschließt das glasige, aus Schleimzellen bestehende Endosperm, in welchem der gelbe Keimling des stärkefreien Samens liegt.

Bockshornsamen schmeckt bitterlich und riecht eigenartig.

Semen Lini. — Leinsamen.

Die Samen von Linum usitatissimum. Sie sind eiförmig, zusammengedrückt, 4 bis 6 mm lang, glänzend, gelblich bis braun. Die Epidermis der Samenschale besteht aus Schleimzellen. Das dünne Endosperm und der Keimling enthalten fettes Oel, jedoch keine Stärke.

Leinsamen soll mild, ölig, schleimig, aber nicht ranzig schmecken.

Semen Myristicae. — Muskatnuß.

Die von der Samenschale befreiten Samen von Myristica fragrans. Sie sind stumpf- und kurz-eiförmig, gegen 3 cm lang und bis 2 cm breit und zeigen nach Entfernung des sie überziehenden Kalkstaubes eine braune Oberfläche, welche von einer breiten, flachen Längsfurche und einem dichten Netz schmaler Furchen durchzogen ist. Die Querschnittfläche der Droge läßt in dem Fett und Stärke führenden Endosperm die braunen, aromatisches Sekret führenden Leisten von Ruminationsgewebe erkennen.

Muskatnuß schmeckt aromatisch und bitter und riecht aromatisch.

Semen Papaveris. — Mohnsamen.

Die Samen von Papaver somniferum. Sie sind nierenförmig, 1 mm lang; ihre Samenschale ist auf der Oberfläche mit einem Netze zarter Leisten bedeckt, welches sechseckige Maschen besitzt. Innerhalb des weißen Endosperms liegt ein etwas gebogener Keimling. Die Samen sollen weißlich sein.

Mohnsamen soll mild ölig schmecken.

Semen Sinapis. — Senfsamen.

Die Samen von Brassica nigra. Sie sind annähernd kugelig, ungefähr 1 mm dick; ihre Samenschale ist rothbraun, netzig-grubig, manchmal weißschülferig. Die grünlichgelben Keimblätter sind gefaltet.

Senfsamenpulver soll bei mikroskopischer Betrachtung andere Elemente, als die der Droge eigenthümlichen, nicht erkennen lassen, es soll sich also auch frei erweisen von Oxalatkrystallen und Stärkekörnern, und die in Weingeist zu beobachtenden Aleuronkörner des Pulvers sollen von unregelmäßigen Umrissen, bis 0,008 mm breit und bis 0,017 mm lang sein und zahlreiche, sehr kleine Globoide enthalten.

Senfsamen schmeckt beim Kauen anfangs mild ölig und schwach säuerlich, darauf brennend scharf.

Zur Bestimmung des Gehalts an ätherischem Senföl werden 5 g gepulverter Senfsamen in einem Kolben mit 100 ccm Wasser von 20° bis 25° übergossen. Man läßt den verschlossenen Kolben unter wiederholtem Umschwenken 2 Stunden lang stehen, setzt alsdann dem Inhalt 20 ccm Weingeist und 2 ccm Olivenöl zu und destillirt ihn unter sorgfältiger Kühlung. Die zuerst übergehenden 40 bis 50 ccm werden in einem 100 ccm fassenden Meßkolben, welcher 10 ccm Ammoniakflüssigkeit enthält, aufgefangen und mit 20 ccm Zehntel-Normal-Silbernitratlösung versetzt. Alsdann füllt man mit Wasser bis zur Marke auf und läßt die Mischung unter häufigem Umschütteln in dem verschlossenen Kolben 24 Stunden lang stehen. 50 ccm des klaren Filtrats sollen alsdann, nach Zusatz von 6 ccm Salpetersäure und 1 ccm Ferriammoniumsulfatlösung, nicht mehr als 7,2 ccm Zehntel-Normal-Ammoniumrhodanidlösung bis zum Eintritt der Rothfärbung erfordern.

Semen Strophanthi. — Strophanthussamen.

Die von ihrer Granne befreiten Samen einer Strophanthus-Art, wahrscheinlich von Strophanthus Kombé. Sie sind bis 17 mm lang, bis 5 mm breit und bis 3 mm dick, lanzettförmig und mit einzelligen, einfachen, nach der Spitze des Samens zu gerichteten, glänzenden Haaren dicht besetzt. Bei Betrachtung gegen die Richtung der Haare erscheinen die Samen hellgrünlichbraun, sonst mehr grau. Auf der Mitte der einen, flachen Seite beginnt die Raphe, welche oben in der Bruchfläche der Granne endigt. Die dünne Samenschale besteht aus zusammengefallenen, dünnwandigen Zellen; nur die Epidermiszellen, aus deren Mitte die Haare entspringen, besitzen leistenförmig verdickte Radialwände. Das dünne, weiße Endosperm und der weiße, gerade Keimling sind, in reifen Samen, entweder stärkefrei oder sie enthalten rundliche, nicht über 0,008 mm große Stärkekörner. Oxalatdrusen soll das Gewebe des Keimlings nicht enthalten. Die beiden Keimblätter sind flach.

Wird ein Querschnitt des Samens mit 1 Tropfen Schwefelsäure bedeckt, so nimmt besonders das Endosperm vorübergehend eine kräftig blaugrüne Farbe an, welche später in roth übergeht.

Strophanthussamen schmeckt bitter.

Vorsichtig aufzubewahren.

Semen Strychni. — Brechnuß.

Die Samen von Strychnos Nux vomica. Die scheibenförmigen, 20 bis 25 mm breiten, 3 bis 5 mm dicken, graugelben Samen bestehen aus einer dünnen, mit glänzenden, schräg gestellten Haaren dicht besetzten Samenschale, einem hornartigen Endosperm und einem ungefähr 7 mm langen Keimlinge. Dieser kehrt sein gerades Würzelchen dem Samenrande zu und verursacht dadurch eine zäpfchenartige Erhöhung des letzteren. Die dicken Wände der Endospermzellen sind ungetüpfelt; der Inhalt jener Zellen ist stärkefrei und färbt sich beim Einlegen eines Schnittes des Endosperms in ein Tröpfchen rauchende Salpetersäure orangegelb.

Brechnuß schmeckt sehr bitter.

Zur Bestimmung des Alkaloidgehaltes übergießt man 15 g mittelfein gepulverte, bei 100° getrocknete Brechnuß in einem Arzneiglase mit 100 g Aether und 50 g Chloroform, sowie, nach kräftigem Umschütteln, mit 10 ccm einer Mischung aus 2 Theilen Natronlauge und 1 Theile Wasser und läßt die Masse unter häufigem Schütteln 3 Stunden lang stehen. Alsdann versetzt man die Mischung noch mit 15 ccm oder nöthigenfalls soviel Wasser, bis sich das Brechnußpulver beim kräftigen Umschütteln zusammenballt, und die darüber stehende Chloroform-Aetherlösung sich vollständig klärt. Nach einstündigem Stehen filtrirt man alsdann 100 g von der klaren Chloroform-Aetherlösung durch ein trockenes, gut bedecktes Filter in ein Kölbchen und destillirt etwa die Hälfte davon ab. Die verbleibende Chloroform-Aetherlösung bringt man hierauf in einen Scheidetrichter, spült das Kölbchen noch dreimal mit je 5 ccm eines Gemisches von 3 Theilen Aether und 1 Theile Chloroform nach und schüttelt dann die vereinigten Flüssigkeiten mit 10 ccm Zehntel-Normal-Salzsäure tüchtig durch. Nach vollständiger Klärung, nöthigenfalls nach Zusatz von noch soviel Aether, daß die Chloroform-Aetherlösung auf der sauren Flüssigkeit schwimmt, filtrirt man letztere durch ein kleines, mit Wasser angefeuchtetes Filter in einen Kolben von 100 ccm. Hierauf schüttelt man die Chloroform-Aetherlösung noch dreimal mit je 10 ccm Wasser aus, filtrirt auch diese Auszüge durch dasselbe Filter, wäscht letzteres noch mit Wasser nach und verdünnt die gesammte Flüssigkeit mit Wasser zu 100 ccm. Von dieser Lösung mißt man schließlich 50 ccm ab, bringt sie in eine etwa 200 ccm fassende Flasche aus weißem Glase, fügt etwa 50 ccm Wasser und soviel Aether, daß die Schicht des letzteren etwa die Höhe von 1 cm erreicht, und 5 Tropfen Jodeosinlösung zu und läßt alsdann soviel Hundertel-Normal-Kalilauge, nach jedem Zusatze die Mischung kräftig umschüttelnd, zufließen, bis die untere, wässerige Schicht eine blaßrothe Farbe angenommen hat. Zur Erzielung dieser Färbung sollen nicht mehr als 15,6 ccm Lauge erforderlich sein.

Vorsichtig aufzubewahren.
    Größte Einzelgabe 0,1 g.
    Größte Tagesgabe 0,2 g.

Serum antidiphthericum. — Diphtherie-Heilserum.

Blutserum von Pferden, die gegen das Diphtherie-Gift immunisirt sind. Es wird von den dazu berechtigten Fabrikationsstätten in den Handel gebracht, nachdem es durch das Königlich preußische Institut für experimentelle Therapie zu Frankfurt a. M. auf seinen Gehalt an Immunisirungseinheiten (= J. E.), auf Keimfreiheit und Gehalt an Konservirungsmitteln (Phenol oder Trikresol) geprüft und zum Verkauf zugelassen worden ist.

Es wird in flüssiger und in fester Form in den Handel gebracht.

Flüssiges und festes Dipytherie-Heilserum werden nur in Fläschchen abgegeben, deren Verschluß staatlich plombirt ist, und welche in einer Aufschrift Angaben über die Fabrikationsstätte, den Antitoxingehalt eines Kubikcentimeters und den des ganzen Inhaltes des Fläschchens, die Kontrolnummer und den Tag der amtlichen Kontrole enthalten. Diese Fläschchen befinden sich in lichtdichter Verpackung, welche dieselben Angaben enthält. Die Plomben tragen auf der einen Seite einen Adler oder einen Löwen; die andere Seite giebt die Zahl der im Gesammtinhalte vorhandenen J. E. an.

Das flüssige Diphtherie-Heilserum stellt eine gelbliche, klare, höchstens einen geringen Bodensatz enthaltende Flüssigkeit dar, welche den Geruch des Konservirungsmittels besitzt. Es wird in Fläschchen von verschiedener Form und Farbe abgegeben, deren Inhalt dem Werthe von 100 bis 3000 J. E. entspricht. Die am meisten gebräuchlichen Abfüllungen sind:

    Nr. 0 = 200 J. E.,
    Nr. I = 600 J. E. (resp. 500 J. E.),

Nr. II = 1000 J. E.,
Nr. III = 1500 J. E.

Diphtherie-Heilserum, welches mehr als 300 J. E. in 1 ccm enthält, gilt als hochwerthiges Serum.

Das feste Diphtherie-Heilserum ist getrocknetes, hochwerthiges Diphtherie-Heilserum, welches in 1 g mindestens 5000 J. E. enthält und keinerlei antiseptische oder sonstige differente Zusätze erhalten hat. Es stellt gelbe, durchsichtige Blättchen oder ein gelblichweißes Pulver dar, welches sich mit 10 Theilen Wasser zu einer in Farbe und Aussehen dem flüssigen Diphtherie-Heilserum entsprechenden Flüssigkeit löst. Es ist in Einzeldosen von je 250 und 1000 J. E. in weißen Glasstöpselfläschchen von 2 oder 6 ccm Inhalt abzugeben. Die Lösung soll mittels sterilisirten Wassers von 1 ccm auf je 250 J. E. in dem Originalfläschchen jedesmal frisch bereitet werden; sie soll bis auf kleine Eiweißflöckchen klar sein und in den Originalfläschchen abgegeben werden.

Serum mit starker, bleibender Trübung oder stärkerem Bodensatze, sowie Serum einer bestimmten Kontrolnummer, dessen Einziehung verfügt wurde, darf in den Apotheken nicht abgegeben werden.

An einem kühlen Orte und vor Licht geschützt aufzubewahren.

Sirupi. — Sirupe.

Sirupe werden, sofern nicht ein anderes Verfahren vorgeschrieben ist, in der Weise bereitet, daß man den Zucker nach den angegebenen Verhältnissen in Wasser oder den betreffenden anderen Flüssigkeiten bei gelinder Wärme auflöst und die Lösung einmal aufkocht.

Sirupe sollen klar sein, mit Ausnahme des Mandelsirups.

Sirupus Althaeae. — Eibischsirup.

Zwei Theile grob zerschnittene Eibischwurzel ..	2
werden mit Wasser abgewaschen und mit	
Einem Theile Weingeist	1
und	
Fünfzig Theilen Wasser	50
3 Stunden lang bei 15° bis 20° ohne Umrühren ausgezogen.	
Aus	
Siebenunddreißig Theilen der nach dem Durchseihen ohne Pressung erhaltenen Flüssigkeit..	37
und	
Dreiundsechzig Theilen Zucker	63
werden	
Hundert Theile Sirup	100
bereitet.	

Eibischsirup ist etwas gelblich.

Sirupus Amygdalarum. — Mandelsirup.

Fünfzehn Theile süße Mandeln	15
und	
Drei Theile bittere Mandeln	3
werden geschält, abgewaschen und mit	

Vierzig Theilen Wasser 40
    zur Emulsion angestoßen.
        Aus
Vierzig Theilen der nach dem Durchseihen er-
    haltenen Flüssigkeit 40
    und
Sechzig Theilen Zucker 60
    werden
Hundert Theile Sirup 100
    bereitet.

Mandelsirup ist weißlich.

Sirupus Aurantii Corticis.
Pomeranzenschalensirup.

Ein Theil grob zerschnittene Pomeranzenschalen   1
    wird mit
Neun Theilen Weißwein 9
    2 Tage lang bei 15° bis 20° unter wieder-
    holtem Umrühren ausgezogen.
        Aus
Acht Theilen der filtrirten Flüssigkeit 8
    und
Zwölf Theilen Zucker 12
    werden
Zwanzig Theile Sirup 20
    bereitet.

Pomeranzenschalensirup ist gelblichbraun.

Sirupus Cerasorum. — Kirschensirup.

Saure, schwarze Kirschen zerstößt man mit den Kernen und läßt sie so lange in einem bedeckten Gefäße bei ungefähr 20° unter wiederholtem Umrühren stehen, bis 1 Raumtheil einer abfiltrirten Probe sich mit 0,5 Raumtheilen Weingeist ohne Trübung mischt.

Aus

Sieben Theilen der nach dem Abpressen filtrirten Flüssigkeit	7
und	
Dreizehn Theilen Zucker	13

werden

Zwanzig Theile Sirup	20

bereitet.

Kirschensirup ist dunkelpurpurroth.

Sirupus Cinnamomi. — Zimmtsirup.

Ein Theil grob gepulverter Chinesischer Zimmt wird 2 Tage lang mit	1
Fünf Theilen Zimmtwasser	5

bei 15° bis 20° unter wiederholtem Um-schütteln ausgezogen.

Aus

Vier Theilen der filtrirten Flüssigkeit	4
und	
Sechs Theilen Zucker	6

werden

Zehn Theile Sirup 10
    bereitet.
Zimmtsirup ist röthlichbraun.

Sirupus Ferri jodati. — Eisenjodürsirup.

Einundvierzig Theile Jod 41
    werden mit
Fünfzig Theilen Wasser 50
    übergossen. In diese Mischung werden
Zwölf Theile gepulvertes Eisen 12
    unter fortwährendem Umrühren und,
    wenn nöthig, unter Abkühlen nach und
    nach eingetragen. Die entstandene grün-
    liche Lösung wird durch ein kleines
    Filter in
Achthundertundfünfzig Theile kalten, weißen
    Sirup 850
    filtrirt. Durch Auswaschen des Filters
    mit destillirtem Wasser wird das Gewicht
    des Sirups auf
Tausend Theile 1000
    gebracht.
Eisenjodürsirup soll farblos oder höchstens gelblich sein.
100 Theile Eisenjodürsirup enthalten 5 Theile Eisenjodür.

Sirupus Ferri oxydati. — Eisenzuckersirup.

Ein Theil Eisenzucker 1,
Ein Theil Wasser 1
    und

Ein Theil weißer Sirup................ 1
   werden gemischt.
Eisenzuckersirup ist dunkelrothbraun.
100 Theile Eisenzuckersirup enthalten 1 Theil Eisen.

Sirupus Ipecacuanhae. — Brechwurzelsirup.

Ein Theil fein zerschnittene Brechwurzel 1
   wird mit
Fünf Theilen Weingeist................ 5
   und
Vierzig Theilen Wasser................ 40
   2 Tage lang bei 15° bis 20° unter wiederholtem Umrühren ausgezogen.
      Aus
Vierzig Theilen der filtrirten Flüssigkeit..... 40
   und
Sechzig Theilen Zucker................ 60
   werden
Hundert Theile Sirup................. 100
   bereitet.
Brechwurzelsirup ist gelblich.

Sirupus Liquiritiae. — Süßholzsirup.

Vier Theile grob zerschnittenes Süßholz..... 4
   werden mit
Einem Theile Ammoniakflüssigkeit.......... 1
   und

Zwanzig Theilen Wasser.................. 20
 12 Stunden lang bei 15° bis 20° unter wiederholtem Umrühren ausgezogen und alsdann ausgepreßt; die abgepreßte Flüssigkeit wird einmal zum Sieden erhitzt und im Wasserbade auf
Zwei Theile 2
 eingedampft; der Rückstand wird mit
Zwei Theilen Weingeist................ 2
 versetzt, die Mischung nach 12 Stunden filtrirt, und das Filtrat durch Zusatz von weißem Sirup auf
Zwanzig Theile 20
 gebracht.
Süßholzsirup ist braun.

Sirupus Mannae. — Mannasirup.

Zehn Theile Manna................... 10
 werden in einem Gemische von
Zwei Theilen Weingeist................ 2
 und
Dreiunddreißig Theilen Wasser........... 33
 gelöst, die Lösung wird sodann filtrirt. Aus dem Filtrate und
Fünfundfünfzig Theilen Zucker........... 55
 werden
Hundert Theile Sirup................. 100
 bereitet.
Mannasirup ist gelblich.

Sirupus Menthae. — Pfefferminzsirup.

Zwei Theile mittelfein zerschnittene Pfefferminzblätter	2
werden mit	
Einem Theile Weingeist................	1
durchfeuchtet, darauf mit	
Zehn Theilen Wasser	10
einen Tag lang bei 15° bis 20° unter wiederholtem Umrühren ausgezogen und alsdann ausgepreßt.	
Aus	
Sieben Theilen der abgepreßten und filtrirten Flüssigkeit	7
und	
Dreizehn Theilen Zucker	13
werden	
Zwanzig Theile Sirup	20
bereitet.	

Pfefferminzsirup ist grünlichbraun.

Sirupus Papaveris. — Mohnsirup.

Zehn Theile mittelfein zerschnittene Mohnköpfe	10
werden mit	
Sieben Theilen Weingeist	7
durchfeuchtet, darauf mit	
Siebzig Theilen Wasser.................	70
24 Stunden lang bei 15° bis 20° unter wiederholtem Umrühren ausgezogen und als-	

dann ausgepreßt. Die abgepreßte Flüssigkeit wird einmal zum Sieden erhitzt, im Wasserbade auf

Fünfunddreißig Theile.................... 35
  eingedampft und filtrirt. Aus dem Filtrate und
Fünfundsechzig Theilen Zucker............ 65
  werden
Hundert Theile Sirup 100
  bereitet.

Mohnsirup ist bräunlichgelb.

Sirupus Rhamni catharticae.
Kreuzdornbeerensirup.

Frische Kreuzdornbeeren zerstößt man und läßt sie so lange in einem bedeckten Gefäße bei ungefähr 20° unter wiederholtem Umrühren stehen, bis 1 Raumtheil einer abfiltrirten Probe sich mit 0,5 Raumtheilen Weingeist ohne Trübung mischt.
Aus

Sieben Theilen der nach dem Abpressen filtrirten
  Flüssigkeit 7
  und
Dreizehn Theilen Zucker 13
  werden
Zwanzig Theile Sirup 20
  bereitet.

Kreuzdornbeerensirup soll violettroth sein.

Sirupus Rhei. — Rhabarbersirup.

Zehn Theile in Scheiben zerschnittener Rhabarber	10,
Ein Theil Kaliumcarbonat	1
und	
Ein Theil Natriumborat	1
werden mit	
Achtzig Theilen Wasser	80

12 Stunden lang bei 15° bis 20° unter wiederholtem Umrühren ausgezogen. Die durch gelindes Ausdrücken gewonnene Flüssigkeit wird zum Aufkochen erhitzt. Aus

Sechzig Theilen der nach dem Erkalten filtrirten Flüssigkeit	60,
Zwanzig Theilen Zimmtwasser	20
und	
Hundertundzwanzig Theilen Zucker	120
werden	
Zweihundert Theile Sirup	200
bereitet.	

Rhabarbersirup ist braunroth.

Sirupus Rubi Idaei. — Himbeersirup.

Frische Himbeeren zerdrückt man und läßt sie so lange in einem bedeckten Gefäße bei ungefähr 20° unter wiederholtem Umrühren stehen, bis 1 Raumtheil einer abfiltrirten Probe sich mit 0,5 Raumtheilen Weingeist ohne Trübung mischt.

Aus

Sieben Theilen der nach dem Abpressen filtrirten
Flüssigkeit 7
und

Dreizehn Theilen Zucker 13
werden

Zwanzig Theile Sirup 20
bereitet.

Himbeersirup ist roth.

Amylalkohol soll sich beim Schütteln mit Himbeersirup nicht roth färben.

Sirupus Senegae. — Senegasirup.

Ein Theil mittelfein zerschnittene Senegawurzel .. 1
wird mit

Einem Theile Weingeist 1
und

Neun Theilen Wasser 9
2 Tage lang bei 15° bis 20° unter wiederholtem Umrühren ausgezogen und alsdann ausgepreßt.

Aus

Acht Theilen der abgepreßten und filtrirten Flüssigkeit 8
und

Zwölf Theilen Zucker 12
werden

Zwanzig Theile Sirup	20

bereitet.

Senegasirup ist gelblich.

Sirupus Sennae. — Sennasirup.

Zehn Theile mittelfein zerschnittene Sennesblätter und	10
Ein Theil gequetschter Fenchel .... werden mit	1
Fünf Theilen Weingeist .... durchfeuchtet, darauf mit	5
Sechzig Theilen Wasser	60

12 Stunden lang bei 15° bis 20° unter wiederholtem Umrühren ausgezogen und alsdann ohne Pressung durchgeseiht. Der Auszug wird einmal zum Sieden erhitzt und in einem bedeckten Gefäße zum Erkalten stehen gelassen.

Aus

Fünfunddreißig Theilen der filtrirten Flüssigkeit und	35
Fünfundsechzig Theilen Zucker .... werden	65
Hundert Theile Sirup	100

bereitet.

Sennasirup ist braun.

Wird Sennasirup mit Manna verlangt, so ist eine Mischung aus gleichen Theilen Senna- und Mannasirup abzugeben.

Sirupus simplex. — Weißer Sirup.

Aus
Drei Theilen Zucker 3
und
Zwei Theilen Wasser 2
werden
Fünf Theile Sirup 5
bereitet.

Weißer Sirup ist farblos.

Wird eine Mischung aus 0,5 g weißem Sirup, 5 ccm Wasser und 5 ccm alkalischer Kupfertartratlösung bis zum einmaligen Aufkochen erhitzt, so soll in ihr nicht sofort eine gelbe oder röthliche Ausscheidung erfolgen.

Species. — Theegemische.

Die zur Bereitung von Theegemischen zu verwendenden Arzneimittel sollen durch Schneiden, Raspeln oder Stoßen möglichst gleichförmig zerkleinert oder, wenn weichere Früchte und ähnliche Stoffe vorliegen, leicht gequetscht werden. Das beim Zerkleinern entstehende, feine Pulver ist vor dem Mischen der einzelnen Bestandtheile zu entfernen.

Die Pflanzentheile sind bei solchen Theegemischen, welche zu Aufgüssen oder Abkochungen dienen, je nach dem Grade der Ausziehbarkeit grob oder mittelfein, bei solchen Theegemischen, welche zur Ausfüllung von Kräutersäckchen gebraucht werden, fein zu zerschneiden. Theegemische zu Umschlägen sind aus groben Pulvern zu bereiten.

Species aromaticae. — Gewürzhafte Kräuter.

Zwei Theile Pfefferminzblätter 2,
Zwei Theile Quendel 2,
Zwei Theile Thymian 2,
Zwei Theile Lavendelblüthen 2
und
Ein Theil Gewürznelken 1
werden fein zerschnitten und nach Zusatz von
Einem Theile grob gepulverten Kubeben 1
gemengt.

Species diureticae. — Harntreibender Thee.

Ein Theil Liebstöckelwurzel 1,
Ein Theil Hauhechelwurzel 1
und
Ein Theil Süßholz 1
werden grob zerschnitten und nach Zusatz von
Einem Theile gequetschten Wacholderbeeren 1
gemengt.

Species emollientes. — Erweichende Kräuter.

Ein Theil Eibischblätter 1,
Ein Theil Malvenblätter 1,
Ein Theil Steinklee 1,
Ein Theil Kamillen 1
und
Ein Theil Leinsamen 1
werden grob gepulvert und gemengt.

Species laxantes. — Abführender Thee.

Zu bereiten aus:

Hundertundsechzig Theilen mittelfein zerschnittenen Sennesblättern	160,
Hundert Theilen Holunderblüthen	100,
Fünfzig Theilen gequetschtem Fenchel	50,
Fünfzig Theilen gequetschtem Anis	50,
Fünfundzwanzig Theilen Kaliumtartrat	25
und	
Fünfzehn Theilen Weinsäure	15.

Der gequetschte Fenchel und Anis werden zunächst mit der Lösung des Kaliumtartrats in 50 Theilen Wasser gleichmäßig durchfeuchtet und nach halbstündigem Stehen mit der Lösung der Weinsäure in 15 Theilen Wasser ebenso gleichmäßig durchtränkt, darauf getrocknet und mit den übrigen Stoffen gemengt.

Species Lignorum. — Holzthee.

Fünf Theile Guajakholz	5,
Drei Theile Hauhechelwurzel	3,
Ein Theil Süßholz	1
und	
Ein Theil Sassafrasholz	1

werden grob zerschnitten und gemengt.

Species pectorales. — Brustthee.

Acht Theile Eibischwurzel	8,
Drei Theile Süßholz	3,

Ein Theil Veilchenwurzel 1,
Vier Theile Huflattigblätter 4
    und
Zwei Theile Wollblumen 2
    werden grob zerschnitten und nach Zusatz von
Zwei Theilen gequetschtem Anis 2
    gemengt.

Spiritus. — Weingeist.

Klare, farblose, flüchtige, leicht entzündliche Flüssigkeit, welche eine Flamme von geringer Leuchtkraft giebt. Weingeist riecht eigenthümlich, schmeckt brennend und verändert Lackmuspapier nicht. Spez. Gewicht 0,830 bis 0,834; 100 Theile enthalten 91,2 bis 90 Raumtheile oder 87,2 bis 85,6 Gewichtstheile Alkohol.

Weingeist soll nicht fremdartig riechen und sich mit Wasser ohne Trübung mischen.

10 ccm Weingeist sollen sich, nach dem Zusatze von 5 Tropfen Silbernitratlösung, selbst beim Erwärmen weder trüben noch färben.

Eine bis auf 1 ccm verdunstete Mischung aus 10 ccm Weingeist und 0,2 ccm Kalilauge soll, nach dem Uebersättigen mit verdünnter Schwefelsäure, nicht nach Fuselöl riechen.

5 ccm Schwefelsäure, in einem Probirrohre vorsichtig mit 5 ccm Weingeist überschichtet, sollen auch bei längerem Stehen an der Berührungsfläche eine rosenrothe Zone nicht bilden.

Die rothe Farbe einer Mischung aus 10 ccm Weingeist und 1 ccm Kaliumpermanganatlösung soll nicht vor Ablauf von 20 Minuten in gelb übergehen.

Weingeist soll weder durch Schwefelwasserstoffwasser, noch durch Ammoniakflüssigkeit gefärbt werden.

5 ccm Weingeist sollen nach dem Verdunsten im Wasserbade einen wägbaren Rückstand nicht hinterlassen.

Spiritus aethereus. — Aetherweingeist.

Ein Theil Aether 1
    und
Drei Theile Weingeist 3
    werden gemischt.

Aetherweingeist ist klar, farblos, neutral, völlig flüchtig. Spez. Gewicht 0,805 bis 0,809.

Ein Raumtheil Aetherweingeist soll beim Schütteln mit 1 Raumtheile Kaliumacetatlösung in einem abgetheilten Glase 0,5 Raumtheile aetherische Flüssigkeit absondern.

Mit Aetherweingeist getränktes Filtrirpapier soll nach dem Verdunsten des Aetherweingeistes geruchlos sein.

Spiritus Aetheris nitrosi. — Versüßter Salpetergeist.

Drei Theile Salpetersäure 3
    werden mit
Fünf Theilen Weingeist 5
    vorsichtig überschichtet und 2 Tage lang, ohne
    Umschütteln, stehen gelassen. Alsdann wird
    die Mischung in einer Glasretorte der Destillation
    im Wasserbade unterworfen, und das Destillat
    in einer Vorlage aufgefangen, welche

Fünf Theile Weingeist 5

enthält. Die Destillation wird fortgesetzt, so lange noch etwas übergeht, jedoch abgebrochen, wenn in der Retorte gelbe Dämpfe auftreten. Das Destillat wird mit gebrannter Magnesia neutralisirt, nach 24 Stunden im Wasserbade bei anfänglich sehr gelinder Erwärmung rektifizirt und in einer Vorlage aufgefangen, welche 2 Theile Weingeist enthält. Die Destillation wird unterbrochen, sobald das Gesammtgewicht der in der Vorlage befindlichen Flüssigkeit 8 Theile beträgt.

Klare, farblose oder gelbliche Flüssigkeit, welche angenehm, ätherisch riecht und süßlich, brennend schmeckt. Versüßter Salpetergeist ist völlig flüchtig und mischt sich klar mit Wasser. Spez. Gewicht 0,840 bis 0,850. Versüßter Salpetergeist giebt beim Vermischen mit einer frisch bereiteten, konzentrirten Auflösung von Ferrosulfat in Salzsäure eine schwarzbraune Flüssigkeit.

10 ccm versüßter Salpetergeist sollen, nach Zusatz von 0,2 ccm Normal-Kalilauge, nicht sauer reagiren.

Spiritus Angelicae compositus.
Zusammengesetzter Angelikaspiritus.

Sechzehn Theile mittelfein zerschnittene Angelikawurzel 16,

Vier Theile mittelfein zerschnittener Baldrian 4
und

Vier Theile gequetschte Wacholderbeeren 4
    werden mit
Fünfundsiebzig Theilen Weingeist.......... 75
    und
Hundertundfünfundzwanzig Theilen Wasser .. 125
    24 Stunden lang bei 15° bis 20° unter
    wiederholtem Umschütteln ausgezogen; von
    diesem Gemische werden
Hundert Theile 100
    abdestillirt.
        In dem Destillate werden
Zwei Theile Kampher.................. 2
    gelöst.

Klare, farblose Flüssigkeit. Spez. Gewicht 0,890 bis 0,900.

Spiritus camphoratus. — Kampherspiritus.

Ein Theil Kampher.................... 1
    wird in
Sieben Theilen Weingeist 7
    gelöst und darauf mit
Zwei Theilen Wasser 2
    versetzt.

Klare, farblose, stark nach Kampher riechende und schmeckende Flüssigkeit, aus welcher durch Wasser der Kampher in Flocken gefällt werden kann. Spez. Gewicht 0,885 bis 0,889.

Eine dauernde Ausscheidung von Kampher aus 10 g Kampherspiritus von 15° soll erst beginnen, nachdem mindestens 4,6 ccm und höchstens 5,3 ccm Wasser von der gleichen Temperatur zugesetzt worden sind.

Spiritus Cochleariae. — Löffelkrautspiritus.

Vier Theile getrocknetes Löffelkraut . . . . werden mit	4
Einem Theile gestoßenem, weißem Senfsamen . und	1
Vierzig Theilen Wasser . . . . in einer Destillirblase 3 Stunden lang stehen gelassen, alsdann mit	40
Fünfzehn Theilen Weingeist . . . . durchmischt und destillirt, bis 20 Theile übergegangen sind.	15

Klare, farblose Flüssigkeit, welche eigenthümlich riecht und scharf schmeckt. Spez. Gewicht 0,908 bis 0,918.

50 ccm Löffelkrautspiritus werden in einem 100 ccm fassenden Meßkolben mit 10 ccm Zehntel-Normal-Silbernitratlösung und 5 ccm Ammoniakflüssigkeit versetzt und gut bedeckt 24 Stunden lang unter häufigem Umschütteln stehen gelassen. Nach dem Auffüllen bis zur Marke sollen auf 50 ccm des klaren Filtrates, nach Zusatz von 3 ccm Salpetersäure und 1 ccm Ferriammoniumsulfatlösung, 2,2 bis 2,5 ccm Zehntel-Normal-Ammoniumrhodanidlösung bis zum Eintritt der Rothfärbung erforderlich sein.

50 ccm Löffelkrautspiritus werden mit 10 ccm Ammoniakflüssigkeit in einem Kolben mit aufgesetztem Trichter einige Stunden lang im Wasserbade erwärmt und darauf zur Trockene eingedampft. Der Verdampfungsrückstand wird in

wenig absolutem Alkohol gelöst und nach dem Filtriren auf einem Uhrglase verdunstet. Der Schmelzpunkt der reinsten ausgeschiedenen Krystalle liegt zwischen 125° und 135°.

Spiritus dilutus. — Verdünnter Weingeist.

Sieben Theile Weingeist 7
    und
Drei Theile Wasser 3
    werden gemischt.

Klare, farblose, von fremdartigem Geruche freie Flüssigkeit. Spez. Gewicht 0,892 bis 0,896. 100 Theile enthalten 69 bis 68 Raumtheile oder 61 bis 60 Gewichtstheile Alkohol.

Verdünnter Weingeist soll weder durch Silbernitratlösung, noch durch Baryumnitrat- oder Ammoniumoxalatlösung verändert werden.

Spiritus e Vino. — Weinbranntwein.

Durch Destillation aus Wein hergestelltes Getränk guter Beschaffenheit. Weinbranntwein ist klar, gelb und riecht und schmeckt angenehm weinig.

100 Theile Weinbranntwein enthalten 37 bis 41 Theile Alkohol.

Spiritus Formicarum. — Ameisenspiritus.

Fünfunddreißig Theile Weingeist 35,
Dreizehn Theile Wasser 13
und
Zwei Theile Ameisensäure 2
werden gemischt.

Klare, farblose Flüssigkeit von saurer Reaktion. Ameisenspiritus scheidet beim Schütteln mit etwas Bleiessig Krystallflitter ab und färbt Silbernitratlösung beim Erhitzen dunkel. Spez. Gewicht 0,894 bis 0,898.

Spiritus Juniperi. — Wacholderspiritus.

Einen Theil gequetschte Wacholderbeeren 1,
Drei Theile Weingeist. 3
und
Drei Theile Wasser 3
läßt man 24 Stunden lang bei 15° bis 20° unter wiederholtem Umrühren stehen; von diesem Gemische werden
Vier Theile 4
abdestillirt.

Klare, farblose Flüssigkeit, welche nach Wacholderbeeren riecht und schmeckt. Spez. Gewicht 0,895 bis 0,905.

Spiritus Lavandulae. — Lavendelspiritus.

Einen Theil Lavendelblüthen 1,
Drei Theile Weingeist. 3
und

Drei Theile Wasser 3
   läßt man 24 Stunden lang bei 15° bis 20°
   unter wiederholtem Umrühren stehen; von
   diesem Gemische werden
Vier Theile........... 4
   abdestillirt.

Klare, farblose Flüssigkeit von angenehmem Lavendelgeruche. Spez. Gewicht 0,895 bis 0,905.

Spiritus Melissae compositus. — Karmelitergeist.

Vierzehn Theile Melissenblätter 14,
Zwölf Theile Citronenschalen 12,
Sechs Theile Muskatnuß 6,
Drei Theile Chinesischer Zimmt 3
   und
Drei Theile Gewürznelken 3
   werden mittelfein zerschnitten oder grob
   zerstoßen und mit
Hundertundfünfzig Theilen Weingeist 150
   und
Zweihundertundfünfzig Theilen Wasser...... 250
   übergossen; von diesem Gemische werden
Zweihundert Theile 200
   abdestillirt.

Klare, farblose Flüssigkeit von gewürzigem Geruche und Geschmacke. Spez. Gewicht 0,900 bis 0,910.

Spiritus Menthae piperitae. — Pfefferminzspiritus.

Ein Theil Pfefferminzöl 1
und
Neun Theile Weingeist 9
werden gemischt.

Klare, farblose Flüssigkeit, welche nach Pfefferminzöl kräftig riecht und schmeckt. Spez. Gewicht 0,836 bis 0,840.

Spiritus saponato-camphoratus.
Flüssiger Opodeldok.

Sechzig Theile Kampherspiritus 60,
Hundertundfünfundsiebzig Theile Seifenspiritus 175,
Zwölf Theile Ammoniakflüssigkeit.......... 12,
Ein Theil Thymianöl 1
und
Zwei Theile Rosmarinöl 2
werden gemischt und filtrirt.

Flüssiger Opodeldok ist klar und gelb.

Spiritus saponatus. — Seifenspiritus.

Zu bereiten aus:
Sechs Theilen Olivenöl................ 6,
Sieben Theilen Kalilauge 7,
Dreißig Theilen Weingeist.............. 30
und
Siebzehn Theilen Wasser............... 17

Das Olivenöl wird mit der Kalilauge und einem Viertel der vorgeschriebenen Menge Weingeist in einer verschlossenen Flasche unter häufigem Umschütteln bei Seite gestellt, bis die Verseifung vollendet ist, und eine Probe der Flüssigkeit mit Wasser und Weingeist sich klar mischen läßt. Darauf fügt man der Flüssigkeit die noch übrigen 3 Viertel des Weingeistes und das Wasser hinzu und filtrirt die Mischung.

Klare, gelbe, alkalisch reagirende, beim Schütteln mit Wasser stark schäumende Flüssigkeit. Spez. Gewicht 0,925 bis 0,935.

Spiritus Sinapis. — Senfspiritus.

Ein Theil Senföl.................... 1
    und
Neunundvierzig Theile Weingeist............ 49
    werden gemischt.

Klare, farblose, nach Senföl riechende Flüssigkeit. Spez. Gewicht 0,833 bis 0,837.

5 ccm Senfspiritus werden in einem 100 ccm fassenden Meßkolben mit 50 ccm Zehntel-Normal-Silbernitratlösung und 10 ccm Ammoniakflüssigkeit versetzt und gut bedeckt unter häufigem Umschütteln 24 Stunden lang stehen gelassen. Nach dem Auffüllen bis zur Marke sollen auf 50 ccm des klaren Filtrates, nach Zusatz von 6 ccm Salpetersäure und 1 ccm Ferriammoniumsulfatlösung, 16,6 bis 17,2 ccm Zehntel-Normal-Ammoniumrhodanidlösung bis zum Eintritt der Rothfärbung erforderlich sein.

Stibium sulfuratum aurantiacum. — Goldschwefel.

Feines, orangerothes, fast geruchloses Pulver. Beim Erhitzen von Goldschwefel in einem engen Probirrohre sublimirt Schwefel, während schwarzes Schwefelantimon zurückbleibt.

0,5 g Goldschwefel werden mit 5 ccm einer bei gewöhnlicher Temperatur gesättigten, wässerigen Lösung von Ammoniumcarbonat bei einer Temperatur von 50° bis 60° 2 Minuten lang unter wiederholtem Umschütteln stehen gelassen. In der erhaltenen Lösung soll, nach dem Filtriren und Uebersättigen mit Salzsäure, innerhalb 6 Stunden eine gelbe, flockige Ausscheidung nicht entstehen.

1 g Goldschwefel soll, mit 20 ccm Wasser geschüttelt, ein Filtrat geben, welches durch Silbernitratlösung höchstens schwach opalisirend getrübt, aber nicht gebräunt wird; durch Baryumnitratlösung darf das Filtrat nicht sofort getrübt werden.

Vor Licht geschützt aufzubewahren.

Stibium sulfuratum nigrum. — Spießglanz.

Grauschwarze, strahlig krystallinische Stücke oder ein daraus bereitetes Pulver.

2 g fein gepulverter Spießglanz sollen sich, mit 20 ccm Salzsäure gelinde erwärmt und schließlich unter Umrühren gekocht, bis auf einen nicht mehr als 0,02 g betragenden Rückstand auflösen.

Strychninum nitricum. — Strychninnitrat.

Farblose, sehr bitter schmeckende Krystallnadeln, welche sich in 90 Theilen kaltem und in 3 Theilen siedendem Wasser, sowie in 70 Theilen kaltem und in 5 Theilen siedendem Weingeist lösen. Die Lösungen reagiren neutral. In Aether, in Chloroform und in Schwefelkohlenstoff ist Strychninnitrat fast unlöslich. Beim Kochen eines Körnchens Strychninnitrat mit Salzsäure tritt Rothfärbung ein. Aus der wässerigen Lösung des Strychninnitrats scheidet Kaliumdichromatlösung rothgelbe Kryställchen ab, welche bei Berührung mit Schwefelsäure vorübergehend blauviolette Färbung annehmen.

In Schwefelsäure löst sich das Strychninnitrat ohne Färbung; beim Verreiben mit einem Körnchen Kaliumdichromat oder Kaliumpermanganat nimmt diese Lösung eine blauviolette Färbung von geringer Beständigkeit an.

Mit Salpetersäure zerrieben, soll Strychninnitrat sich gelblich, jedoch nicht roth färben.

Strychninnitrat soll nach dem Verbrennen einen Rückstand nicht hinterlassen.

Sehr vorsichtig aufzubewahren.
  Größte Einzelgabe 0,01 g.
  Größte Tagesgabe 0,02 g.

Styli caustici. — Aetzstifte.

Stifte oder Stäbchen, welche je nach Art des Stoffes und nach dem Zwecke durch Drehen oder Schleifen von Krystallen, durch Ausgießen oder Aufsaugen geschmolzener Substanzen in Formen oder Röhren, sowie durch Kneten oder Ausrollen bildsamer Massen hergestellt werden, erforderlichenfalls unter Zusatz von Weizenmehl oder Gummipulver, Glycerin und Wasser.

Sind Aetzstifte ohne Angabe von Größe und Form verordnet, so sollen dieselben walzenförmig, 4 bis 5 cm lang und 4 bis 5 mm dick sein.

Styrax. — Storax.

Durch Auskochen und Pressen der inneren Rinde von Liquidambar orientalis erhaltene, klebrige, nur träge vom Spatel abfließende, wohlriechende Masse von grauer Farbe. Storax sinkt in Wasser unter, an der Oberfläche des Wassers zeigen sich nur höchst vereinzelte, farblose Tröpfchen.

Mit dem gleichen Gewichte Weingeist liefert der Storax eine graubraune, trübe, nach dem Filtriren klare, sauer reagirende Lösung, welche nach dem Verdampfen eine in dünner Schicht durchsichtige, halbflüssige, braune Masse zurückläßt. Dieser Rückstand von 100 Theilen Storax soll mindestens 65 Theile betragen und in Aether, Schwefelkohlenstoff und Benzol, nicht aber in Petroleumbenzin löslich sein.

Der nach dem vollkommenen Ausziehen von 100 Theilen Storax mit siedendem Weingeist hinterbleibende Rückstand soll nach dem Trocknen höchstens 2,5 Theile der ursprünglichen Masse betragen.

Zum Gebrauche befreit man Storax durch Erwärmen im Wasserbade von dem größten Theile des anhängenden Wassers, löst ihn in gleichen Theilen Weingeist auf, filtrirt die Lösung und dampft sie ein, bis das Lösungsmittel verflüchtigt ist. Der so gereinigte Storax stellt eine braune, in dünner Schicht durchsichtige Masse von der Konsistenz eines dicken Extraktes dar. Gereinigter Storax löst sich klar in gleichen Theilen Weingeist und bis auf einige Flocken in Aether, Schwefelkohlenstoff und Benzol. Die weingeistige Lösung trübt sich auf Zusatz von mehr Weingeist.

Succus Juniperi inspissatus. — Wacholdermus.

Ein Theil frische Wacholderbeeren............ 1
  wird gequetscht und, mit
Vier Theilen heißem Wasser................ 4
  übergossen, 12 Stunden lang unter wiederholtem
  Umrühren stehen gelassen und ausgepreßt. Die
  durchgeseihte Flüssigkeit wird zu einem dünnen
  Extrakte eingedampft.

Wacholdermus ist trübe braun, von süß gewürzhaftem, nicht brenzlichem Geschmacke. In 1 Theile Wasser löst es sich nicht klar auf.

Werden 2 g Wacholdermus eingeäschert, und wird die Asche mit 5 ccm verdünnter Salzsäure erwärmt, so soll die filtrirte Flüssigkeit auf Zusatz von Schwefelwasserstoffwasser nicht verändert werden.

Succus Liquiritiae. — Süßholzsaft.

Durch Auskochen und Pressen der unterirdischen Theile von Glycyrrhiza glabra, in Form glänzend schwarzer Stangen oder Massen erhaltenes Extrakt von sehr süßem Geschmacke.

100 Theile Süßholzsaft sollen, bei 100° getrocknet, wenigstens 83 Theile zurücklassen. Der nach dem Erschöpfen von 100 Theilen des lufttrockenen Süßholzsaftes mit Wasser von höchstens 50° hinterbleibende Rückstand soll, nach dem Trocknen im Wasserbade, nicht mehr als 25 Theile der ursprünglichen Masse betragen.

Bei mikroskopischer Betrachtung soll der Rückstand fremde und unverquollene Stärkekörner nicht erkennen lassen.

100 Theile Süßholzsaft sollen 5 bis 8 Theile Asche hinterlassen. Werden 2 g Süßholzsaft eingeäschert, und wird die Asche mit 5 ccm verdünnter Salzsäure erwärmt, so soll die filtrirte Flüssigkeit auf Zusatz von Schwefelwasserstoffwasser nicht verändert werden.

Succus Liquiritiae depuratus.
Gereinigter Süßholzsaft.

Durch kaltes Ausziehen von Süßholzsaft mit Wasser und durch Eindampfen der klaren Flüssigkeit bereitet.

Gereinigter Süßholzsaft ist ein braunes, in Wasser klar lösliches, dickes Extrakt.

Werden 2 g gereinigter Süßholzsaft eingeäschert, und wird die Asche mit 5 ccm verdünnter Salzsäure erwärmt, so soll die filtrirte Flüssigkeit durch Schwefelwasserstoffwasser nicht verändert werden.

Sulfonalum. — Sulfonal.

Farb-, geruch- und geschmacklose, prismatische Krystalle. Schmelzpunkt 125° bis 126°. Sulfonal löst sich in 500

Theilen kaltem und in 15 Theilen siedendem Wasser, in 65 Theilen kaltem und in 2 Theilen siedendem Weingeist, sowie in 135 Theilen Aether. Die Lösungen reagiren neutral.

Beim Erhitzen von 0,1 g Sulfonal mit gepulverter Holzkohle im Probirrohre tritt der charakteristische Merkaptangeruch auf.

Beim Lösen von Sulfonal in siedendem Wasser (1 = 50) soll sich irgend ein Geruch nicht entwickeln. Diese wässerige Lösung soll, nach dem Erkalten filtrirt, weder durch Baryumnitrat-, noch durch Silbernitratlösung verändert werden. 1 Tropfen Kaliumpermanganatlösung soll durch 10 ccm dieser Lösung (1 = 50) nicht sofort entfärbt werden.

0,1 g Sulfonal soll nach dem Verbrennen einen wägbaren Rückstand nicht hinterlassen.

Vorsichtig aufzubewahren.

Größte Einzelgabe 2,0 g.

Größte Tagesgabe 4,0 g.

Sulfur depuratum. — Gereinigter Schwefel.

Zehn Theile frisch gesiebter Schwefel 10
  werden mit
Sieben Theilen Wasser 7
  und
Einem Theile Ammoniakflüssigkeit 1
  angerührt, unter wiederholtem Durchmischen einen Tag lang stehen gelassen, dann vollständig ausgewaschen, bei mäßiger Wärme getrocknet und zerrieben.

Gelbes, trockenes Pulver, ohne Geruch und Geschmack.

Gereinigter Schwefel soll sich in Natronlauge beim Kochen vollständig auflösen; mit Wasser befeuchtet, soll er blaues Lackmuspapier nicht röthen.

Gereinigter Schwefel soll, mit 20 Theilen Ammoniakflüssigkeit bei 35° bis 40° unter wiederholtem Umschütteln stehen gelassen, ein Filtrat geben, welches weder nach dem Ansäuern mit Salzsäure, noch auf nachherigen Zusatz von Schwefelwasserstoffwasser gelb gefärbt werden darf.

100 Theile gereinigter Schwefel sollen nach dem Verbrennen höchstens 1 Theil Rückstand hinterlassen.

Sulfur praecipitatum. — Schwefelmilch.

Feines, gelblichweißes, in Schwefelkohlenstoff leicht lösliches, nicht krystallinisches Pulver.

Mit Wasser befeuchtete Schwefelmilch soll blaues Lackmuspapier nicht röthen. Schwefelmilch soll, mit 20 Theilen Ammoniakflüssigkeit bei 35° bis 40° unter wiederholtem Umschütteln stehen gelassen, ein Filtrat geben, welches weder nach dem Ansäuern mit Salzsäure, noch auf nachherigen Zusatz von Schwefelwasserstoffwasser gelb gefärbt werden darf.

1 g Schwefelmilch soll nach dem Verbrennen einen wägbaren Rückstand nicht hinterlassen.

Sulfur sublimatum. — Schwefel.

100 Theile Schwefel sollen nach dem Verbrennen höchstens 1 Theil Rückstand hinterlassen.

Suppositoria. — Suppositorien.

Zur Herstellung von Suppositorien wird als Grundmasse, sofern nicht etwas Anderes vorgeschrieben ist, Kakaobutter verwendet. Die Arzneistoffe werden meist der Grundmasse unmittelbar, oder mit einer geeigneten Flüssigkeit angerührt, zugemischt. Stark wirkende oder feste Arzneistoffe dürfen in Hohlzäpfchen unvermischt nur dann eingefüllt werden, wenn es ausdrücklich vorgeschrieben ist.

Den Stuhlzäpfchen giebt man in der Regel die Form eines Kegels von 3 bis 4 cm Länge und 1 bis 1,5 cm Durchmesser am dickeren Ende.

Andere Suppositorien werden je nach Bestimmung oder Vorschrift walzen-, kugel-, ei- oder kegelförmig gestaltet.

In der Regel sollen Stuhlzäpfchen 2 bis 3 g, Vaginalkugeln doppelt so schwer sein.

Talcum. — Talk.

Fein gepulvertes Magnesiumsilikat. Fettig anzufühlendes, weißes Pulver, welches sich beim Glühen im Probirrohre nicht verändert.

Tartarus boraxatus. — Boraxweinstein.

Zwei Theile Natriumborat 2
    werden in einer Porzellanschale in
Fünfzehn Theilen Wasser 15
    im Wasserbade gelöst und mit
Fünf Theilen mittelfein gepulvertem Weinstein. 5
    versetzt.

Diese Mischung läßt man unter häufigem Umrühren im Wasserbade stehen, bis sich der Weinstein gelöst hat. Darauf dampft man die filtrirte Flüssigkeit bei gelinder Temperatur zu einer zähen, nach dem Erkalten zerreiblichen Masse ein, welche man in Bänder auszieht, völlig austrocknet und, solange sie noch warm ist, mittelfein pulvert.

Weißes, an der Luft feucht werdendes, sauer schmeckendes und reagirendes, in einem Theile Wasser lösliches, amorphes Pulver. Die wässerige Lösung wird durch verdünnte Essigsäure und durch kleine Mengen verdünnte Schwefelsäure nicht verändert; durch Weinsäurelösung wird in ihr nach einiger Zeit ein krystallinischer Niederschlag hervorgerufen. Boraxweinstein färbt nach dem Befeuchten mit etwas Schwefelsäure die Flamme grün. Beim Erhitzen bläht er sich unter Entwickelung von Dämpfen, welche nach Caramel riechen, auf und hinterläßt einen kohlehaltigen, alkalischen Rückstand.

Die wässerige Lösung (1 = 10) darf durch Schwefelwasserstoffwasser nicht verändert und durch Ammoniumoxalatlösung, sowie, nach Zusatz einiger Tropfen Salpetersäure, durch Baryumnitrat- und durch Silbernitratlösung nicht mehr als opalisirend getrübt werden.

Tartarus depuratus. — Weinstein.

Weißes, krystallinisches, zwischen den Zähnen knirschendes und säuerlich schmeckendes Pulver. Weinstein ist in 192 Theilen kaltem und in 20 Theilen siedendem Wasser, in Natronlauge und unter Aufbrausen in Kaliumcarbonatlösung löslich, in Weingeist aber unlöslich. Weinstein verkohlt beim Erhitzen unter Verbreitung des Caramelgeruches zu einer grauschwarzen Masse, die beim Auslaugen mit Wasser eine alkalische Flüssigkeit liefert; die letztere giebt nach dem Filtriren, auf Zusatz von überschüssiger Weinsäure, unter Aufbrausen einen krystallinischen, in Natronlauge leicht löslichen Niederschlag.

5 g Weinstein sollen, mit 100 ccm Wasser geschüttelt, ein Filtrat geben, welches, nach Zusatz von Salpetersäure, durch Baryumnitratlösung nicht verändert, durch Silbernitratlösung höchstens schwach opalisirend getrübt wird.

Die Lösung von 1 g Weinstein in Ammoniakflüssigkeit soll durch Schwefelwasserstoffwasser nicht verändert werden.

Wird eine Mischung aus 1 g Weinstein mit 5 ccm verdünnter Essigsäure eine halbe Stunde lang unter wiederholtem Umschütteln stehen gelassen und alsdann mit 25 ccm Wasser versetzt, so soll die nach dem Absetzen klar abgegossene Flüssigkeit, auf Zusatz von 8 Tropfen Ammoniumoxalatlösung, innerhalb einer Minute eine Veränderung nicht zeigen.

Weinstein soll beim Erwärmen mit Natronlauge Ammoniak nicht entwickeln.

Tartarus natronatus. — Kaliumnatriumtartrat.

Farblose, durchsichtige Säulen von mild-salzigem Geschmacke. Kaliumnatriumtartrat löst sich in 1,4 Theilen Wasser zu einer neutralen Flüssigkeit, in welcher Essigsäure einen weißen, krystallinischen, in Natronlauge leicht löslichen Niederschlag erzeugt. Im Wasserbade schmilzt es zu einer farblosen Flüssigkeit; diese verliert bei stärkerem Erhitzen das Wasser und verwandelt sich unter Verbreitung des Caramelgeruches in eine schwarze Masse, welche durch Auslaugen mit Wasser eine alkalisch reagirende Flüssigkeit liefert. Diese hinterläßt nach dem Verdunsten einen weißen, die Flamme gelb färbenden Rückstand.

Wird 1 g Kaliumnatriumtartrat in 10 ccm Wasser gelöst, und die Lösung mit 5 ccm verdünnter Essigsäure geschüttelt, so scheidet sich ein Krystallmehl aus; die durch Abgießen vom Niederschlage getrennte und mit gleichen Theilen Wasser verdünnte Flüssigkeit soll durch 8 Tropfen Ammoniumoxalatlösung innerhalb einer Minute nicht verändert werden.

Die wässerige Lösung (1 = 20) soll durch Schwefelwasserstoffwasser nicht verändert werden. Dieselbe Lösung darf, nach Zusatz von Salpetersäure und Entfernung des ausgeschiedenen Krystallmehles, durch Baryumnitratlösung nicht verändert, durch Silbernitratlösung höchstens opalisirend getrübt werden.

Kaliumnatriumtartrat soll beim Erwärmen mit Natronlauge Ammoniak nicht entwickeln.

Tartarus stibiatus. — Brechweinstein.

Weiße Krystalle oder ein krystallinisches Pulver. Brechweinstein verwittert allmählich, löst sich in 17 Theilen kaltem und in 3 Theilen siedendem Wasser, ist in Weingeist unlöslich und verkohlt beim Erhitzen. Die wässerige, schwach sauer reagirende und widerlich süßlich schmeckende Lösung giebt mit Kalkwasser einen weißen, in Essigsäure leicht löslichen, mit Schwefelwasserstoffwasser, nach dem Ansäuern mit Salzsäure, einen orangerothen Niederschlag.

Eine Mischung aus 1 g gepulvertem Brechweinstein und 3 ccm Zinnchlorürlösung soll im Laufe einer Stunde eine dunklere Färbung nicht annehmen.

Zur Blaufärbung einer Lösung von 0,2 g Brechweinstein und 0,2 g Weinsäure in 100 ccm Wasser sollen, nach Zusatz von 2 g Natriumbicarbonat und einigen Tropfen Stärkelösung, 12 ccm Zehntel-Normal-Jodlösung erforderlich sein.

Vorsichtig aufzubewahren.
  Größte Einzelgabe 0,2 g.
  Größte Tagesgabe 0,6 g.

Tela depurata. — Gereinigter Mull.

Aus Baumwolle hergestelltes Gewebe (Mull), welches hinsichtlich seiner Reinheit den an gereinigte Baumwolle gestellten Anforderungen entsprechen soll.

Wenn nicht etwas Anderes vorgeschrieben ist, soll der zu Verbandzwecken dienende Mull eine Breite von 100 cm und ein Gewicht von wenigstens 30 g für je einen Quadratmeter haben, sowie in einem Quadratcentimeter mindestens 24 Fäden enthalten.

Terebinthina. — Terpentin.

Balsame verschiedener Pinus-Arten. 100 Theile enthalten 70 bis 85 Theile Harz und 30 bis 15 Theile Terpentinöl.

Terpentin ist dickflüssig, riecht eigenthümlich und schmeckt bitter. Die im Terpentin gewöhnlich vorhandene krystallinische Ausscheidung schmilzt im Wasserbade; Terpentin ist dann gelblich braun und klar, trübt sich jedoch beim Erkalten wieder. Mit 5 Theilen Weingeist giebt Terpentin eine klare Lösung, welche mit Wasser befeuchtetes blaues Lackmuspapier stark röthet.

Terpinum hydratum. — Terpinhydrat.

Farblose, glänzende, beinahe geruchlose, rhombische Krystalle von schwach gewürzigem und etwas bitterlichem Geschmacke. Terpinhydrat sublimirt beim Erhitzen in feinen Nadeln, schmilzt bei 116° und verliert Wasser, worauf der Schmelzpunkt auf 102° zurückgeht. Es verbrennt, bei Luftzutritt erhitzt, mit leuchtender Flamme.

Terpinhydrat löst sich in etwa 250 Theilen kaltem und in 32 Theilen siedendem Wasser, in mehr als 10 Theilen kaltem und in 2 Theilen siedendem Weingeist, in mehr als 100 Theilen Aether, in ungefähr 200 Theilen Chloroform und in 1 Theile siedender Essigsäure. Von Schwefelsäure wird es mit orangegelber Färbung aufgenommen. Die heiße, wässerige Lösung entwickelt auf Zusatz von Schwefelsäure unter Trübung einen stark aromatischen Geruch.

Terpinhydrat soll kaum terpentinartig riechen und selbst in heißer, wässeriger Lösung Lackmuspapier nicht verändern.

0,1 g Terpinhydrat soll nach dem Verbrennen einen wägbaren Rückstand nicht hinterlassen.

Theobrominum natrio-salicylicum. Theobrominnatriosalicylat.

Weißes, geruchloses Pulver, von süßsalzigem, zugleich etwas laugenhaftem Geschmacke, in der gleichen Gewichtsmenge Wasser, besonders leicht beim Erwärmen, löslich.

Die wässerige Lösung (1 = 5) ist farblos, bläut rothes Lackmuspapier und wird durch Eisenchloridlösung, nach dem Ansäuern mit Essigsäure, violett gefärbt. Aus dieser Lösung wird durch Salzsäure sowohl Salicylsäure, als auch nach einiger Zeit Theobromin als weißer Niederschlag abgeschieden, durch Natronlauge, nicht aber durch Ammoniakflüssigkeit findet wieder vollständige Lösung statt. 10 ccm der durch Natronlauge wieder aufgehellten Flüssigkeit werden mit 10 ccm Chloroform ausgeschüttelt; der Verdunstungsrückstand des letzteren soll auf 1 g Theobrominnatriosalicylat nicht mehr als 0,005 g betragen.

2 g Theobrominnatriosalicylat werden in einem Porzellanschälchen in 10 ccm Wasser durch gelindes Erwärmen gelöst; diese Lösung wird mit etwa 5 ccm oder soviel Normal-Salzsäure versetzt, daß blaues Lackmuspapier kaum merklich geröthet wird, hierauf wird ein Tropfen verdünnte Ammoniakflüssigkeit (1 = 10) zugefügt, und die jetzt sehr schwach alkalische Mischung nach gutem Umrühren 3 Stunden lang bei 15° bis 20° stehen gelassen. Der entstandene Niederschlag wird sodann auf ein bei 100° getrocknetes und nachher gewogenes Filter von 8 cm Durchmesser gebracht, zweimal mit je 10 ccm kaltem Wasser gewaschen, im Filter bei 100° getrocknet und gewogen; sein Gewicht soll mindestens 0,8 g betragen. Wird 1 Theil dieses Niederschlages rasch mit 100 Theilen Chlorwasser im Wasserbade eingedampft, so verbleibt ein gelbrother Rückstand, welcher bei sofortiger Einwirkung von wenig Ammoniakflüssigkeit schön purpurroth gefärbt wird.

Vorsichtig aufzubewahren.
Größte Einzelgabe 1,0 g.
Größte Tagesgabe 6,0 g.

Thymolum. — Thymol.

Ansehnliche, farblose, durchsichtige, nach Thymian riechende, aromatisch schmeckende Krystalle. Schmelzpunkt 50° bis 51°. Siedepunkt 228° bis 230°. In Wasser sinkt Thymol unter; geschmolzenes Thymol schwimmt dagegen auf dem Wasser. Thymol löst sich in weniger als 1 Theile Weingeist, Aether, Chloroform, sowie in 2 Theilen Natronlauge und in etwa 1100 Theilen Wasser. Mit Wasserdämpfen ist Thymol leicht flüchtig.

In 4 Theilen Schwefelsäure löst sich Thymol bei gewöhnlicher Temperatur mit gelblicher, beim gelinden Erwärmen mit schön rosenrother Farbe. Gießt man die Lösung in 10 Raumtheile Wasser und läßt die Mischung bei 35° bis 40° mit einer überschüssigen Menge Bleiweiß unter wiederholtem Umschütteln stehen und filtrirt sie, so soll ein Filtrat entstehen, welches sich auf Zusatz einer geringen Menge Eisenchloridlösung schön violett färbt. Die Lösung eines Kryställchens Thymol in 1 ccm Essigsäure wird, auf Zusatz von 6 Tropfen Schwefelsäure und 1 Tropfen Salpetersäure, schön blaugrün gefärbt. In einer wässerigen Thymollösung wird durch Bromwasser eine milchige Trübung, jedoch nicht ein krystallinischer Niederschlag hervorgerufen.

Die Lösung des Thymols in Wasser soll neutral sein und durch Eisenchloridlösung nicht violett gefärbt werden.

0,1 g Thymol soll sich beim Erhitzen im Wasserbade, ohne einen wägbaren Rückstand zu hinterlassen, verflüchtigen.

Tincturae. — Tinkturen.

Tinkturen sind weingeistige, weinige oder wässerige Auszüge aus Pflanzen- oder Thierstoffen. Sie werden, wenn nicht etwas Anderes vorgeschrieben ist, in der Weise bereitet, daß die mittelfein zerschnittenen oder grob gepulverten Stoffe mit der zum Ausziehen dienenden Flüssigkeit übergossen und in gut verschlossenen Flaschen an einem schattigen Orte bei ungefähr 15° bis 20° unter wiederholtem Umschütteln eine Woche lang stehen gelassen werden. Alsdann wird die Flüssigkeit durchgeseiht, erforderlichenfalls durch Auspressen von dem nicht gelösten Rückstande getrennt und nach dem Absetzen filtrirt. Während des Filtrirens ist eine Verdunstung der Flüssigkeit so viel als möglich zu vermeiden.

Die Tinkturen sind klar abzugeben.

Tinctura Absinthii. — Wermuttinktur.

Zu bereiten aus:
 Einem Theile mittelfein zerschnittenem Wermut 1
 mit
 Fünf Theilen verdünntem Weingeist........ 5.

Wermuttinktur ist im durchfallenden Lichte dunkelbraungrün, später röthlichbraun, im auffallenden Lichte braun, schmeckt sehr bitter und riecht nach Wermut.

Tinctura Aconiti. — Akonittinktur.

Zu bereiten aus:
 Einem Theile grob gepulverten Akonitknollen.. 1
 mit
 Zehn Theilen verdünntem Weingeist .... 10.

Akonittinktur ist braungelb, ohne hervortretenden Geruch und schmeckt anfangs schwach bitter, später nachhaltig brennend-kratzend.

Vorsichtig aufzubewahren.
Größte Einzelgabe 0,5 g.
Größte Tagesgabe 1,5 g.

Tinctura Aloës. — Aloetinktur.

Zu bereiten aus:

Einem Theile grob gepulverter Aloe	1
mit	
Fünf Theilen Weingeist	5.

Aloetinktur ist dunkelgrünlichbraun und schmeckt sehr bitter.

Tinctura Aloës composita.
Zusammengesetzte Aloetinktur.

Zu bereiten aus:

Sechs Theilen grob gepulverter Aloe	6,
Einem Theile mittelfein zerschnittenem Rhabarber	1,
Einem Theile mittelfein zerschnittener Enzianwurzel	1,
Einem Theile mittelfein zerschnittener Zitwerwurzel	1
und	
Einem Theile Safran	1
mit	
Zweihundert Theilen verdünntem Weingeist	200.

Zusammengesetzte Aloetinktur ist gelblich rothbraun, riecht aromatisch nach Safran und Aloe und schmeckt gewürzig, stark bitter.

Tinctura amara. — Bittere Tinktur.

Zu bereiten aus:
Drei Theilen mittelfein zerschnittener Enzianwurzel........................	3,
Drei Theilen mittelfein zerschnittenem Tausendgüldenkraute	3,
Zwei Theilen mittelfein zerschnittenen Pomeranzenschalen	2,
Einem Theile grob gepulverten unreifen Pomeranzen	1
und	
Einem Theile mittelfein zerschnittener Zitwerwurzel........................	1
mit	
Fünfzig Theilen verdünntem Weingeist	50.

Bittere Tinktur ist grünlichbraun, riecht aromatisch und schmeckt bitter, gewürzig.

Tinctúra Arnicae. — Arnikatinktur.

Zu bereiten aus:
Einem Theile Arnikablüthen	1
mit	
Zehn Theilen verdünntem Weingeist	10.

Arnikatinktur ist bräunlichgelb, schmeckt bitterlich und riecht nach Arnikablüthen.

Tinctura aromatica. — Aromatische Tinktur.

Zu bereiten aus:
 Fünf Theilen grob gepulvertem Chinesischem Zimmt 5,
 Zwei Theilen mittelfein zerschnittenem Ingwer 2,
 Einem Theile mittelfein zerschnittenem Galgant 1,
 Einem Theile mittelfein zerschnittenen Gewürznelken 1
 und
 Einem Theile gequetschten Malabar-Kardamomen 1
 mit
 Fünfzig Theilen verdünntem Weingeist ...... 50.

Aromatische Tinktur ist braunroth und riecht und schmeckt kräftig gewürzig.

Tinctura Aurantii. — Pomeranzentinktur.

Zu bereiten aus:
 Einem Theile mittelfein zerschnittenen Pomeranzenschalen 1
 mit
 Fünf Theilen verdünntem Weingeist .... 5.

Pomeranzentinktur ist röthlichgelbbraun und riecht und schmeckt nach Pomeranzenschalen.

Tinctura Benzoës. — Benzoetinktur.

Zu bereiten aus:
   Einem Theile grob gepulverter Benzoe 1
   mit
   Fünf Theilen Weingeist .... 5.

Benzoetinktur ist röthlichbraun und riecht und schmeckt nach Benzoe. Sie giebt mit Wasser eine milchähnliche, stark sauer reagirende Mischung.

Tinctura Calami. — Kalmustinktur.

Zu bereiten aus:
   Einem Theile mittelfein zerschnittenem Kalmus.. 1
   mit
   Fünf Theilen verdünntem Weingeist.......... 5.

Kalmustinktur ist bräunlichgelb, riecht nach Kalmus und schmeckt bitter gewürzig und brennend.

Tinctura Cantharidum. — Spanischfliegentinktur.

Zu bereiten aus:
   Einem Theile grob gepulverten Spanischen Fliegen 1
   mit
   Zehn Theilen Weingeist .... 10.

Spanischfliegentinktur ist grünlichgelb, riecht nach Spanischen Fliegen und schmeckt brennend.

Mit einem gleichen Raumtheile Wasser vermischt, giebt Spanischfliegentinktur eine milchige Trübung.

Vorsichtig aufzubewahren.
Größte Einzelgabe 0,5 g.
Größte Tagesgabe 1,5 g.

Tinctura Capsici. — Spanischpfeffertinktur.

Zu bereiten aus:
Einem Theile mittelfein zerschnittenem Spanischem
    Pfeffer 1
   mit
Zehn Theilen Weingeist .. .. 10.

Spanischpfeffertinktur ist röthlichgelb, ohne besonderen Geruch und schmeckt brennend scharf.

Tinctura Catechu. — Katechutinktur.

Zu bereiten aus:
Einem Theile grob gepulvertem Katechu 1
   mit
Fünf Theilen verdünntem Weingeist .... 5.

Katechutinktur ist dunkelrothbraun, nur in dünner Schicht durchsichtig, ohne hervortretenden Geruch und schmeckt sehr zusammenziehend. Sie reagirt sauer und wird durch Eisenchloridlösung schmutziggrün, durch Erhitzen mit etwas Kaliumchromatlösung dunkelkirschroth gefärbt.

Tinctura Chinae. — Chinatinktur.

Zu bereiten aus:
 Einem Theile grob gepulverter Chinarinde 1
 mit
 Fünf Theilen verdünntem Weingeist . . . . 5.
Chinatinktur ist rothbraun und schmeckt stark bitter.

Tinctura Chinae composita.
Zusammengesetzte Chinatinktur.

Zu bereiten aus:
 Sechs Theilen grob gepulverter Chinarinde. . . . 6,
 Zwei Theilen mittelfein zerschnittenen Pomeranzenschalen 2,
 Zwei Theilen mittelfein zerschnittener Enzianwurzel 2
 und
 Einem Theile grob gepulvertem Chinesischem Zimmt 1
 mit
 Fünfzig Theilen verdünntem Weingeist . . . . 50.
Zusammengesetzte Chinatinktur ist rothbraun, riecht nach Zimmt und Pomeranzenschale und schmeckt gewürzig, stark bitter.

Tinctura Cinnamomi. — Zimmttinktur.

Zu bereiten aus.
 Einem Theile grob gepulvertem Chinesischem Zimmt 1
 mit
 Fünf Theilen verdünntem Weingeist . . . . 5.

Zimmttinktur ist rothbraun und schmeckt süßlich gewürzig, etwas herbe nach Zimmt.

Tinctura Colchici. — Zeitlosentinktur.

Zu bereiten aus:
 Einem Theile grob gepulvertem Zeitlosensamen 1
 mit
 Zehn Theilen verdünntem Weingeist . . . . 10.

Zeitlosentinktur ist gelb und schmeckt bitter.

Löst man den Verdunstungsrückstand von 20 Tropfen Zeitlosentinktur in 5 Tropfen Schwefelsäure und fügt der Lösung alsdann ein Körnchen Kaliumnitrat zu, so treten beim Umrühren blauviolette, rasch verblassende Streifen auf.

Vorsichtig aufzubewahren.
 Größte Einzelgabe 2,0 g.
 Größte Tagesgabe 6,0 g.

Tinctura Colocynthidis. — Koloquinthentinktur.

Zu bereiten aus:
 Einem Theile grob zerschnittenen Koloquinthen 1
 mit
 Zehn Theilen Weingeist . . . . 10.

Koloquinthentinktur ist gelb, ohne besonderen Geruch und schmeckt sehr bitter.

Vorsichtig aufzubewahren.
 Größte Einzelgabe 1,0 g.
 Größte Tagesgabe 3,0 g.

Tinctura Digitalis. — Fingerhuttinktur.

Zu bereiten aus:
 Einem Theile Fingerhutblättern 1
  mit
 Zehn Theilen verdünntem Weingeist .... 10.

Fingerhuttinktur ist dunkelgrünbraun, riecht nach Fingerhutblättern und schmeckt bitter.
Vorsichtig aufzubewahren.
Größte Einzelgabe 1,5 g.
Größte Tagesgabe 5,0 g.

Tinctura Ferri chlorati aetherea.
Aetherische Chloreisentinktur.

Zu bereiten aus:
 Einem Theile Eisenchloridlösung 1
  und
 Zwei Theilen Aether 2
  mit
 Sieben Theilen Weingeist .... 7.

Diese Mischung wird in weißen, nicht ganz gefüllten, gut verkorkten Flaschen den Sonnenstrahlen ausgesetzt, bis sie völlig entfärbt ist. Alsdann läßt man die Flaschen, bisweilen geöffnet, an einem schattigen Orte stehen, bis der Inhalt wieder eine gelbe Farbe angenommen hat.

Klare, gelbe Flüssigkeit von ätherischem Geruche und brennendem, zugleich eisenartigem Geschmacke. 100 Theile enthalten 1 Theil Eisen. Spez. Gewicht 0,850 bis 0,860.

In mit Wasser verdünnter ätherischer Chloreisentinktur soll sowohl durch Kaliumferrocyanid-, als auch durch Kaliumferricyanidlösung ein blauer, durch Ammoniakflüssigkeit ein schmutzig grüner bis brauner und durch Silbernitratlösung ein weißer Niederschlag hervorgerufen werden.

Nach dem Schütteln von 10 ccm ätherischer Chloreisentinktur mit 10 ccm Kaliumacetatlösung sollen sich beim ruhigen Stehen 3 bis 4 ccm ätherische Flüssigkeit abscheiden.

Tinctura Ferri pomati. — Apfelsaure Eisentinktur.

Ein Theil apfelsaures Eisenextrakt 1
 wird in
Neun Theilen Zimmtwasser 9
 gelöst, und die Lösung filtrirt.

Apfelsaure Eisentinktur ist schwarzbraun, riecht nach Zimmt, schmeckt mild nach Eisen und ist mit Wasser in allen Verhältnissen ohne Trübung mischbar.

Tinctura Gallarum. — Galläpfeltinktur.

Zu bereiten aus:
Einem Theile grob gepulverten Galläpfeln . . . 1
 mit
Fünf Theilen verdünntem Weingeist . . . . 5.

Galläpfeltinktur ist gelblichbraun und schmeckt stark zusammenziehend herbe. Sie reagirt sauer, ist mit Wasser in allen Verhältnissen ohne Trübung mischbar; aus ihr wird durch Eisenchloridlösung ein blauschwarzer Niederschlag gefällt.

Tinctura Gentianae. — Enziantinktur.

Zu bereiten aus:
    Einem Theile mittelfein zerschnittener Enzian-
      wurzel 1
    mit
    Fünf Theilen verdünntem Weingeist .... 5.

Enziantinktur ist gelblichbraunroth, riecht nach Enzianwurzel und schmeckt stark bitter.

Tinctura Jodi. — Jodtinktur.

Zu bereiten aus:
    Einem Theile zerriebenem Jod 1
    mit
    Zehn Theilen Weingeist .... 10.

Jodtinktur ist ohne Erwärmen in einer mit Glasstöpsel verschlossenen Flasche zu bereiten.

Dunkelrothbraune, nach Jod riechende, in der Wärme
ohne Rückstand sich verflüchtigende Flüssigkeit. Spez. Gewicht
0,895 bis 0,898.

2 ccm Jodtinktur sollen, nach Zusatz von 25 ccm Wasser
und 0,5 g Kaliumjodid, nicht weniger als 12,1 ccm Zehntel-
Normal-Natriumthiosulfatlösung zur Bindung des Jods verbrauchen.

Vorsichtig aufzubewahren.
    Größte Einzelgabe 0,2 g.
    Größte Tagesgabe 0,6 g.

Tinctura Lobeliae. — Lobelientinktur.

Zu bereiten aus:
Einem Theile mittelfein zerschnittenem Lobelien-
kraute 1
mit
Zehn Theilen verdünntem Weingeist .... 10.

Lobelientinktur ist braungrün, von wenig hervortretendem Geruche und schmeckt widerlich kratzend.
Vorsichtig aufzubewahren.
Größte Einzelgabe 1,0 g.
Größte Tagesgabe 3,0 g.

Tinctura Myrrhae. — Myrrhentinktur.

Zu bereiten aus:
Einem Theile grob gepulverter Myrrhe 1
mit
Fünf Theilen Weingeist..................... 5.

Myrrhentinktur ist röthlichgelb, riecht nach Myrrhe und schmeckt brennend gewürzig; sie wird durch Wasser milchig getrübt.

Tinctura Opii benzoïca.
Benzoesäurehaltige Opiumtinktur.

Zu bereiten aus:
Einem Theile mittelfein gepulvertem Opium . 1,
Einem Theile Anethol..... 1,

Zwei Theilen Kampher.................. 2
    und

Vier Theilen Benzoesäure.............. 4
    mit

Hundertundzweiundneunzig Theilen verdünntem
    Weingeist....................... 192.

Benzoesäurehaltige Opiumtinktur ist bräunlichgelb, riecht nach Anethol und Kampher, schmeckt kräftig gewürzhaft, süßlich und reagirt sauer.

100 Theile enthalten das Lösliche aus 0,5 Theilen Opium oder annähernd 0,05 Theile Morphin.

Vorsichtig aufzubewahren.

Tinctura Opii crocata.
Safranhaltige Opiumtinktur.

Zu bereiten aus:

Fünfzehn Theilen mittelfein gepulvertem Opium 15,

Fünf Theilen Safran................... 5,

Einem Theile mittelfein zerschnittenen Gewürz-
    nelken......................... 1
    und

Einem Theile grob gepulvertem Chinesischem
    Zimmt.......................... 1
    mit

Siebzig Theilen verdünntem Weingeist...... 70
    und

Siebzig Theilen Wasser................ 70.

Safranhaltige Opiumtinktur ist dunkelgelbroth, in der Verdünnung rein gelb, riecht nach Safran und schmeckt bitter.

Spez. Gewicht 0,980 bis 0,984. 100 Theile enthalten nahezu das Lösliche aus 10 Theilen Opium oder 1 bis 1,2 Theile Morphin.

Zur Bestimmung des Morphingehaltes dampft man 50 g safranhaltige Opiumtinktur in gewogener Schale auf 15 g ein, verdünnt alsdann mit Wasser bis zum Gewichte von 38 g, fügt 2 g Natriumsalicylatlösung (1 = 2) zu und filtrirt nach kräftigem Umschütteln 32 g der geklärten Flüssigkeit durch ein trockenes Faltenfilter von 10 cm Durchmesser in ein trockenes Kölbchen ab. Dieses Filtrat mischt man durch Umschwenken mit 10 g Aether und fügt noch 5 g einer Mischung aus 17 g Ammoniakflüssigkeit und 83 g Wasser zu. Alsdann verschließt man das Kölbchen, schüttelt den Inhalt 10 Minuten lang kräftig und läßt ihn 24 Stunden lang ruhig stehen. Darauf bringt man zuerst die Aetherschicht möglichst vollständig auf ein glattes Filter von 8 cm Durchmesser, giebt zu der im Kölbchen zurückgebliebenen, wässerigen Flüssigkeit nochmals 10 g Aether, bewegt die Mischung einige Augenblicke lang und bringt zunächst wieder die Aetherschicht auf das Filter. Nach dem Ablaufen der ätherischen Flüssigkeit gießt man die wässerige Lösung, ohne auf die an den Wänden des Kölbchens haftenden Krystalle Rücksicht zu nehmen, auf das Filter und spült dieses, sowie das Kölbchen dreimal mit je 5 g mit Aether gesättigtem Wasser nach. Nachdem das Kölbchen gut ausgelaufen, und das Filter vollständig abgetropft ist, löst man die Morphinkrystalle nach dem Trocknen in 25 ccm Zehntel-Normal-Salzsäure, gießt die Lösung in einen Kolben von 100 ccm Inhalt, wäscht Filter und Kölbchen sorgfältig mit Wasser nach und verdünnt die Lösung schließlich auf 100 ccm.

Von dieser Lösung mißt man hierauf 50 ccm in eine etwa 200 ccm fassende Flasche aus weißem Glase ab und fügt etwa 50 ccm Wasser und soviel Aether zu, daß die Schicht des letzteren die Höhe von etwa 1 cm erreicht. Nach Zusatz von 5 Tropfen Jodeosinlösung läßt man alsdann soviel Zehntel-Normal-Kalilauge, nach jedem Zusatze die Mischung kräftig umschüttelnd, zufließen, bis die untere, wässerige Schicht eine blaßrothe Färbung angenommen hat. Zur Erzielung dieser Färbung sollen nicht mehr als 5,5 ccm und nicht weniger als 4,2 ccm Lauge erforderlich sein.

Vorsichtig aufzubewahren.
Größte Einzelgabe 1,5 g.
Größte Tagesgabe 5,0 g.

Tinctura Opii simplex. — Einfache Opiumtinktur.

Zu bereiten aus:

Fünfzehn Theilen mittelfein gepulvertem Opium 15
mit

Siebzig Theilen verdünntem Weingeist 70
und

Siebzig Theilen Wasser . . . . 70.

Einfache Opiumtinktur ist röthlichbraun, riecht nach Opium und schmeckt bitter. Spez. Gewicht 0,974 bis 0,978. 100 Theile enthalten nahezu das Lösliche aus 10 Theilen Opium oder 1 bis 1,2 Theile Morphin.

Zur Bestimmung des Morphingehaltes dampft man 50 g einfache Opiumtinktur in gewogener Schale auf 15 g ein, verdünnt alsdann mit Wasser bis zum Gewichte von 38 g, fügt 2 g Natriumsalicylatlösung (1 = 2) zu und filtrirt nach kräftigem Umschütteln 32 g der geklärten Flüssigkeit durch ein trockenes Faltenfilter von 10 cm Durchmesser in ein trockenes Kölbchen ab. Dieses Filtrat mischt man durch Umschwenken mit 10 g Aether und fügt noch 5 g einer Mischung aus 17 g Ammoniakflüssigkeit und 83 g Wasser zu. Alsdann verschließt man das Kölbchen, schüttelt den Inhalt 10 Minuten lang kräftig und läßt ihn 24 Stunden lang ruhig stehen. Darauf bringt man zuerst die Aetherschicht möglichst vollständig auf ein glattes Filter von 8 cm Durchmesser, giebt zu der im Kölbchen zurückgebliebenen, wässerigen Flüssigkeit nochmals 10 g Aether, bewegt die Mischung einige Augenblicke lang und bringt zunächst wieder die Aetherschicht auf das Filter. Nach dem Ablaufen der ätherischen Flüssigkeit gießt man die wässerige Lösung, ohne auf die an den Wänden des Kölbchens haftenden Krystalle Rücksicht zu nehmen, auf das Filter und spült dieses, sowie das Kölbchen dreimal mit je 5 g mit Aether gesättigtem Wasser nach. Nachdem das Kölbchen gut ausgelaufen, und das Filter vollständig abgetropft ist, löst man die Morphinkrystalle nach dem Trocknen in 25 ccm Zehntel-Normal-Salzsäure, gießt die Lösung in einen Kolben von 100 ccm Inhalt, wäscht Filter und Kölbchen sorgfältig mit Wasser nach und verdünnt die Lösung schließlich auf 100 ccm. Von dieser Lösung mißt man hierauf 50 ccm in eine etwa 200 ccm fassende Flasche aus weißem Glase ab und fügt etwa 50 ccm Wasser und soviel Aether zu, daß die Schicht des letzteren die Höhe von etwa 1 cm erreicht. Nach Zusatz von 5 Tropfen Jodeosinlösung läßt man alsdann soviel Zehntel-Normal-Kalilauge, nach jedem Zusatze die Mischung kräftig umschüttelnd, zufließen, bis die untere, wässerige Schicht eine blaßrothe Färbung angenommen hat. Zur Erzielung dieser Färbung sollen nicht mehr als 5,5 ccm und nicht weniger als 4,2 ccm Lauge erforderlich sein.

Vorsichtig aufzubewahren.
Größte Einzelgabe 1,5 g.
Größte Tagesgabe 5,0 g.

Tinctura Pimpinellae. — Bibernelltinktur.

Zu bereiten aus:

Einem Theile mittelfein zerschnittener Bibernellwurzel 1
    mit
Fünf Theilen verdünntem Weingeist . . . . 5.

Bibernelltinktur ist bräunlichgelb, riecht nach Bibernellwurzel und schmeckt widerlich kratzend.

Tinctura Ratanhiae. — Ratanhiatinktur.

Zu bereiten aus:

Einem Theile mittelfein zerschnittener Ratanhiawurzel 1
    mit
Fünf Theilen verdünntem Weingeist . . . . 5.

Ratanhiatinktur ist dunkelweinroth, in der Verdünnung himbeerroth, geruchlos und schmeckt stark zusammenziehend herbe.

Tinctura Rhei aquosa.
Wässerige Rhabarbertinktur.

Zu bereiten aus:

Zehn Theilen in Scheiben zerschnittenem Rhabarber 10,
Einem Theile Natriumborat 1,
Einem Theile Kaliumcarbonat............ 1,
Neunzig Theilen Wasser 90
    und
Fünfzehn Theilen Zimmtwasser........... 15
    mit
Neun Theilen Weingeist .... 9.

Der Rhabarber, das Natriumborat und das Kaliumcarbonat werden mit dem zum Sieden erhitzten Wasser übergossen und in einem verschlossenen Gefäße eine Viertelstunde lang ausgezogen. Darauf wird der Weingeist hinzugemischt. Nach einer Stunde wird die Mischung durch ein wollenes Tuch geseiht, und das Ungelöste gelinde ausgedrückt. Der so erhaltenen Flüssigkeit werden endlich auf je 85 Theile 15 Theile Zimmtwasser zugemischt.

Wässerige Rhabarbertinktur ist dunkelrothbraun, nur in dünnen Schichten durchsichtig und mit Wasser ohne Trübung mischbar.

Tinctura Rhei vinosa.
Weinige Rhabarbertinktur.

Zu bereiten aus:

Acht Theilen in Scheiben zerschnittenem Rhabarber 8,

Zwei Theilen mittelfein zerschnittenen Pomeranzenschalen 2
und
Einem Theile gequetschten Malabar-Kardamomen 1
mit
Hundert Theilen Xereswein . . . . 100.

In diesem Auszuge wird nach dem Filtriren der siebente Theil seines Gewichtes Zucker aufgelöst.

Weinige Rhabarbertinktur ist von gelbbrauner Farbe, die durch Zusatz von Natronlauge in braunroth übergeht, riecht nach Kardamomen und schmeckt süß und gewürzig. Mit Wasser gemischt soll sie sich kaum trüben.

Tinctura Scillae. — Meerzwiebeltinktur.

Zu bereiten aus:
Einem Theile mittelfein zerschnittener Meerzwiebel 1
mit
Fünf Theilen verdünntem Weingeist . . . . 5.

Meerzwiebeltinktur ist gelb, riecht nur schwach und schmeckt widerlich bitter.

Tinctura Strophanthi. — Strophanthustinktur.

Zu bereiten aus:
Einem Theile mittelfein gepulvertem Strophanthussamen 1
mit
Zehn Theilen verdünntem Weingeist . . . . 10.

Strophanthustinktur ist klar, gelbbräunlich und schmeckt sehr bitter.

Vorsichtig aufzubewahren.
    Größte Einzelgabe 0,5 g.
    Größte Tagesgabe 1,5 g.

Tinctura Strychni. — Brechnußtinktur.

Zu bereiten aus:
    Einem Theile grob gepulverter Brechnuß..... 1
    mit
    Zehn Theilen verdünntem Weingeist......... 10.
Brechnußtinktur ist gelb und schmeckt sehr bitter.

Beim Verdampfen einer Mischung aus 5 Tropfen Brechnußtinktur und 10 Tropfen verdünnter Schwefelsäure im Wasserbade entsteht eine violettrothe Färbung, welche auf Zusatz einiger Tropfen Wasser verschwindet, jedoch bei erneutem Verdunsten wieder erscheint.

Beim Verdunsten einiger Tropfen Brechnußtinktur verbleibt ein Rückstand, welcher durch Salpetersäure gelbroth gefärbt wird.

Zur Bestimmung des Alkaloidgehaltes dampft man 50 g Brechnußtinktur in einem gewogenen Schälchen auf 10 g ein, bringt diesen Rückstand, unter Nachspülen mit 5 g absolutem Alkohol in ein Arzneiglas und giebt 50 g Aether und 20 g Chloroform, sowie, nach kräftigem Durchschütteln, 10 ccm Natriumcarbonatlösung (1 = 3), die zuvor zum weiteren Nachspülen des Verdampfungsrückstandes benutzt war, zu und läßt diese Mischung hierauf, unter häufigem, kräftigem Umschütteln, eine Stunde lang stehen. Alsdann filtrirt man 50 g der klaren Chloroform=Aetherlösung durch ein trockenes, gut bedecktes Filter in ein Kölbchen und destillirt etwa die Hälfte davon ab. Die verbleibende Chloroform=Aetherlösung bringt man hierauf in einen Scheidetrichter, spült das Kölbchen noch dreimal mit je 5 ccm eines Gemisches von 3 Theilen Aether und 1 Theile Chloroform nach und schüttelt dann die vereinigten Flüssigkeiten mit 40 ccm Hundertel=Normal= Salzsäure tüchtig durch. Nach vollständiger Klärung, nöthigenfalls nach Zusatz von noch soviel Aether, daß die Chloroform= Aetherlösung auf der sauren Flüssigkeit schwimmt, filtrirt man letztere durch ein kleines, mit Wasser angefeuchtetes Filter in eine etwa 200 ccm fassende Flasche aus weißem Glase. Hierauf schüttelt man die Chloroform=Aetherlösung noch dreimal mit je 10 ccm Wasser aus, filtrirt auch diese Auszüge durch dasselbe Filter, wäscht letzteres noch mit Wasser nach und verdünnt die gesammte Flüssigkeit mit Wasser auf etwa 100 ccm. Nach Zusatz von soviel Aether, daß die Schicht des letzteren etwa die Höhe von 1 cm erreicht, und von 5 Tropfen Jodeosinlösung, läßt man alsdann soviel Hundertel=Normal=Kalilauge, nach jedem Zusatze die Mischung kräftig umschüttelnd, zufließen, bis die untere, wässerige Schicht eine blaßrothe Farbe angenommen hat. Zur Erzielung dieser Färbung sollen nicht mehr als 17 ccm Lauge erforderlich sein.

Vorsichtig aufzubewahren.
 Größte Einzelgabe 1,0 g.
 Größte Tagesgabe 2,0 g.

Tinctura Valerianae. — Baldriantinktur.

Zu bereiten aus:
  Einem Theile mittelfein zerschnittenem Baldrian 1
    mit
  Fünf Theilen verdünntem Weingeist .... 5.
Baldriantinktur ist röthlichbraun und riecht und schmeckt kräftig nach Baldrian.

Tinctura Valerianae aetherea.
Aetherische Baldriantinktur.

Zu bereiten aus:
  Einem Theile mittelfein zerschnittenem Baldrian 1
    mit
  Fünf Theilen Aetherweingeist .... 5.
Aetherische Baldriantinktur ist gelb und riecht und schmeckt nach den Bestandtheilen.

Tinctura Veratri. — Nieswurzeltinktur.

Zu bereiten aus:
  Einem Theile mittelfein zerschnittener weißer
    Nieswurzel 1
    mit
  Zehn Theilen verdünntem Weingeist .... 10.
Nieswurzeltinktur ist dunkelröthlichbraun und schmeckt bitter, kratzend.
Vorsichtig aufzubewahren.

Tinctura Zingiberis. — Ingwertinktur.

Zu bereiten aus:
 Einem Theile mittelfein zerschnittenem Ingwer .. 1
  mit
 Fünf Theilen verdünntem Weingeist .... 5.

Ingwertinktur ist braungelb, riecht nach Ingwer und schmeckt brennend.

Tragacantha. — Traganth.

Der in Blättern oder bandartigen oder sichelförmigen Streifen erhärtete Schleim der Stämme zahlreicher Astragalus-Arten. Auszuwählen sind die aus weißen, durchscheinenden, nur ungefähr 1 bis 3 mm dicken und mindestens 0,5 cm breiten, gestreiften Stücken bestehenden Sorten.

Traganth quillt beim Uebergießen mit Wasser auf; gepulverter Traganth giebt mit 50 Theilen Wasser einen trüben, schlüpfrigen, fade schmeckenden Schleim, welcher beim Erwärmen mit Natronlauge im Wasserbade gelb gefärbt wird. Verdünnt man Traganthschleim mit Wasser, filtrirt die Flüssigkeit ab und versetzt den Filterrückstand mit Jodwasser, so färbt sich dieser schwarzblau; die ablaufende Flüssigkeit wird dagegen durch Jodwasser nicht gebläut.

Tubera Aconiti. — Akonitknollen.

Die zu Ende der Blüthezeit gesammelten Wurzelknollen von Aconitum Napellus. Die trockene, schwärzliche, etwas längsrunzelige Knolle wiegt ungefähr 6 g, ist rübenförmig, läuft unten in eine mehr oder weniger erhaltene, schlanke Spitze aus und ist mit den Resten zahlreicher Wurzelzweige besetzt.

Oben seitlich zeigt die Knolle die Bruchnarbe ihres freien Achsentheiles; ihre Spitze wird entweder von einer Knospe, deren bräunliche Scheidenblätter gut erkennbar sind, oder von einem Reste des oberirdischen Stengels eingenommen. Die weiße Querschnittfläche der Droge zeigt eine dünne, schwärzliche primäre und eine breite, weiße, stärkereiche sekundäre Rinde, ferner ein sternförmiges Kambium und ein weißes, stärkereiches Holz.

Akonitknollen schmecken scharf würgend.

Zur Bestimmung des Alkaloidgehaltes übergießt man 12 g mittelfein gepulverte, bei 100° getrocknete Akonitknollen in einem Arzneiglase mit 90 g Aether und 30 g Chloroform, sowie nach kräftigem Umschütteln mit 10 ccm einer Mischung aus 2 Theilen Natronlauge und 1 Theile Wasser und läßt das Gemisch hierauf, unter häufigem, kräftigem Schütteln, 3 Stunden lang stehen. Alsdann versetzt man die Mischung noch mit 10 ccm oder nöthigenfalls soviel Wasser, bis sich das Akonitknollenpulver beim kräftigen Umschütteln zusammenballt, und die darüberstehende Chloroform-Aetherlösung sich vollständig klärt. Nach einstündigem Stehen filtrirt man alsdann 100 g von der klaren Chloroform-Aetherlösung durch ein trockenes, gut bedecktes Filter in ein Kölbchen und destillirt etwa die Hälfte davon ab. Die verbleibende Chloroform-Aetherlösung bringt man hierauf in einen Scheidetrichter, spült das Kölbchen noch dreimal mit je 5 ccm eines Gemisches von 3 Theilen Aether und 1 Theile Chloroform nach und schüttelt dann die vereinigten Flüssigkeiten mit 25 ccm Hundertel-Normal-Salzsäure tüchtig durch. Nach vollständiger Klärung, nöthigenfalls nach Zusatz von noch soviel Aether, daß die Chloroform-Aetherlösung auf der saueren Flüssigkeit schwimmt, filtrirt man letztere durch ein kleines, mit Wasser angefeuchtetes Filter in einen Kolben von 100 ccm. Hierauf schüttelt man die Chloroform-Aetherlösung noch dreimal mit je 10 ccm Wasser aus, filtrirt auch diese Auszüge durch dasselbe Filter, wäscht letzteres noch mit Wasser nach und verdünnt die gesammte Flüssigkeit mit Wasser zu 100 ccm. Von dieser Lösung mißt man schließlich 50 ccm ab, bringt sie in eine etwa 200 ccm fassende Flasche aus weißem Glase und fügt etwa 50 ccm Wasser und so viel Aether zu, daß die Schicht des letzteren die Höhe von etwa 1 cm erreicht. Nach Zusatz von 5 Tropfen Jodeosinlösung, läßt man alsdann soviel Hundertel-Normal-Kalilauge, nach jedem Zusatze die Mischung kräftig durchschüttelnd, zufließen, bis die untere, wässerige Schicht eine blaßrothe Farbe angenommen hat. Zur Erzielung dieser Färbung sollen nicht mehr als 8,5 ccm Lauge erforderlich sein.

Vorsichtig aufzubewahren.
Größte Einzelgabe 0,1 g.
Größte Tagesgabe 0,3 g.

Tubera Jalapae. — Jalapenwurzel.

Die knollig verdickten Nebenwurzeln von Exogonium Purga. Die Wurzelzweige und die schlanke Wurzelspitze sind größtentheils entfernt; ihre Bruchnarben sind zu erkennen. Die dunkelbraune Oberfläche der Droge ist durch kurze, quer gestreckte Lenticellen gezeichnet. Die Querbruchfläche, welche matt und weißlich erscheint, wenn das Stärkemehl der Droge nicht verquollen ist, harzig und dunkelbraun, wenn die Droge bei höherer Temperatur getrocknet wurde, ist durch zahlreiche, konzentrische, dunklere Linien oder durch kleine, unregelmäßig vertheilte Kreislinien gezeichnet, von anomalen Kambien herrührend, welche Gefäßstränge nach innen, Siebstränge sowie Sekretzellen nach außen abscheiden.

Jalapenwurzel schmeckt fade und kratzend.

100 Theile Jalapenwurzel sollen, in der bei Resina Jalapae angegebenen Weise geprüft, mindestens 9 Theile Jalapenharz enthalten.

Vorsichtig aufzubewahren.

Tubera Salep. — Salep.

Die zur Blüthezeit gegrabenen, in siedendem Wasser gebrühten, getrockneten Knollen verschiedener Orchidaceen (aus der Abtheilung der Ophrydeen), aus Deutschland und dem Oriente stammend. Die Knollen tragen ein Endknöspchen, sind kugelig oder eiförmig, 0,5 bis 2 cm dick und von grauer oder gelblicher Farbe.

Ihre Bruchfläche soll die gleiche Farbe zeigen und von hornartiger Beschaffenheit sein.

Setzt man, bei gleichzeitiger, mikroskopischer Betrachtung, dem weißlichen Saleppulver eine hellbräunliche, wässerige Jodlösung zu, so färben sich die großen Schleimzellen braunroth, ehe sie verquellen, während die Massen der völlig verquollenen Stärkekörner sich blau färben.

Saleppulver giebt beim Kochen mit 50 Theilen Wasser einen nach dem Erkalten ziemlich steifen, fade schmeckenden Schleim.

Tuberculinum Kochi. — Tuberkulin.

Klare, braune, eigenthümlich aromatisch riechende Flüssigkeit, welche nach den Angaben von R. Koch aus glycerinhaltigen Fleischbrühe-Kulturen der Tuberkelbacillen durch Eindampfen auf ein Zehntel und darauffolgendes Filtriren gewonnen wird. Tuberkulin ist leicht mit Wasser mischbar und enthält neben dem wirksamen Stoffe in 100 Theilen etwa 40 Theile Glycerin, sowie Bestandtheile der Fleischbrühe. Ein Antiseptikum wird dem Tuberkulin nicht zugesetzt.

Tuberkulin unterliegt der staatlichen Aufsicht, welche sich auf seinen gleichbleibenden Gehalt an spezifischem Toxin bezieht, und wird in amtlich plombirten Fläschchen geliefert.

Tuberkulin soll nur in unverdünntem Zustande aufbewahrt werden. Die vom Arzte verordneten Verdünnungen sind jedesmal frisch herzustellen und mit sterilisirtem Wasser oder besser mit Karbolsäurelösung (0,5 = 100) anzufertigen.

An einem kühlen Orte und vor Licht geschützt aufzubewahren.

Unguenta. — Salben.

Bei der Bereitung der Salben ist in der Weise zu verfahren, daß die schwerer schmelzbaren Bestandtheile für sich oder unter geringem Zusatze der leichter schmelzbaren Körper geschmolzen, und die letzteren der geschmolzenen Masse nach und nach zugesetzt werden, wobei jede unnöthige Temperaturerhöhung zu vermeiden ist.

Diejenigen Salben, welche nur aus Wachs oder Harz und Fett oder Oel bestehen, sollen nach dem Zusammenschmelzen der einzelnen Bestandtheile bis zum vollständigen Erkalten fortwährend gerührt werden. Wasserhaltige Zusätze werden den Salben während des Erkaltens unter Umrühren beigemischt. Sollen den Salben pulverförmige Körper hinzugesetzt werden, so sollen die letzteren als feinstes, wenn nöthig, geschlämmtes Pulver zur Anwendung kommen und zuvor mit einer kleinen Menge des erforderlichenfalls etwas erwärmten Salbenkörpers gleichmäßig verrieben werden.

Wasserlösliche Extrakte oder Salze sind vor der Mischung mit dem Salbenkörper mit wenig Wasser anzureiben oder darin zu lösen, mit Ausnahme des Brechweinsteins, welcher als feines, trockenes Pulver zugemischt wird.

Die Salben sollen eine gleichmäßige Beschaffenheit haben und nicht ranzig riechen.

Unguentum Acidi borici. — Borsalbe.

Zu bereiten aus:

    Einem Theile fein gepulverter Borsäure 1
      und
    Neun Theilen Paraffinsalbe .... 9.

Borsalbe ist weiß.

Unguentum Adipis Lanae. — Wollfettsalbe.

Zwanzig Theile Wollfett 20
  werden bei gelinder Wärme im Wasserbade mit
Fünf Theilen Wasser 5
  gemischt und darauf mit
Fünf Theilen Olivenöl 5
  versetzt.
Wollfettsalbe ist gelblichweiß.

Unguentum basilicum. — Königssalbe.

Zu bereiten aus:
  Neun Theilen Olivenöl 9,
  Drei Theilen gelbem Wachs 3,
  Drei Theilen Kolophonium 3,
  Drei Theilen Hammeltalg 3
  und
  Zwei Theilen Terpentin .... 2.
Königssalbe ist gelbbraun.

Unguentum Cantharidum. — Spanischfliegensalbe.

Zu bereiten aus:
  Drei Theilen Spanischfliegenöl 3
  und
  Zwei Theilen gelbem Wachs .... 2.
Spanischfliegensalbe ist gelb.

Unguentum Cantharidum pro usu veterinario.
Spanischfliegensalbe für thierärztlichen Gebrauch.

Zwei Theile mittelfein gepulverte Spanische Fliegen 2
werden mit
Zwei Theilen Olivenöl.................... 2
und
Zwei Theilen Schweineschmalz............. 2
10 Stunden lang im Wasserbade unter wiederholtem Umrühren erwärmt und darauf mit
Einem Theile gelbem Wachs 1
und
Zwei Theilen Terpentin................... 2
versetzt; nach Entfernung vom Wasserbade setzt
man der geschmolzenen Masse
Einen Theil mittelfein gepulvertes Euphorbium.. 1
zu und rührt das Gemenge bis zum Erkalten.

Spanischfliegensalbe für thierärztlichen Gebrauch ist grün-
lichschwarz.

Unguentum cereum. — Wachssalbe.

Zu bereiten aus:
Sieben Theilen Olivenöl.................. 7
und
Drei Theilen gelbem Wachs .... 3.
Wachssalbe ist gelb.

Unguentum Cerussae. — Bleiweißsalbe.

Zu bereiten aus:
  Drei Theilen fein gepulvertem Bleiweiß. ... 3
  und
  Sieben Theilen Paraffinsalbe .... 7.
Bleiweißsalbe ist blendend weiß.

Unguentum Cerussae camphoratum.
Kampherhaltige Bleiweißsalbe.

Zu bereiten aus:
  Neunzehn Theilen Bleiweißsalbe 19
  und
  Einem Theile fein zerriebenem Kampher ..... 1.
Kampherhaltige Bleiweißsalbe ist blendend weiß und riecht nach Kampher.

Unguentum diachylon. — Bleipflastersalbe.

Zu bereiten aus:
  Einem Theile Bleipflaster 1
  und
  Einem Theile Olivenöl .... 1.
Die Bestandtheile werden bei gelinder Wärme im Wasserbade zusammengeschmolzen, darauf bis zum völligen Erkalten umgerührt und nach einigen Stunden nochmals durchgerührt.
Bleipflastersalbe ist fast weiß.

Unguentum Glycerini. — Glycerinsalbe.

Zu bereiten aus:
Zehn Theilen Weizenstärke.................. 10,
Fünfzehn Theilen Wasser 15
und
Neunzig Theilen Glycerin................ 90.
Man rührt die Stärke mit dem Wasser an, mischt das Glycerin zu und erhitzt das Ganze im Wasserbade unter Umrühren so lange, bis eine durchscheinende Gallerte entstanden ist.

Unguentum Hydrargyri album.
Weiße Quecksilbersalbe.

Zu bereiten aus:
Einem Theile weißem Quecksilberpräcipitat.... 1
und
Neun Theilen Paraffinsalbe............... 9
Die Salbe ist weiß.

Unguentum Hydrargyri cinereum.
Graue Quecksilbersalbe.

Hundert Theile Quecksilber................ 100
werden mit einem Gemisch von
Fünfzehn Theilen wasserfreiem Wollfett..... 15
und

Drei Theilen Olivenöl 3

mit der Vorsicht verrieben, daß das Metall in kleinen Mengen zugemischt wird, und erst dann ein weiterer Zusatz erfolgt, wenn für das unbewaffnete Auge Quecksilberkügelchen nicht mehr sichtbar sind. Darauf wird ein durch Zusammenschmelzen bereitetes und nahezu erkaltetes Gemisch von

Einhundertundzwölf Theilen Schweineschmalz .. 112
und

Siebzig Theilen Hammeltalg 70

hinzugefügt und sehr sorgfältig durchgemischt.

Die Salbe ist bläulichgrau.

In der grauen Quecksilbersalbe sollen Quecksilberkügelchen mit unbewaffnetem Auge nicht zu erkennen sein.

3 g graue Quecksilbersalbe sollen nach Entfernung des Fettes durch Aether nahezu 1 g Quecksilber hinterlassen.

Unguentum Hydrargyri rubrum.
Rothe Quecksilbersalbe.

Zu bereiten aus:

Einem Theile Quecksilberoxyd 1
und

Neun Theilen Paraffinsalbe .... 9.

Die Salbe ist roth.

Unguentum Kalii jodati. — Kaliumjodidsalbe.

Zwanzig Theile Kaliumjodid 20
    und
Ein viertel Theil Natriumthiosulfat 0,25
    werden unter Zusammenreiben in
Fünfzehn Theilen Wasser 15
    aufgelöst und alsdann mit
Hundertundfünfundsechzig Theilen Schweine-
    schmalz 165
    versetzt.

Kaliumjodidsalbe ist weiß.

Wird Kaliumjodidsalbe mit freiem Jod zusammen verordnet, so ist sie ohne Natriumthiosulfat jedesmal frisch zu bereiten.

Unguentum leniens. — Cold Cream.

Zu bereiten aus:
    Sieben Theilen weißem Wachs 7,
    Acht Theilen Walrat 8,
    Siebenundfünfzig Theilen Mandelöl 57
        und
    Achtundzwanzig Theilen Wasser .... 28.

Zu je 50 g dieser schaumig gerührten Salbe wird 1 Tropfen Rosenöl zugemischt.

Cold Cream ist weiß.

Unguentum Paraffini. — Paraffinsalbe.

Zu bereiten aus:
    Einem Theile festem Paraffin............ 1
      und
    Vier Theilen flüssigem Paraffin........... 4.
Paraffinsalbe ist weiß. Sie soll sich zwischen 40° und 50° verflüssigen.

Unguentum Plumbi. — Bleisalbe.

Zu bereiten aus:
    Einem Theile Bleiessig................. 1
    Einem Theile Wollfett................. 1
      und
    Acht Theilen Paraffinsalbe............... 8.
Bleisalbe ist weiß.

Unguentum Plumbi tannici. — Gerbsäure-Bleisalbe.

    Ein Theil Gerbsäure................... 1
      und
    Zwei Theile Bleiessig.................. 2
      werden zu einem gleichmäßigen Brei verrieben und mit
    Siebzehn Theilen Schweineschmalz.......... 17
      gemischt.
Gerbsäure-Bleisalbe ist gelblich. Sie ist zur Abgabe frisch zu bereiten.

Unguentum Rosmarini compositum.
Rosmarinsalbe.

Zu bereiten aus:
Sechzehn Theilen Schweineschmalz 16,
Acht Theilen Hammeltalg 8,
Zwei Theilen gelbem Wachs 2
und
Zwei Theilen Muskatnußöl .... 2.
Dieser Mischung werden zugemischt:
Ein Theil Rosmarinöl 1
und
Ein Theil Wacholderöl .... 1.
Rosmarinsalbe ist gelblich.

Unguentum Tartari stibiati. — Brechweinsteinsalbe.

Zu bereiten aus:
Zwei Theilen fein gepulvertem Brechweinstein 2
und
Acht Theilen Paraffinsalbe .... 8.
Brechweinsteinsalbe ist weiß.

Unguentum Terebinthinae. — Terpentinsalbe.

Zu bereiten aus:
Einem Theile Terpentin 1,
Einem Theile gelbem Wachs 1
und
Einem Theile Terpentinöl .... 1.
Terpentinsalbe ist gelb.

Unguentum Zinci. — Zinksalbe.

Zu bereiten aus:
 Einem Theile rohem Zinkoxyd 1
 und
 Neun Theilen Schweineschmalz .... 9.
Zinksalbe ist weiß.

Veratrinum. — Veratrin.

Weißes, lockeres Pulver oder weiße, amorphe Massen, deren Staub heftig zum Niesen reizt.

An siedendes Wasser giebt Veratrin nur wenig ab; die filtrirte Lösung schmeckt scharf, nicht bitter und bläut rothes Lackmuspapier nur langsam. Veratrin löst sich in 4 Theilen Weingeist und in 2 Theilen Chloroform; in Aether ist es weniger leicht, jedoch vollständig löslich. Diese Auflösungen zeigen stark alkalische Reaktion. In verdünnter Schwefelsäure und in Salzsäure löst es sich zu scharf und bitter schmeckenden Flüssigkeiten. Mit Salzsäure gekocht, liefert es eine roth gefärbte Lösung. Mit 100 Theilen Schwefelsäure verrieben, ertheilt Veratrin derselben zunächst eine grünlich-gelbe Fluorescenz, allmählich tritt jedoch starke Rothfärbung ein.

In einer weingeistigen Lösung des Veratrins soll durch Platinchloridlösung ein Niederschlag nicht hervorgerufen werden.

Veratrin soll nach dem Verbrennen einen Rückstand nicht hinterlassen.

Sehr vorsichtig aufzubewahren.
 Größte Einzelgabe 0,005 g.
 Größte Tagesgabe 0,015 g.

Vinum. — Wein.

Das durch Gährung aus dem Safte der Weintrauben hergestellte Getränk, unverfälscht und von guter Beschaffenheit.

Die Untersuchung und Beurtheilung des Weines richtet sich nach den jeweils geltenden, allgemeinen, gesetzlichen Bestimmungen und den dazu ergangenen Ausführungsverordnungen unbeschadet der nachstehenden Forderungen.

Der Gehalt des Weines an Schwefelsäure darf in 100 ccm Flüssigkeit nicht mehr betragen, als 0,2 g Kaliumsulfat entspricht.

Xeres und andere Südweine, z. B. Madeira, Marsala, Gold-Malaga, Gelber Portwein, Trockenweine Ungarns, Syriens, Griechenlands, des Kaplandes und anderer Weinbaugebiete sollen in 100 ccm nicht weniger als 11 g und nicht mehr als 16 g Alkohol, sowie nicht mehr als 8 g Extrakt einschließlich des Zuckers enthalten.

An Stelle von Xeres darf zur Herstellung pharmazeutischer Zubereitungen einer der oben genannten Weine verwendet werden, wenn er auch in Farbe und Geschmack dem Xeres ähnlich ist.

Weine, mit Ausnahme von Kampherwein, sind klar abzugeben.

Vinum camphoratum. — Kampherwein.

Eine Lösung von
    Einem Theile Kampher 1
  in
    Einem Theile Weingeist 1

wird nach und nach unter Umrühren mit
Drei Theilen Gummischleim 3
    und
Fünfundvierzig Theilen Weißwein 45
    versetzt.

Kampherwein ist weißlich und trübe.

Vor der Abgabe ist er umzuschütteln.

Vinum Chinae. — Chinawein.

Ein Theil weißer Leim 1
    wird in
Zehn Theilen Wasser 10
    in der Wärme gelöst. Die warme Lösung
    wird mit
Tausend Theilen Xereswein 1 000
    vermischt. Nach Zusatz von
Vierzig Theilen grob gepulverter Chinarinde 40
    läßt man das Gemisch 8 Tage lang bei
    15° bis 20° stehen und preßt es alsdann
    aus. Der abgepreßten Flüssigkeit fügt
    man
Hundert Theile gepulverten Zucker 100
    und
Zwei Theile Pomeranzentinktur 2
    hinzu, läßt 14 Tage lang an einem kühlen
    Orte stehen und filtrirt.

Chinawein ist rothbraun und schmeckt angenehm bitter.

Vinum Colchici. — Zeitlosenwein.

Einen Theil grob gepulverten Zeitlosensamen .. 1
    läßt man mit
Zehn Theilen Xereswein 10
    8 Tage lang unter wiederholtem Umschütteln
    bei 15° bis 20° stehen und preßt dann aus.
    Die Flüssigkeit wird nach dem Absetzen filtrirt.
Zeitlosenwein schmeckt bitter.
Vorsichtig aufzubewahren.
Größte Einzelgabe 2,0 g.
Größte Tagesgabe 6,0 g.

Vinum Condurango. — Condurangowein.

Zu bereiten aus:
    Einem Theile fein zerschnittener Condurangorinde   1
        mit
    Zehn Theilen Xereswein .... 10.
        Die Mischung läßt man 8 Tage lang unter
        wiederholtem Umschütteln bei 15° bis 20° stehen
        und preßt dann aus. Die Flüssigkeit wird
        filtrirt.
Condurangowein riecht besonders beim Erwärmen stark nach Condurangorinde.

Vinum Ipecacuanhae. — Brechwurzelwein.

Einen Theil fein zerschnittene Brechwurzel ... 1
    läßt man mit
Zehn Theilen Xereswein 10

8 Tage lang unter wiederholtem Umschütteln bei 15° bis 20° stehen und preßt dann aus. Die Flüssigkeit wird nach dem Absetzen filtrirt. Brechwurzelwein ist gelbbräunlich.
Vorsichtig aufzubewahren.

Vinum Pepsini. — Pepsinwein.

Vierundzwanzig Theile Pepsin............ werden mit	24
Zwanzig Theilen Glycerin..............	20,
Drei Theilen Salzsäure .... und	3
Zwanzig Theilen Wasser.............. gut gemischt. Die Mischung läßt man 24 Stunden lang unter wiederholtem Umschütteln stehen. Hierauf fügt man	20
Zweiundneunzig Theile weißen Sirup.....	92,
Zwei Theile Pomeranzentinktur.......... und	2
Achthundertundneunundreißig Theile Xereswein .... hinzu, filtrirt nach dem Absetzen und wäscht nöthigenfalls das Filter mit soviel Xereswein nach, daß das Gesammtgewicht	839
Eintausend Theile .... beträgt.	1000

Vinum stibiatum. — Brechwein.

Eine filtrirte Auflösung von
    Einem Theile Brechweinstein 1
    in
    Zweihundertundneunundvierzig Theilen Xeres-
    wein............................. 249
Brechwein ist braungelb.
Vorsichtig aufzubewahren.

Zincum aceticum. — Zinkacetat.

Weiße, glänzende Blättchen, in 3 Theilen kaltem, in 2 Theilen heißem Wasser und in 36 Theilen Weingeist löslich. Die schwach saure, wässerige Lösung wird durch Eisenchloridlösung dunkelroth gefärbt und giebt mit Kalilauge einen weißen Niederschlag, welcher im Ueberschusse des Fällungsmittels löslich ist.

In der wässerigen Lösung (1 = 10) soll durch überschüssiges Schwefelwasserstoffwasser ein rein weißer Niederschlag hervorgerufen werden. Die von dem Niederschlage abfiltrirte Flüssigkeit soll nach dem Verdampfen einen wägbaren Rückstand nicht hinterlassen. Bei gelindem Erwärmen mit Schwefelsäure soll Zinkacetat eine Schwärzung nicht erleiden.

Vorsichtig aufzubewahren.

Zincum chloratum. — Zinkchlorid.

Weißes, an der Luft leicht zerfließliches Pulver oder kleine, weiße Stangen. Zinkchlorid ist in Weingeist und

Waſſer leicht löslich, ſchmilzt beim Erhitzen, zerſetzt ſich dabei unter Ausſtoßung weißer Dämpfe und hinterläßt einen in der Hitze gelben Rückſtand. Die wäſſerige Löſung reagirt ſauer und giebt ſowohl mit Silbernitratlöſung, wie mit Ammoniakflüſſigkeit weiße, im Ueberſchuſſe des Ammoniaks lösliche Niederſchläge.

Die wäſſerige Löſung (1 = 2) ſoll klar oder höchſtens ſchwach getrübt ſein; ein in der Löſung bei Zuſatz von 3 Raumtheilen Weingeiſt entſtehender, flockiger Niederſchlag ſoll, auf Zuſatz von 1 Tropfen Salzſäure, verſchwinden.

Die wäſſerige Löſung (1 = 10) ſoll, nach Zuſatz von Salzſäure, weder durch Baryumnitratlöſung getrübt, noch durch Schwefelwaſſerſtoffwaſſer gefärbt werden. 1 g Zinkchlorid ſoll mit 10 ccm Waſſer und 10 ccm Ammoniakflüſſigkeit eine klare Löſung geben; in dieſer ſoll durch überſchüſſiges Schwefelwaſſerſtoffwaſſer ein rein weißer Niederſchlag hervorgerufen werden; die von dem Niederſchlage abfiltrirte Flüſſigkeit ſoll nach dem Abdampfen und Glühen einen wägbaren Rückſtand nicht hinterlaſſen.

Vorſichtig aufzubewahren.

Zincum oxydatum. — Zinkoxyd.

Weißes, einen Stich ins Gelbliche zeigendes, in der Hitze gelbes, zartes, amorphes, in Waſſer unlösliches, in verdünnter Eſſigſäure lösliches Pulver.

Eine Miſchung aus 1 g Zinkoxyd und 3 ccm Zinnchlorürlöſung ſoll im Laufe einer Stunde eine dunklere Färbung nicht annehmen.

Werden 2 g Zinkoxyd mit 20 ccm Wasser geschüttelt, und wird die Mischung filtrirt, so darf das Filtrat durch Baryumnitrat- und durch Silbernitratlösung höchstens opalisirend getrübt werden.

Zinkoxyd soll sich in 10 Theilen verdünnter Essigsäure ohne Aufbrausen lösen. Diese Lösung soll, mit überschüssiger Ammoniakflüssigkeit versetzt, eine klare, farblose Flüssigkeit geben, welche weder durch Ammoniumoxalat-, noch durch Natriumphosphatlösung getrübt wird, beim Ueberschichten mit Schwefelwasserstoffwasser aber eine rein weiße Zone bildet.

Zincum oxydatum crudum. — Rohes Zinkoxyd.

Weißes, beim Erhitzen gelb werdendes, zartes, amorphes, im Wasser unlösliches Pulver.

Rohes Zinkoxyd soll in verdünnter Essigsäure ohne Aufbrausen löslich sein; der in dieser Lösung durch Natronlauge entstehende Niederschlag soll sich im Ueberschusse des Fällungsmittels zu einer klaren, farblosen Flüssigkeit lösen.

0,2 g rohes Zinkoxyd sollen, in 2 ccm verdünnter Essigsäure gelöst, nach dem Erkalten durch Kaliumjodidlösung nicht verändert werden.

Nicht zum innerlichen Gebrauche zu verwenden.

Zincum sulfuricum. — Zinksulfat.

Farblose, in trockener Luft langsam verwitternde, in 0,6 Theilen Wasser lösliche, in Weingeist aber unlösliche Krystalle. Die wässerige Lösung (1 = 10) reagirt sauer und

besitzt einen scharfen Geschmack; sie giebt mit Baryumnitratlösung einen weißen, in Salzsäure unlöslichen Niederschlag.
Durch Natronlauge wird in ihr zuerst eine Fällung hervorgerufen, durch einen Ueberschuß der Lauge entsteht aber eine
klare, farblose Flüssigkeit, welche, nach Zusatz von Schwefelwasserstoffwasser, einen weißen Niederschlag ausfallen läßt.

Eine Lösung von 0,5 g Zinksulfat in 10 ccm Wasser
und 5 ccm Ammoniakflüssigkeit soll klar sein und mit überschüssigem Schwefelwasserstoffwasser eine weiße Fällung geben.

Beim Versetzen mit Natronlauge soll Zinksulfat Ammoniak
nicht entwickeln. 2 ccm der wässerigen Zinksulfatlösung (1 = 10)
sollen, mit 2 ccm Schwefelsäure versetzt und mit 1 ccm
Ferrosulfatlösung überschichtet, auch bei längerem Stehen
eine gefärbte Zone nicht bilden. Die wässerige Lösung
(1 = 20) soll durch Silbernitratlösung nicht getrübt werden.

Schüttelt man 2 g Zinksulfat mit 10 ccm Weingeist
und filtrirt nach 10 Minuten, so soll ein Filtrat entstehen,
welches nach dem Verdünnen mit 10 ccm Wasser blaues
Lackmuspapier nicht verändert.

Vorsichtig aufzubewahren.
Größte Einzelgabe 1,0 g.

Anlage I.

Reagentien und volumetrische Lösungen.

Aether. — Aether.
Aetznatron. — Natron causticum fusum.
: Die wässerige Lösung (1 = 6) soll bezüglich der Reinheit der Natronlauge entsprechen.
Alkohol, absoluter. — Alcohol absolutus.
Ammoniakflüssigkeit. — Liquor Ammonii caustici.
Ammoniumcarbonatlösung. — Ammonium carbonicum.
: 1 Theil Ammoniumcarbonat ist in einer Mischung aus 3 Theilen Wasser und 1 Theile Ammoniakflüssigkeit zu lösen.
Ammoniumchloridlösung. — Ammonium chloratum.
: 1 Theil Ammoniumchlorid ist in 9 Theilen Wasser zu lösen.
Ammoniumoxalatlösung. — Ammonium oxalicum.
: 1 Theil Ammoniumoxalat ist in 24 Theilen Wasser zu lösen.
Ammoniumrhodanidlösung, Zehntel-Normal-. — Liquor Ammonii rhodanati volumetricus.
: Sie soll 7,618 g Ammoniumrhodanid in 1 Liter enthalten.
Amylalkohol. — Alcohol amylicus.
: Farblose, vollständig flüchtige Flüssigkeit. Siedepunkt 129° bis 131°. Spez. Gewicht 0,814.
Barytwasser. — Aqua Barytae.
: 1 Theil krystallisirter Aetzbaryt ist in 19 Theilen Wasser zu lösen.

Baryumnitratlösung. — Baryum nitricum.

1 Theil Baryumnitrat ist in 19 Theilen Wasser zu lösen.

Benzol. — Benzolum.

Farblose Flüssigkeit. Siedepunkt 80° bis 82°. Spez. Gewicht 0,880 bis 0,890.

Bleiacetatlösung. — Plumbum aceticum.

1 Theil Bleiacetat ist in 9 Theilen Wasser zu lösen.

Bleiessig. — Liquor Plumbi subacetici.

Braunstein. — Manganum hyperoxydatum nativum.

Brom. — Bromum.

Bromwasser. — Aqua bromata.

Die gesättigte, wässerige Lösung.

Calciumcarbonat. — Calcium carbonicum.

Es soll frei von Chlorverbindungen sein.

Calciumchloridlösung. — Calcium chloratum.

1 Theil krystallisirtes Calciumchlorid ist in 9 Theilen Wasser zu lösen.

Calciumsulfatlösung. — Calcium sulfuricum.

Die gesättigte, wässerige Lösung.

Chlorkalklösung. — Calcaria chlorata.

Bei Bedarf ist 1 Theil Chlorkalk mit 9 Theilen Wasser anzureiben, und die Lösung zu filtriren.

Chloroform. — Chloroformium.

Chlorwasser. — Aqua chlorata.

Chromsäurelösung. — Acidum chromicum.

Bei Bedarf sind 3 Theile Chromsäure in 97 Theilen Wasser zu lösen.

Eisen. — Ferrum pulveratum.

Eisenchloridlösung. — Liquor Ferri sesquichlorati.
Nöthigenfalls nach Angabe zu verdünnen.

Essigsäure. — Acidum aceticum.

Essigsäure, verdünnte. — Acidum aceticum dilutum.

Ferri-Ammoniumsulfatlösung. — Ferrum sulfuricum oxydatum ammoniatum.
Bei Bedarf ist 1 Theil Ferri-Ammoniumsulfat in einem Gemische von 8 Theilen Wasser und 1 Theile verdünnter Schwefelsäure zu lösen.

Ferrosulfatlösung. — Ferrum sulfuricum.
Bei Bedarf ist 1 Theil Ferrosulfat in einem Gemische von 1 Theile Wasser und 1 Theile verdünnter Schwefelsäure zu lösen.

Gerbsäurelösung. — Acidum tannicum.
Bei Bedarf ist 1 Theil Gerbsäure in 19 Theilen Wasser zu lösen.

Glycerin. — Glycerinum.

Hämatoxylin. — Haematoxylinum.
Farblose Nadeln, wenig in kaltem Wasser, leicht in heißem Wasser, in Weingeist und in Aether löslich. Die wässerige Lösung des Hämatoxylins wird durch ätzende und kohlensaure Alkalien bei Luftzutritt blauviolett gefärbt.

Jodeosin. — Eosinum jodatum.
Scharlachrothes, krystallinisches Pulver, welches sich in Weingeist mit tiefrother, in Aether mit gelbrother Farbe löst. In Wasser, welches mit einer Spur Salzsäure angesäuert ist, soll Jodeosin unlöslich sein.

Jodeosinlösung. — Solutio Eosini jodati.
1 Theil Jodeosin ist in 500 Theilen Weingeist zu lösen

Uebergießt man in einer Flasche aus weißem Glase 100 ccm Wasser mit einer 1 cm hohen Schicht Aether, fügt 1 Tropfen Hundertel-Normal-Salzsäure und 5 Tropfen Jodeosinlösung zu, so bleibt die untere, wässerige Schicht, nach kräftigem Umschütteln, ungefärbt. Fügt man hierauf der Mischung 2 Tropfen Hundertel-Normal-Kalilauge zu, so wird die untere, wässerige Schicht, nach kräftigem Umschütteln, blaßrosa gefärbt.

Jodlösung. — Solutio Jodi.

Es ist die Zehntel-Normal-Jodlösung anzuwenden.

Jodlösung, weingeistige. — Liquor Jodi spirituosus volumetricus.

25 g Jod sind in 500 ccm Weingeist zu lösen.

Jodlösung, Zehntel-Normal-. — Liquor Jodi volumetricus.

Sie soll 12,685 g Jod, welche mit Hülfe von 20 g Kaliumjodid gelöst werden, in 1 Liter enthalten.

Jodwasser. — Aqua Jodi.

Die gesättigte, wässerige Lösung.

Jodzinkstärkelösung. — Liquor Amyli cum Zinco jodato.

Vier Gramm Weizenstärke 4,
Zwanzig Gramm Zinkchlorid 20
 und
Hundert Gramm Wasser 100

werden unter Ersatz des verdampfenden Wassers gekocht, bis die Stärke fast vollständig gelöst ist. Dann wird der erkalteten Flüssigkeit die farblose, filtrirte Zinkjodidlösung, frisch bereitet durch Erwärmen von

Einem Gramm Zinkfeile 1
 mit

Zwei Gramm Jod 2

und

Zehn Gramm Wasser 10,
zugefügt, hierauf die Flüssigkeit zu 1 Liter verdünnt und filtrirt.

Farblose, nur wenig opalisirende Flüssigkeit.

Kalilauge. — Liquor Kali caustici.

Kalilauge, Normal-. — Liquor Kali caustici volumetricus.
Sie soll 56,16 g Kaliumhydroxyd in 1 Liter enthalten.

Kalilauge, Zehntel-Normal-. — Liquor Kali caustici volumetricus $^1/_{10}$ normalis.

Sie soll 5,616 g Kaliumhydroxyd in 1 Liter enthalten; bei Bedarf durch Mischen von 10 ccm Normal-Kalilauge und 90 ccm Wasser zu bereiten und alsdann gegen Zehntel-Normal-Salzsäure unter denjenigen Versuchsbedingungen einzustellen, welche bei der Verwendung der Zehntel-Normal-Kalilauge obwalten.

Kalilauge, Hundertel-Normal-. — Liquor Kali caustici volumetricus $^1/_{100}$ normalis.

Sie soll 0,5616 g Kaliumhydroxyd in 1 Liter enthalten; bei Bedarf durch Mischen von 10 ccm Zehntel-Normal-Kalilauge und 90 ccm Wasser zu bereiten und alsdann gegen Hundertel-Normal-Salzsäure unter denjenigen Bedingungen einzustellen, welche bei der Verwendung der Hundertel-Normal-Kalilauge obwalten.

Kalilauge, weingeistige. — Liquor Kali caustici spirituosus.
Bei Bedarf ist 1 Theil geschmolzenes Kaliumhydroxyd in 9 Theilen Weingeist zu lösen.

Kalilauge, weingeistige, Halb-Normal-. — Liquor Kali caustici spirituosus volumetricus $^1/_2$ normalis.

 Weingeistige Lösung von Kaliumhydroxyd, welche in 1 Liter 28,08 g enthalten soll. Farblose, oder doch nur blaßgelbliche Flüssigkeit; bei Bedarf gegen Halb-Normal-Salzsäure einzustellen.

Kaliumacetatlösung. — Liquor Kalii acetici.

Kaliumcarbonatlösung. — Liquor Kalii carbonici.

Kaliumchromatlösung. — Kalium chromicum flavum.

 1 Theil chlorfreies, gelbes Kaliumchromat ist in 19 Theilen Wasser zu lösen.

Kaliumbichromatlösung. — Kalium dichromicum.

 1 Theil Kaliumbichromat ist in 19 Theilen Wasser zu lösen.

Kaliumferricyanidlösung. — Kalium ferricyanatum.

 Bei Bedarf ist 1 Theil der zuvor mit Wasser gewaschenen Krystalle in 19 Theilen Wasser zu lösen.

Kaliumferrocyanidlösung. — Kalium ferrocyanatum.

 Bei Bedarf ist 1 Theil Kaliumferrocyanid in 19 Theilen Wasser zu lösen.

Kaliumjodidlösung. — Kalium jodatum.

 Bei Bedarf ist 1 Theil Kaliumjodid in 9 Theilen Wasser zu lösen.

Kaliumpermanganatlösung. — Kalium permanganicum.

 1 Theil Kaliumpermanganat ist in 1000 Theilen Wasser zu lösen.

Kalkhydrat. — Calcaria hydrica.

Kalkwasser. — Aqua Calcariae.

Karbolsäurelösung. — Acidum carbolicum.

 Bei Bedarf ist 1 Theil Karbolsäure in 19 Theilen Wasser zu lösen.

Kollodium. — Collodium.

Kupfertartratlösung, alkalische. — Solutio Cupri tartarici natronata.

Bei Bedarf durch Mischen einer Lösung von 3,5 g Kupfersulfat in 30 ccm Wasser mit einer Lösung von 17,5 g Kaliumnatriumtartrat in 30 ccm Wasser, welche zuvor mit 40 g Natronlauge versetzt ist, zu bereiten.

Kurkumapapier. — Charta exploratoria lutea.

10 Theile grob gepulvertes Kurkumarhizom werden mit 75 Theilen Weingeist 24 Stunden lang, unter wiederholtem Umschwenken, bei mäßiger Wärme ausgezogen; der Auszug wird nach dem Absetzen filtrirt.

Zur Herstellung des Kurkumapapieres verdünnt man 10 Theile obiger Tinktur mit 30 Theilen Weingeist und mit 40 Theilen Wasser, färbt mit dieser Flüssigkeit Streifen von bestem Schreibpapier und trocknet dieselben hierauf, vor Licht geschützt, in einem ungeheizten Raume.

Kurkumapapier soll durch einen Tropfen einer Mischung aus 1 ccm Zehntel-Normal-Kalilauge und 25 ccm Wasser sofort gebräunt werden.

Kurkumapapier ist, vor Licht geschützt, in gut verschlossenen Gefäßen aufzubewahren.

Kurkumatinktur. — Tinctura Curcumae.

Die nach der vorstehenden Vorschrift zur Herstellung des Kurkumapapiers bereitete Tinktur.

Lackmuspapier, blaues. — Charta exploratoria caerulea.

Lackmuspapier, rothes. — Charta exploratoria rubra.

10 Theile Lackmus werden mit 100 Theilen Wasser, unter wiederholtem Umschwenken, 24 Stunden lang bei 15° bis 20° ausgezogen; der Auszug wird nach dem Absetzen filtrirt.

Zur Herstellung des blauen Lackmuspapieres wird obige Lösung tropfenweise mit so viel verdünnter Schwefelsäure in der Siedehitze versetzt, bis eine Probe derselben, nach Zusatz von etwa 100 Raumtheilen Wasser, nur noch violettblau gefärbt wird. Mit der auf diese Weise neutralisirten Lackmuslösung (1 = 10) werden hierauf Streifen von bestem Schreibpapier gefärbt und, vor Licht geschützt, in einem ungeheizten Raume getrocknet.

Das blaue Lackmuspapier soll durch einen Tropfen einer Mischung aus 1 ccm Zehntel-Normal-Salzsäure und 100 ccm Wasser sofort geröthet werden.

Zur Herstellung des rothen Lackmuspapieres wird obige Lackmuslösung noch mit so viel verdünnter Schwefelsäure versetzt, bis eine Probe derselben, nach Zusatz von etwa 100 Raumtheilen Wasser, blaßroth gefärbt ist. Mit der auf diese Weise angesäuerten Lackmuslösung (1 = 10) werden hierauf Streifen von bestem Schreibpapier gefärbt und, vor Licht geschützt, in einem ungeheizten Raume getrocknet.

Das rothe Lackmuspapier soll durch einen Tropfen einer Mischung aus 1 ccm Zehntel-Normal-Kalilauge und 100 ccm Wasser sofort gebläut werden.

Die Lackmuspapiere sind, vor Licht geschützt, in gut verschlossenen Gefäßen aufzubewahren.

Magnesiumsulfatlösung. — Magnesium sulfuricum.

1 Theil Magnesiumsulfat ist in 9 Theilen Wasser zu lösen.

Marmor, gebrannter. — Calcaria usta e marmore.

Natriumacetatlösung. — Natrium aceticum.

1 Theil Natriumacetat ist in 4 Theilen Wasser zu lösen.

Natriumbicarbonatlösung. — Natrium bicarbonicum.

Bei Bedarf ist 1 Theil gepulvertes Natriumbicarbonat unter leichter Bewegung in 19 Theilen Wasser zu lösen.

Natriumbisulfitlösung. — Natrium bisulfurosum.

Sie enthält in 100 Theilen etwa 30 Theile Natriumbisulfit.

Natriumborat. — Borax.

Natriumcarbonatlösung. — Natrium carbonicum.

1 Theil Natriumcarbonat ist in 4 Theilen Wasser zu lösen.

Natriumchloridlösung, Zehntel-Normal-. — Liquor Natrii chlorati volumetricus.

Sie soll 5,85 g Natriumchlorid in 1 Liter enthalten.

Natriumphosphatlösung. — Natrium phosphoricum.

1 Theil Natriumphosphat ist in 19 Theilen Wasser zu lösen.

Natriumsulfitlösung. — Natrium sulfurosum.

Bei Bedarf ist 1 Theil Natriumsulfit in 9 Theilen Wasser zu lösen.

Natriumthiosulfatlösung, Zehntel-Normal-. — Liquor Natrii thiosulfurici volumetricus.

Sie soll 24,832 g Natriumthiosulfat in 1 Liter enthalten.

Natronlauge. — Liquor Natri caustici.

Oxalsäure. — Acidum oxalicum.

Die lufttrockene, beim Erhitzen auf dem Platinbleche ohne Rückstand verdampfende Säure.

Petroleumbenzin. — Benzinum Petrolei.

Phenolphthaleïnlösung. — Solutio Phenolphthaleïni.

Ein Theil Phenolphthaleïn 1
  wird in
Neunundneunzig Theilen verdünntem Weingeist 99
  gelöst.

Die Lösung soll farblos sein.

Platinchloridlösung. — Platinum chloratum.

    1 Theil Platinchlorid-Chlorwasserstoff ist in 19 Theilen Wasser zu lösen.

Quecksilberchloridlösung. — Hydrargyrum bichloratum.

    1 Theil Quecksilberchlorid ist in 19 Theilen Wasser zu lösen.

Quecksilberchloridlösung, weingeistige. — Liquor Hydrargyri bichlorati spirituosus volumetricus.

    30 g Quecksilberchlorid sind in 500 ccm Weingeist zu lösen.

Rosolsäurelösung. — Solutio Acidi rosolici.

    1 Theil Rosolsäure ist in 100 Theilen Weingeist zu lösen.

Salpetersäure. — Acidum nitricum.

Salpetersäure, rauchende. — Acidum nitricum fumans.

Salpetersäure, rohe. — Acidum nitricum crudum.

Salpetersäure, verdünnte. — Acidum nitricum dilutum.

    Bei Bedarf durch Verdünnung von 1 Theile Salpetersäure mit 1 Theile Wasser zu bereiten.

Salzsäure. — Acidum hydrochloricum.

Salzsäure, Normal-. — Acidum hydrochloricum volumetricum.

    Sie soll 36,46 g Chlorwasserstoff in 1 Liter enthalten.

Salzsäure, Halb-Normal-. — Acidum hydrochloricum volumetricum $^1/_2$ normale.

    Sie soll 18,23 g Chlorwasserstoff in 1 Liter enthalten.

Salzsäure, Zehntel-Normal-. — Acidum hydrochloricum volumetricum $^1/_{10}$ normale.

    Sie soll 3,646 g Chlorwasserstoff in 1 Liter enthalten. Bei Bedarf durch Mischen von 10 ccm Normal-Salzsäure und 90 ccm Wasser zu bereiten.

Salzsäure, Hundertel-Normal-. — Acidum hydrochloricum volumetricum $^1/_{100}$ normale.

Sie soll 0,3646 g Chlorwasserstoff in 1 Liter enthalten. Bei Bedarf durch Mischen von 10 ccm Zehntel-Normal-Salzsäure und 90 ccm Wasser zu bereiten.

Salzsäure, rauchende. — Acidum hydrochloricum fumans.

Farblose, rauchende Flüssigkeit, welche bezüglich der Reinheit der Salzsäure entsprechen soll. Spez. Gewicht 1,190.

Schwefelkohlenstoff. — Carboneum sulfuratum.

Farblose, flüchtige, neutrale Flüssigkeit. Siedepunkt 46°. Spez. Gewicht 1,272.

Schwefelsäure. — Acidum sulfuricum.

Schwefelsäure, verdünnte. — Acidum sulfuricum dilutum.

Schwefelwasserstoffwasser, gesättigtes. — Aqua hydrosulfurata saturata.

Schweflige Säure. — Acidum sulfurosum.

Bei Bedarf durch Ansäuern einer frisch bereiteten Lösung von Natriumsulfit (1 = 10) mit verdünnter Schwefelsäure zu bereiten.

Silbernitratlösung. — Argentum nitricum.

1 Theil Silbernitrat ist in 19 Theilen Wasser zu lösen.

Silbernitratlösung, Zehntel-Normal-. — Liquor Argenti nitrici volumetricus.

Sie soll 16,997 g Silbernitrat in 1 Liter enthalten.

Stärkelösung. — Solutio Amyli.

Bei Bedarf durch Schütteln eines Stückchens weißer Oblate mit heißem Wasser und Filtriren zu bereiten.

Weingeist. — Spiritus.

Weinsäurelösung. — Acidum tartaricum.

Bei Bedarf ist 1 Theil Weinsäure in 4 Theilen Wasser zu lösen.

Zink. — Zincum.

Zinkfeile. — Zincum raspatum.

Zinn. — Stannum.

    Es ist bleifreies Blattzinn anzuwenden.

Zinnchlorürlösung. — Solutio Stanni chlorati.

    Fünf Theile krystallisirtes Zinnchlorür 5
        werden mit

    Einem Theile Salzsäure 1
        zu einem Brei angerührt, und letzterer vollständig
        mit trockenem Chlorwasserstoff gesättigt. Die hier-
        durch erzielte Lösung wird nach dem Absetzen durch
        Asbest filtrirt.

Blaßgelbliche, lichtbrechende, stark rauchende Flüssigkeit. Spez. Gewicht mindestens 1,900.

    Mit 10 Raumtheilen Weingeist vermischt, soll die Zinnchlorürlösung auch nach Verlauf einer Stunde nicht getrübt werden. Baryumchloridlösung (1 = 20) soll in der mit 10 Raumtheilen Wasser verdünnten Zinnchlorürlösung auch nach Verlauf von 10 Minuten eine Trübung nicht hervorrufen.

    Die Zinnchlorürlösung soll in kleinen, mit Glasstopfen verschlossenen, möglichst angefüllten Flaschen aufbewahrt werden.

Wiederholung nach der Reihenfolge der lateinischen Namen.

Acidum aceticum. — Essigsäure.

Acidum aceticum dilutum. — Essigsäure, verdünnte.

Acidum carbolicum. — Karbolsäurelösung.

427

Acidum chromicum. — Chromsäurelösung.
Acidum hydrochloricum. — Salzsäure.
Acidum hydrochloricum fumans. — Salzsäure, rauchende.
Acidum hydrochloricum volumetricum. — Salzsäure, Normal-.
Acidum hydrochloricum volumetricum $1/2$ normale. — Salzsäure, Halb-Normal-.
Acidum hydrochloricum volumetricum $1/10$ normale. — Salzsäure, Zehntel-Normal-.
Acidum hydrochloricum volumetricum $1/100$ normale. — Salzsäure, Hundertel-Normal-.
Acidum nitricum. — Salpetersäure.
Acidum nitricum crudum. — Salpetersäure, rohe.
Acidum nitricum dilutum. — Salpetersäure, verdünnte.
Acidum nitricum fumans. — Salpetersäure, rauchende.
Acidum oxalicum. — Oxalsäure.
Acidum sulfuricum. — Schwefelsäure.
Acidum sulfuricum dilutum. — Schwefelsäure, verdünnte.
Acidum sulfurosum. — Schweflige Säure.
Acidum tannicum. — Gerbsäurelösung.
Acidum tartaricum. — Weinsäurelösung.
Aether. — Aether.
Alcohol absolutus. — Alkohol, absoluter.
Alcohol amylicus. — Amylalkohol.
Ammonium carbonicum. — Ammoniumcarbonatlösung.
Ammonium chloratum. — Ammoniumchloridlösung.
Ammonium oxalicum. — Ammoniumoxalatlösung.
Aqua Barytae. — Barytwasser.
Aqua bromata. — Bromwasser.
Aqua Calcariae. — Kalkwasser.

Aqua chlorata. — Chlorwasser.
Aqua hydrosulfurata saturata. — Schwefelwasserstoffwasser, gesättigtes.
Aqua Jodi. — Jodwasser.
Argentum nitricum. — Silbernitratlösung.
Baryum nitricum. — Baryumnitratlösung.
Benzinum Petrolei. — Petroleumbenzin.
Benzolum. — Benzol.
Borax. — Natriumborat.
Bromum. — Brom.
Calcaria chlorata. — Chlorkalklösung.
Calcaria hydrica. — Kalkhydrat.
Calcaria usta e marmore. — Gebrannter Marmor.
Calcium carbonicum. — Calciumcarbonat.
Calcium chloratum. — Calciumchloridlösung.
Calcium sulfuricum. — Calciumsulfatlösung.
Carboneum sulfuratum. — Schwefelkohlenstoff.
Charta exploratoria caerulea. — Lackmuspapier, blaues.
Charta exploratoria lutea. — Kurkumapapier.
Charta exploratoria rubra. — Lackmuspapier, rothes.
Chloroformium. — Chloroform.
Collodium. — Kollodium.
Eosinum jodatum. — Jodeosin.
Ferrum pulveratum. — Eisen.
Ferrum sulfuricum. — Ferrosulfatlösung.
Ferrum sulfuricum oxydatum ammoniatum. — Ferri-ammoniumsulfatlösung.
Glycerinum. — Glycerin.
Haematoxylinum. — Hämatoxylin.
Hydrargyrum bichloratum. — Quecksilberchloridlösung.

429

Kalium chromicum flavum. — Kaliumchromatlösung.
Kalium dichromicum. — Kaliumbichromatlösung.
Kalium ferricyanatum. — Kaliumferricyaniblösung.
Kalium ferrocyanatum. — Kaliumferrocyaniblösung.
Kalium jodatum. — Kaliumjobiblösung.
Kalium permanganicum. — Kaliumpermanganatlösung.
Liquor Ammonii caustici. — Ammoniakflüssigkeit.
Liquor Ammonii rhodanati volumetricus. — Ammoniumrhodaniblösung, Zehntel-Normal-.
Liquor Amyli cum Zinco jodato. — Jodzinkstärkelösung.
Liquor Argenti nitrici volumetricus. — Silbernitratlösung, Zehntel-Normal-.
Liquor Ferri sesquichlorati. — Eisenchloriblösung.
Liquor Hydrargyri bichlorati spirituosus volumetricus. — Weingeistige Quecksilberchloriblösung.
Liquor Jodi spirituosus volumetricus. — Weingeistige Joblösung.
Liquor Jodi volumetricus. — Joblösung, Zehntel-Normal-.
Liquor Kali caustici. — Kalilauge.
Liquor Kali caustici spirituosus. — Kalilauge, weingeistige.
Liquor Kali caustici spirituosus volumetricus $^1/_2$ normalis. — Kalilauge, weingeistige, Halb-Normal-.
Liquor Kali caustici volumetricus. — Kalilauge, Normal-.
Liquor Kali caustici volumetricus $^1/_{10}$ normalis. — Kalilauge, Zehntel-Normal-.
Liquor Kali caustici volumetricus $^1/_{100}$ normalis. — Kalilauge, Hundertel-Normal-.
Liquor Kalii acetici. — Kaliumacetatlösung.
Liquor Kalii carbonici. — Kaliumcarbonatlösung.
Liquor Natri caustici. — Natronlauge.

Liquor Natrii chlorati volumetricus. — Natriumchloridlösung, Zehntel-Normal-.

Liquor Natrii thiosulfurici volumetricus. — Natriumthiosulfatlösung, Zehntel-Normal-.

Liquor Plumbi subacetici. — Bleiessig.

Magnesium sulfuricum. — Magnesiumsulfatlösung.

Manganum hyperoxydatum nativum. — Braunstein.

Natrium aceticum. — Natriumacetatlösung.

Natrium bicarbonicum. — Natriumbicarbonatlösung.

Natrium bisulfurosum. — Natriumbisulfitlösung.

Natrium carbonicum. — Natriumcarbonatlösung.

Natrium phosphoricum. — Natriumphosphatlösung.

Natrium sulfurosum. — Natriumsulfitlösung.

Natron causticum fusum. — Aetznatron.

Platinum chloratum. — Platinchloridlösung.

Plumbum aceticum. — Bleiacetatlösung.

Solutio Acidi rosolici. — Rosolsäurelösung.

Solutio Amyli. — Stärkelösung.

Solutio Cupri tartarici natronata. — Kupfertartratlösung, alkalische.

Solutio Eosini jodati. — Jodeosinlösung.

Solutio Jodi. — Jodlösung.

Solutio Phenolphthaleïni. — Phenolphtaleinlösung.

Solutio Stanni chlorati. — Zinnchlorürlösung.

Spiritus. — Weingeist.

Stannum. — Zinn.

Tinctura Curcumae. — Kurkumatinktur.

Zincum. — Zink.

Zincum raspatum. — Zinkfeile.

Anlage II.

Tabelle A

enthaltend

die größten Gaben (Maximaldosen) der Arzneimittel **für einen erwachsenen Menschen.**

Der Apotheker darf eine Arznei zum innerlichen Gebrauche, welche eines der untenstehenden Mittel in größerer als der hier bezeichneten Gabe enthält, nur dann abgeben, wenn die größere Gabe durch ein Ausrufungszeichen (!) seitens des Arztes besonders hervorgehoben worden ist. Dies gilt auch für die Verordnung eines der genannten Mittel in der Form des Klystiers oder des Suppositoriums.

	Größte Einzelgabe Gramm.	Größte Tagesgabe Gramm.
Acetanilidum	0,5	1,5
Acidum arsenicosum	0,005	0,015
Acidum carbolicum	0,1	0,3
Agaricinum	0,1	—
Amylenum hydratum	4,0	8,0
Apomorphinum hydrochloricum	0,02	0,06
Aqua Amygdalarum amararum	2,0	6,0
Argentum nitricum	0,03	0,1
Atropinum sulfuricum	0,001	0,003
Bromoformium	0,5	1,5
Cantharides	0,05	0,15

	Größte Einzelgabe Gramm.	Größte Tagesgabe Gramm.
Chloralum formamidatum	4,0	8,0
Chloralum hydratum	3,0	6,0
Chloroformium	0,5	1,5
Cocaïnum hydrochloricum	0,05	0,15
Codeïnum phosphoricum	0,1	0,3
Coffeïno-Natrium salicylicum	1,0	3,0
Coffeïnum	0,5	1,5
Cuprum sulfuricum	1,0	—
Extractum Belladonnae	0,05	0,15
Extractum Colocynthidis	0,05	0,15
Extractum Hyoscyami	0,1	0,3
Extractum Opii	0,15	0,5
Extractum Strychni	0,05	0,1
Folia Belladonnae	0,2	0,6
Folia Digitalis	0,2	1,0
Folia Stramonii	0,2	0,6
Fructus Colocynthidis	0,3	1,0
Gutti	0,3	1,0
Herba Conii	0,2	0,6
Herba Hyoscyami	0,4	1,2
Herba Lobeliae	0,1	0,3
Homatropinum hydrobromicum	0,001	0,003
Hydrargyrum bichloratum	0,02	0,06
Hydrargyrum bijodatum	0,02	0,06
Hydrargyrum cyanatum	0,02	0,06
Hydrargyrum oxydatum	0,02	0,06

	Größte Einzelgabe	Größte Tagesgabe
	Gramm.	Gramm.
Hydrargyrum oxydatum via hum. par.	0,02	0,06
Hydrargyrum salicylicum	0,02	—
Hydrastininum hydrochloricum.......	0,03	0,1
Jodoformium	0,2	0,6
Jodum	0,02	0,06
Kreosotum	0,5	1,5
Liquor Kalii arsenicosi	0,5	1,5
Methylsulfonalum	2,0	4,0
Morphinum hydrochloricum	0,03	0,1
Oleum Crotonis...................	0,05	0,15
Opium	0,15	0,5
Paraldehydum	5,0	10,0
Phenacetinum	1,0	3,0
Phosphorus	0,001	0,003
Physostigminum salicylicum	0,001	0,003
Pilocarpinum hydrochloricum	0,02	0,04
Plumbum aceticum	0,1	0,3
Podophyllinum	0,1	0,3
Pulvis Ipecacuanhae opiatus	1,5	5,0
Santoninum	0,1	0,3
Scopolaminum hydrobromicum.......	0,001	0,003
Semen Strychni...................	0,1	0,2
Strychninum nitricum..............	0,01	0,02
Sulfonalum	2,0	4,0
Tartarus stibiatus	0,2	0,6
Theobrominum natrio-salicylicum	1,0	6,0

	Größte Einzelgabe	Größte Tagesgabe
	Gramm.	Gramm.
Tinctura Aconiti	0,5	1,5
Tinctura Cantharidum	0,5	1,5
Tinctura Colchici	2,0	6,0
Tinctura Colocynthidis	1,0	3,0
Tinctura Digitalis	1,5	5,0
Tinctura Jodi	0,2	0,6
Tinctura Lobeliae	1,0	3,0
Tinctura Opii crocata	1,5	5,0
Tinctura Opii simplex	1,5	5,0
Tinctura Strophanthi	0,5	1,5
Tinctura Strychni	1,0	2,0
Tubera Aconiti	0,1	0,3
Veratrinum	0,005	0,015
Vinum Colchici	2,0	6,0
Zincum sulfuricum	1,0	—

Anlage III.

Tabelle B

enthaltend

die gewöhnlich Gifte genannten Arzneimittel, welche unter Verschluß und **sehr vorsichtig** aufzubewahren sind.

Acidum arsenicosum
Atropinum sulfuricum
Homatropinum hydrobromicum
Hydrargyrum bichloratum
Hydrargyrum bijodatum
Hydrargyrum cyanatum
Hydrargyrum oxydatum
Hydrargyrum oxydatum via humida paratum
Hydrargyrum praecipitatum album

Hydrargyrum salicylicum
Liquor Kalii arsenicosi
Pastilli Hydrargyri bichlorati
Phosphorus
Physostigminum salicylicum
Physostigminum sulfuricum
Scopolaminum hydrobromicum
Strychninum nitricum
Veratrinum.

Wiederholung nach der Reihenfolge der deutschen Namen.

Arsenige Säure.............. Acidum arsenicosum
Atropinsulfat................ Atropinum sulfuricum
Fowler'sche Lösung .... Liquor Kalii arsenicosi
Homatropinhydrobromid .... Homatropinum hydrobromicum

Phosphor	Phosphorus
Physostigminsalicylat	Physostigminum salicylicum
Physostigminsulfat	Physostigminum sulfuricum
Quecksilberchlorid	Hydrargyrum bichloratum
Quecksilbercyanid	Hydrargyrum cyanatum
Quecksilberjodid	Hydrargyrum bijodatum
Quecksilberoxyd	Hydrargyrum oxydatum
Quecksilberoxyd, gelbes	Hydrargyrum oxydatum via humida paratum
Quecksilberpräcipitat, weißer	Hydrargyrum praecipitatum album
Quecksilbersalicylat	Hydrargyrum salicylicum
Skopolaminhydrobromid	Scopolaminum hydrobromicum
Strychninnitrat	Strychninum nitricum
Sublimatpastillen	Pastilli Hydrargyri bichlorati
Veratrin	Veratrinum.

Anlage IV.

Tabelle C

enthaltend

diejenigen Arzneimittel, welche von den übrigen getrennt und **vorsichtig** aufzubewahren sind.

Acetanilidum	Bromoformium
Acidum carbolicum	Bromum
Acidum carbolicum liquefactum	Cantharides
Acidum chromicum	Cerussa
Acidum hydrobromicum	Chloralum formamidatum
Acidum hydrochloricum	Chloralum hydratum
Acidum nitricum	Chloroformium
Acidum nitricum crudum	Cocaïnum hydrochloricum
Acidum nitricum fumans	Codeïnum phosphoricum
Acidum sulfuricum	Coffeïno-Natrium salicylicum
Acidum sulfuricum crudum	Coffeïnum
Acidum trichloraceticum	Collodium cantharidatum
Agaricinum	Cuprum aluminatum
Amylenum hydratum	Cuprum sulfuricum
Amylium nitrosum	Cuprum sulfuricum crudum
Apomorphinum hydrochloricum	Euphorbium
	Extractum Belladonnae
Aqua Amygdalarum amararum	Extractum Colocynthidis
Argentum nitricum	Extractum Hyoscyami
Argentum nitricum cum Kalio nitrico	Extractum Opii
	Extractum Strychni
Baryum chloratum	Folia Belladonnae

Folia Digitalis
Folia Stramonii
Formaldehydum solutum
Fructus Colocynthidis
Gutti
Herba Conii
Herba Hyoscyami
Herba Lobeliae
Hydrargyrum chloratum
Hydrargyrum chloratum vapore paratum
Hydrastininum hydrochloricum
Jodoformium
Jodum
Kali causticum fusum
Kalium dichromicum
Kalium jodatum
Kreosotum
Liquor Kali caustici
Liquor Natri caustici
Liquor Plumbi subacetici
Lithargyrum
Methylsulfonalum
Minium
Morphinum hydrochloricum
Natrium jodatum
Oleum Crotonis
Oleum Sinapis
Opium
Paraldehydum
Phenacetinum
Pilocarpinum hydrochloricum
Plumbum aceticum
Plumbum aceticum crudum

Podophyllinum
Pulvis Ipecacuanhae opiatus
Radix Ipecacuanhae
Resina Jalapae
Rhizoma Veratri
Santoninum
Semen Colchici
Semen Strophanthi
Semen Strychni
Sulfonalum
Tartarus stibiatus
Theobrominum natrio-salicylicum
Tinctura Aconiti
Tinctura Cantharidum
Tinctura Colchici
Tinctura Colocynthidis
Tinctura Digitalis
Tinctura Jodi
Tinctura Lobeliae
Tinctura Opii benzoïca
Tinctura Opii crocata
Tinctura Opii simplex
Tinctura Strophanthi
Tinctura Strychni
Tinctura Veratri
Tubera Aconiti
Tubera Jalapae
Vinum Colchici
Vinum Ipecacuanhae
Vinum stibiatum
Zincum aceticum
Zincum chloratum
Zincum sulfuricum.

Wiederholung nach der Reihenfolge der deutschen Namen.

Agaricin	Agaricinum
Akonitknollen	Tubera Aconiti
Akonittinktur	Tinctura Aconiti
Amylenhydrat	Amylenum hydratum
Amylnitrit	Amylium nitrosum
Antifebrin	Acetanilidum
Apomorphinhydrochlorid	Apomorphinum hydrochloricum
Baryumchlorid	Baryum chloratum
Belladonnablätter	Folia Belladonnae
Belladonnaextrakt	Extractum Belladonnae
Bilsenkrautblätter	Herba Hyoscyami
Bilsenkrautextrakt	Extractum Hyoscyami
Bittermandelwasser	Aqua Amygdalarum amararum
Bleiacetat	Plumbum aceticum
Bleiacetat, rohes	Plumbum aceticum crudum
Bleiessig	Liquor Plumbi subacetici
Bleiglätte	Lithargyrum
Bleiweiß	Cerussa
Brechnuß	Semen Strychni
Brechnußextrakt	Extractum Strychni
Brechnußtinktur	Tinctura Strychni
Brechwein	Vinum stibiatum
Brechweinstein	Tartarus stibiatus
Brechwurzel	Radix Ipecacuanhae
Brechwurzelwein	Vinum Ipecacuanhae
Brom	Bromum
Bromoform	Bromoformium
Bromwasserstoffsäure	Acidum hydrobromicum
Chloralformamid	Chloralum formamidatum
Chloralhydrat	Chloralum hydratum

Chloroform	Chloroformium
Chromsäure	Acidum chromicum
Cocainhydrochlorid	Cocaïnum hydrochloricum
Dover'sches Pulver	Pulvis Ipecacuanhae opiatus
Euphorbium	Euphorbium
Fingerhutblätter	Folia Digitalis
Fingerhuttinktur	Tinctura Digitalis
Formaldehydlösung	Formaldehydum solutum
Gummigutt	Gutti
Hydrastininhydrochlorid	Hydrastininum hydrochloricum
Jalapenharz	Resina Jalapae
Jalapenwurzel	Tubera Jalapae
Jod	Jodum
Jodoform	Jodoformium
Jodtinktur	Tinctura Jodi
Kalilauge	Liquor Kali caustici
Kaliumbichromat	Kalium dichromicum
Kaliumhydroxyd	Kali causticum fusum
Kaliumjodid	Kalium jodatum
Karbolsäure	Acidum carbolicum
Karbolsäure, verflüssigte	Acidum carbolicum liquefactum
Kodeinphosphat	Codeïnum phosphoricum
Koffein	Coffeïnum
Koffein-Natriumsalicylat	Coffeïno-Natrium salicylicum
Koloquinthen	Fructus Colocynthidis
Koloquinthenextrakt	Extractum Colocynthidis
Koloquinthentinktur	Tinctura Colocynthidis
Kreosot	Kreosotum
Krotonöl	Oleum Crotonis
Kupferalaun	Cuprum aluminatum
Kupfersulfat	Cuprum sulfuricum
Kupfersulfat, rohes	Cuprum sulfuricum crudum
Lobelienkraut	Herba Lobeliae
Lobelientinktur	Tinctura Lobeliae
Mennige	Minium

Methylsulfonal	Methylsulfonalum
Morphinhydrochlorid	Morphinum hydrochloricum
Natriumjodid............. .	Natrium jodatum
Natronlauge	Liquor Natri caustici
Nieswurzeltinktur......... ...	Tinctura Veratri
Nieswurzel, weiße	Rhizoma Veratri
Opium................	Opium
Opiumextrakt........... .	Extractum Opii
Opiumtinktur, benzoesäurehaltige.	Tinctura Opii benzoïca
Opiumtinktur, einfache	Tinctura Opii simplex
Opiumtinktur, safranhaltige	Tinctura Opii crocata
Paraldehyd	Paraldehydum
Phenacetin	Phenacetinum
Pilokarpinhydrochlorid	Pilocarpinum hydrochloricum
Podophyllin	Podophyllinum
Quecksilberchlorür............	Hydrargyrum chloratum
Quecksilberchlorür, durch Dampf bereitetes	Hydrargyrum chloratum vapore paratum
Salpetersäure	Acidum nitricum
Salpetersäure, rauchende.......	Acidum nitricum fumans
Salpetersäure, rohe	Acidum nitricum crudum
Salzsäure	Acidum hydrochloricum
Santonin	Santoninum
Schierling	Herba Conii
Schwefelsäure	Acidum sulfuricum
Schwefelsäure, rohe	Acidum sulfuricum crudum
Senföl....................	Oleum Sinapis
Silbernitrat.................	Argentum nitricum
Silbernitrat, salpeterhaltiges ...	Argentum nitricum cum Kalio nitrico
Spanische Fliegen	Cantharides
Spanischfliegen-Kollodium	Collodium cantharidatum
Spanischfliegentinktur	Tinctura Cantharidum
Stechapfelblätter	Folia Stramonii

Strophanthussamen	Semen Strophanthi
Strophanthustinktur	Tinctura Strophanthi
Sulfonal	Sulfonalum
Theobrominnatriosalicylat	Theobrominum natrio-salicylicum
Trichloressigsäure	Acidum trichloraceticum
Zeitlosensamen	Semen Colchici
Zeitlosentinktur	Tinctura Colchici
Zeitlosenwein	Vinum Colchici
Zinkacetat	Zincum aceticum
Zinkchlorid	Zincum chloratum
Zinksulfat	Zincum sulfuricum.

Anlage V.

Verzeichniß

der

Atomgewichte derjenigen Elemente, welche für das Deutsche Arzneibuch in Betracht kommen.

Aluminium. — Aluminium	Al	27,1
Antimon. — Stibium	Sb	120,0
Arsen. — Arsenum	As	75,0
Baryum. — Baryum	Ba	137,4
Blei. — Plumbum	Pb	206,9
Bor. — Borum	B	11,0
Brom. — Bromum	Br	79,96
Calcium. — Calcium	Ca	40,0
Chlor. — Chlorum	Cl	35,45
Chrom. — Chromum	Cr	52,1
Eisen. — Ferrum	Fe	56,0
Jod. — Jodum	J	126,85
Kalium. — Kalium	K	39,15
Kohlenstoff. — Carboneum	C	12,00
Kupfer. — Cuprum	Cu	63,6
Lithium. — Lithium	Li	7,03
Magnesium. — Magnesium	Mg	24,36
Mangan. — Manganum	Mn	55,0

Natrium. — Natrium	Na	23,05
Phosphor. — Phosphorus...........	P	31,0
Platin. — Platinum	Pt	194,8
Quecksilber. — Hydrargyrum	Hg	200,3
Sauerstoff. — Oxygenium	O	16,0
Schwefel. — Sulfur	S	32,06
Silber. — Argentum	Ag	107,93
Silicium. — Silicium	Si	28,4
Stickstoff. — Nitrogenium	N	14,04
Wasserstoff. — Hydrogenium.........	H	1,01
Wismut. — Bismutum	Bi	208,5
Zink. — Zincum	Zn	65,4
Zinn. — Stannum	Sn	118,5

Anlage VI.

Uebersicht

über

die zwischen + 12° und 25° eintretenden Veränderungen der bei den Revisionen der Apotheken festzustellenden spezifischen Gewichte von Flüssigkeiten.

Bei denjenigen Flüssigkeiten, deren spez. Gewicht bei + 15° nicht auf eine einzige Zahl beschränkt ist, sondern sich innerhalb gewisser Grenzen bewegen darf, ist eine Schwankung in gleicher Höhe bei jedem einzelnen Wärmegrade zwischen + 12° bis + 25° gestattet.

	15°	12°	13°	14°	15°
Acidum aceticum dilutum..	**1,041**	1,042	1,042	1,041	1,041
Acidum hydrobromicum ..	**1,208**	1,209	1,209	1,208	1,208
Acidum hydrochloricum ..	**1,124**	1,125	1,125	1,124	1,124
Acidum nitricum........	**1,153**	1,155	1,154	1,153	1,153
Acidum phosphoricum....	**1,154**	1,155	1,155	1,154	1,154
Acidum sulfuricum	**1,836—1,840**	1,841	1,840	1,839	1,838
Acidum sulfuricum dilutum	**1,110—1,114**	1,114	1,113	1,113	1,112
Aether................	**0,720**	0,722	0,721	0,721	0,720
Aether aceticus.........	**0,900—0,904**	0,904	0,904	0,903	0,902
Aether bromatus........	**1,453—1,457**	1,460	1,458	1,457	1,455
Alcohol absolutus.......	**0,796—0,800**	0,801	0,801	0,800	0,800
Chloroformium	**1,485—1,489**	1,492	1,490	1,489	1,487
Glycerinum	**1,225—1,235**	1,232	1,231	1,230	1,230
Liquor Aluminii acetici ...	**1,044—1,048**	1,046	1,046	1,046	1,045
Liquor Ammonii acetici ...	**1,032—1,034**	1,034	1,034	1,033	1,033
Liquor Ammonii caustici ..	**0,960**	0,961	0,961	0,960	0,960
Liquor Ferri sesquichlorati	**1,280—1,282**	1,283	1,282	1,282	1,281
Liquor Kali caustici	**1,138—1,140**	1,141	1,141	1,140	1,140
Liquor Kalii acetici......	**1,176—1,180**	1,179	1,179	1,178	1,178
Liquor Kalii carbonici....	**1,330—1,334**	1,333	1,333	1,332	1,332
Liquor Natri caustici.....	**1,168—1,172**	1,171	1,171	1,170	1,170
Liquor Plumbi subacetici..	**1,235—1,240**	1,239	1,239	1,238	1,238
Mixtura sulfurica acida ...	**0,990—1,002**	0,998	0,998	0,997	0,996
Spiritus	**0,830—0,834**	0,834	0,834	0,833	0,832
Spiritus aethereus.......	**0,805—0,809**	0,809	0,809	0,808	0,807
Spiritus Aetheris nitrosi ..	**0,840—0,850**	0,847	0,846	0,846	0,845
Spiritus dilutus.........	**0,892—0,896**	0,896	0,896	0,895	0,894
Tinctura Opii crocata	**0,980—0,984**	0,983	0,983	0,982	0,982
Tinctura Opii simplex....	**0,974—0,978**	0,978	0,977	0,976	0,976

16°	17°	18°	19°	20°	21°	22°	23°	24°	25°
1,040	1,040	1,039	1,039	1,038	1,038	1,037	1,037	1,036	1,036
1,208	1,207	1,207	1,206	1,206	1,205	1,205	1,204	1,204	1,203
1,124	1,123	1,123	1,122	1,122	1,122	1,121	1,121	1,120	1,120
1,152	1,151	1,151	1,150	1,149	1,149	1,148	1,147	1,147	1,146
1,154	1,153	1,153	1,153	1,152	1,152	1,152	1,151	1,151	1,151
1,837	1,836	1,835	1,834	1,833	1,832	1,830	1,829	1,828	1,827
1,112	1,111	1,111	1,110	1,110	1,109	1,109	1,108	1,108	1,107
0,719	0,718	0,717	0,716	0,715	0,713	0,712	0,711	0,710	0,709
0,901	0,900	0,900	0,899	0,898	0,897	0,896	0,896	0,895	0,894
1,453	1,451	1,449	1,447	1,445	1,443	1,441	1,439	1,437	1,435
0,799	0,798	0,797	0,796	0,796	0,795	0,794	0,794	0,793	0,792
1,485	1,483	1,481	1,479	1,477	1,475	1,473	1,472	1,470	1,469
1,229	1,229	1,228	1,228	1,227	1,227	1,226	1,225	1,225	1,224
1,045	1,045	1,044	1,044	1,044	1,044	1,043	1,043	1,043	1,043
1,033	1,033	1,032	1,032	1,032	1,032	1,031	1,031	1,031	1,031
0,960	0,959	0,959	0,959	0,959	0,958	0,958	0,958	0,958	0,957
1,281	1,280	1,280	1,280	1,279	1,279	1,279	1,278	1,278	1,278
1,139	1,139	1,139	1,138	1,138	1,137	1,137	1,137	1,136	1,136
1,178	1,177	1,177	1,176	1,176	1,176	1,175	1,175	1,174	1,174
1,332	1,331	1,331	1,330	1,330	1,330	1,329	1,329	1,328	1,328
1,169	1,169	1,168	1,168	1,167	1,167	1,166	1,166	1,165	1,165
1,238	1,237	1,237	1,236	1,236	1,236	1,235	1,235	1,234	1,234
0,996	0,995	0,994	0,993	0,992	0,991	0,990	0,990	0,989	0,988
0,831	0,830	0,830	0,829	0,828	0,827	0,826	0,826	0,825	0,824
0,806	0,805	0,804	0,803	0,803	0,802	0,801	0,801	0,800	0,799
0,844	0,844	0,843	0,842	0,841	0,840	0,839	0,838	0,837	0,836
0,893	0,893	0,892	0,891	0,890	0,889	0,888	0,887	0,887	0,886
0,981	0,981	0,980	0,980	0,979	0,979	0,978	0,977	0,977	0,976
0,975	0,975	0,974	0,974	0,973	0,973	0,972	0,972	0,971	0,971

Anlage VII.

Verzeichniß

der

neben den amtlichen sonst noch gebräuchlichen Namen der Arzneimittel.

(C vergl. auch K und umgekehrt.)

Abführlatwerge, auch -mus	Electuarium e Senna
» pillen	Pilulae Jalapae
Absynth	Herba Absinthii
Acetphenetidin	Phenacetinum
Acetylsäure	Acidum aceticum
Acetum anglicum, auch berolinense	Acetum aromaticum
» concentratissimum	Acidum aceticum
» concentratum	» » dilutum
» crudum	Acetum
» crystallisabile	Acidum aceticum
» glaciale	»
» Lignorum	Acetum pyrolignosum
» Lithargyri	Liquor Plumbi subacetici
» pestilenziale	Acetum aromaticum
» Plumbi, auch plumbicum	Liquor Plumbi subacetici
» pyroxylicum	Acetum pyrolignosum
» quatuorlatronum	» aromaticum
» radicale	Acidum aceticum
» Saturni, auch saturninum	Liquor Plumbi subacetici
» scilliticum, auch Squillae	Acetum Scillae
Acidum aceticum concentratum, auch glaciale	Acidum aceticum
» » trichloratum	» trichloraceticum
» arseniciosum	» arsenicosum
» azoticum	» nitricum
» benzoïcum sublimatum, auch benzoylicum sublimatum	» benzoïcum
» boracicum	» boricum
» bromhydricum	» hydrobromicum
» carbolicum crystallisatum	» carbolicum
» chlorhydricum	» hydrochloricum

Acidum chrysophanicum crudum............	Chrysarobinum
» cressylicum (crudum)..............	Cresolum crudum
» Formicarum, auch formylicum	Acidum formicicum
» gallo-tannicum...................	» tannicum
» hydrobromatum...................	» hydrobromicum
» hydrochloratum...................	» hydrochloricum
» muriaticum.......................	» »
» » oxygenatum...........	Aqua chlorata
» nitricum dulcificatum, auch nitricum vinosum......................	Spiritus Aetheris nitrosi
» nitroso-nitricum	Acidum nitricum fumans
» phenicum, auch phenylicum........	» carbolicum
» pyrogallicum	Pyrogallolum
» pyrolignosum, auch pyroxylicum....	Acetum pyrolignosum
» santonicum......................	Santoninum
» spiricum, auch spiroylicum	Acidum salicylicum
» sulfuricum anglicum..............	» sulfuricum crudum
» » purum, auch sulfuricum rectificatum..........	» sulfuricum
» tannicum crystallisatum	» tannicum
» Tartari.........................	» tartaricum
» Vitrioli dulcificatum	Spiritus aethereus
» » purum	Acidum sulfuricum
» » vinosum	Spiritus aethereus
Aderlattigblätter	Folia Farfarae
» veilchen.............................	Herba Violae tricoloris
Adeps	Adeps suillus
» balsamicus, auch benzoïnatus	» benzoatus
Aepfeltinktur, eisenhaltige	Tinctura Ferri pomati
Aether aethylo-aceticus	Aether aceticus
» amylo-nitrosus	Amylium nitrosum
» ferratus	Tinctura Ferri chlorati aetherea
» hydrobromicus....................	Aether bromatus
» sulfuricus, auch vitriolatus	Aether
Aethylacetat	» aceticus
» äther	
» alkohol..........................	Spiritus
Aethylidenmilchsäure	Acidum lacticum
Aethyloxyd	Aether
» , essigsaures	» aceticus
Aethylum bromatum	» bromatus
Aetzammoniak, auch Aetzammoniakflüssigkeit	Liquor Ammonii caustici
» kali (geschmolzenes)	Kali causticum fusum
» » lauge.......................	Liquor Kali caustici
» kalk..........................	Calcaria usta
» lauge	Liquor Kali caustici
» natronlauge	» Natri »
» stein, alkalischer................	Kali causticum fusum
» » , blauer	Cuprum sulfuricum
» sublimat	Hydrargyrum bichloratum
Agaricinsäure, auch Agaricussäure	Agaricinum
Agaricus Chirurgorum	Fungus Chirurgorum

Akonitwurzel	Tubera Aconiti
Alaun	Alumen
» , gebrannter.......................	» ustum
» , konzentrirter	Aluminium sulfuricum
Alaunessig	Liquor Aluminii acetici
Album hispanicum.....................	Bismutum subnitricum
Alkali causticum, auch vegetabile causticum.	Kali causticum fusum
Allylsenföl	Oleum Sinapis
Aloë capensis, auch lucida oder socotrina ...	Aloë
Altheeblätter, auch -kraut	Folia Althaeae
» sirup...........................	Sirupus »
» wurzel	Radix »
Alumen concentratum..................	Aluminium sulfuricum
» crudum	Alumen
» exsiccatum	» ustum
Alumina-Kali sulfuricum	»
» sulfurica.....................	Aluminium sulfuricum
Aluminiumessig	Liquor Aluminii acetici
» oxyd, schwefelsaures............	Aluminium sulfuricum
Ambra liquida	Styrax
Ammoniacum (in chemischen Verbindungen) s. Ammonium.	
» causticum solutum..........	Liquor Ammonii caustici
Ammoniak (in chemischen Verbindungen) s. Ammonium.	
Ammoniakflüssigkeit, anisölhaltige	» » anisatus
» , essigsaure.............	» » acetici
» , kaustische	» » caustici
Ammoniakliniment	Linimentum ammoniatum
» , kampherhaltiges	» ammoniato-camphoratum
Ammoniakliquor.......................	Liquor Ammonii caustici
» , anisölhaltiger	» » anisatus
Ammonium-Eisenchlorid	Ammonium chloratum ferratum
» sesquicarbonat	» carbonicum
Ammonium aceticum solutum	Liquor Ammonii acetici
» anisatum »	» » anisatus
» causticum »	» » caustici
» hydrobromicum	Ammonium bromatum
» hydrochlorato- (hydrochloratum) ferratum...................	» chloratum ferratum
» hydrochloricum	» »
» » ferratum	» » ferratum
» muriaticum	» »
» ferruginosum, auch muriaticum martiale............	» » ferratum
» sesquicarbonicum..............	» carbonicum
Amylaether nitrosus	Amylium nitrosum
Amyläther, salpetrigsaurer	» »
Amyle nitrosa, auch Amyloxydum nitrosum .	
Amylum	Amylum Tritici
Analgesin	Pyrazolonum phenyldimethylicum
Anima Rhei	Tinctura Rhei aquosa

Anis, gemeiner	Fructus Anisi
» liquor	Liquor Ammonii anisatus
» öl	Oleum Anisi
Anthodia Cinae	Flores Cinae
Antimonium crudum, auch sulfuratum nigrum	Stibium sulfuratum nigrum
» tartarisatum	Tartarus stibiatus
Antimonoxybkali, weinsaures	
Antimonpentasulfid	Stibium sulfuratum aurantiacum
» trisulfid, rohes	» » nigrum
Antimonylkaliumtartrat	Tartarus stibiatus
Antipyreticum Riedel	Pyrazolonum phenyldimethylicum
Antipyrin	» »
» »Löwenmarke« (auch Dr. Knorrs Antipyrin)	» »
» »Sternmarke«	» »
Aqua Amygdalarum amararum concentrata..	Aqua Amygdalarum amararum
» benedicta (Rulandi)	Vinum stibiatum
» Calcariae ustae, auch Calcis	Aqua Calcariae
» Carmelitorum	Spiritus Melissae compositus
» Chlori	Aqua chlorata
» Cinnamomi spirituosa, auch vinosa..	» Cinnamomi
» fortis	Acidum nitricum
» laxativa Viennensis	Infusum Sennae compositum
» oxymuriatica	Aqua chlorata
» picea	» Picis
» plumbica	» Plumbi
» Rabelli	Mixtura sulfurica acida
» Rosarum	Aqua Rosae
» Saturni, auch saturnina	» Plumbi
Aquila alba	Hydrargyrum chloratum
» Regis	» bichloratum
Araroba, auch Arraroba	Chrysarobinum
Arcanum duplicatum depuratum	Kalium sulfuricum
Argentum nitricum dilutum, auch nitricum mitigatum	Argentum nitricum cum Kalio nitrico
Argilla alba, auch praeparata	Bolus alba
Arnika	Flores, auch Tinctura Arnicae
Arsenicum album	Acidum arsenicosum
Arsenigsäureanhybrid, auch weißer Arsenik, oder Arsentrioxyd	»
Asant, stinkender	Asa foetida
Atropina, auch Atropium (in chemischen Verbindungen)	Atropinum
Augenbalsam, weißer, auch -salbe, weiße	Unguentum Zinci
» nichts	Zincum oxydatum
» » salbe	Unguentum Zinci
» stein, grüner	Cuprum aluminatum
» », weißer	Zincum sulfuricum
Aurantia immatura	Fructus Aurantii immaturi
Aurin, rother	Herba Centaurii
Axungia, auch A. Porci oder porcina ...	Adeps suillus
Baccae Cubebarum	Cubebae

Baccae domesticae	Fructus Rhamni catharticae
» Juniperi	» Juniperi
» Lauri	» Lauri
» Rhamni catharticae, auch Spinae cervinae	» Rhamni catharticae
Bacilli s. Cereoli	
Badeschwefelleber	Kalium sulfuratum
Bärendreck, auch Bärenzucker	Succus Liquiritiae
Bärlapppulver	Lycopodium
Bahiapulver	Chrysarobinum
Baldrianwurzel	Radix Valerianae
Balsam, indischer, auch schwarzer, auch peruanischer	Balsamum peruvianum
Balsamum Copaïbae	» Copaïvae
» de Peru, auch indicum	» peruvianum
» de Tolu	» tolutanum
» Myristicae	» Nucistae
» » expressum	Oleum Nucistae
» Nucistae »	» »
» Opodeldoc	Linimentum saponato-camphoratum
» peruvianum nigrum	Balsamum peruvianum
» Storacis, auch styracinum	Styrax
» terebinthinatum	Unguentum Terebinthinae
» vitae Hoffmanni	Mixtura oleoso-balsamica
Basilikumsalbe	Unguentum basilicum
Baumöl, gemeines, auch grünes	Oleum Olivarum commune
» , gereinigtes, auch Provencer	
Benzinum	Benzinum Petrolei
Benzoeblumen	Acidum benzoïcum
» fett	Adeps benzoatus
» harz	Benzoë
» säure, auch Benzoylsäure, sublimirte . . .	Acidum benzoïcum
Betelnuß	Semen Arecae
Biberklee	Folia Trifolii fibrini
» extrakt	Extractum Trifolii fibrini
Bibernell	Radix Pimpinellae
» essenz	Tinctura »
Bienenwachs	Cera flava
Bilsenkraut	Herba Hyoscyami
Bilsenöl	Oleum Hyoscyami
Bismutum hydrico-nitricum, auch hydriconitricum praecipitatum	Bismutum subnitricum
» nitricum praecipitatum	» »
» salicylicum basicum	» subsalicylicum
Bitterdistel	Herba Cardui benedicti
Bittererde	Magnesia usta
» (in chemischen Verbindungen) s. Magnesium.	
» , basisch kohlensaure	Magnesium carbonicum
Bitterholz	Lignum Quassiae
» mandelwasser, konzentrirtes	Aqua Amygdalarum amararum
Bittersalz	Magnesium sulfuricum
» wurzel	Radix Gentianae

Blasenpflaster............................	Emplastrum Cantharidum ordinarium
„ zug	„ „ „
Blatternsalbe............................	Unguentum Tartari stibiati
Blaustein	Cuprum sulfuricum
Bleiasche	Lithargyrum
„ carbonat, basisches	Cerussa
„ cerat	Unguentum Plumbi
Bleichkalk, auch ·pulver	Calcaria chlorata
Bleiextrakt...............................	Liquor Plumbi subacetici
Bleioxyd	Lithargyrum
„ oxyd, basisch kohlensaures...............	Cerussa
„ „ , essigsaures	Plumbum aceticum
„ „ , rothes	Minium
„ pflaster, einfaches	Emplastrum Lithargyri
„ „ , zusammengesetztes	„ „ compositum
„ roth................................	Minium
„ salbe, Hebra'sche	Unguentum diachylon
„ subacetatlösung	Liquor Plumbi subacetici
„ subcarbonat	Cerussa
„ tannatsalbe	Unguentum Plumbi tannici
„ weißwasser	Aqua Plumbi
„ zucker, reiner	Plumbum aceticum
Blitzpulver................................	Lycopodium
Blumenstaub	„
Blutreinigungsthee	Species Lignorum
„ schwamm	Fungus Chirurgorum
„ wurzel, kanabische	Rhizoma Hydrastis
„ „ extrakt oder ·fluidextrakt...........	Extractum Hydrastis fluidum
Bockstalg................................	Sebum ovile
Boletus Chirurgorum, auch igniarius........	Fungus Chirurgorum
Bolus, weißer............................	Bolus alba
Borax, prismatischer, auch raffinirter........	Borax
„ säure	Acidum boricum
Borsäuresalbe	Unguentum Acidi borici
Brandsalbe	„ Plumbi
Brechnußsamenextrakt, weingeistiges	Extractum Strychni
„ wurzelwein	Vinum Ipecacuanhae
Bromäther, auch Bromäthyl, auch Bromaethylum	Aether bromatus
Bromammonium	Ammonium bromatum
„ kalium, auch Bromkali	Kalium bromatum
„ natrium	Natrium „
„ wasserstoffäther	Aether bromatus
Brunsiliensalbe............................	Unguentum basilicum
Brustelixir, dänisches	Elixir e Succo Liquiritiae
„ pulver, grünes, auch Kurella'sches, oder preußisches	Pulvis Liquiritiae compositus
„ saft, brauner	Sirupus Liquiritiae
„ „ , weißer	„ Althaeae
Buchenholztheerkreosot.....................	Kreosotum
Bulbus Squillae, auch Urgineae	Bulbus Scillae
Butyrum Cacao	Oleum Cacao
„ Zinci	Zincum chloratum

Calcarea, Calcareum, auch Calcaria........	Calcaria usta
Calcaria carbonica praecipitata, auch carbonica pura........................	Calcium carbonicum praecipitatum
» chlorinica, auch hypochlorosa oder oxymuriatica	Calcaria chlorata
» phosphorica....................	Calcium phosphoricum
» soluta	Aqua Calcariae
» subchlorosa	Calcaria chlorata
» sulfurica usta	Calcium sulfuricum ustum
Calciumcarbonat, gefälltes	» carbonicum praecipitatum
» hypochlorit.......................	Calcaria chlorata
» oxyd, kohlensaures, gefälltes	Calcium carbonicum praecipitatum
» » , phosphorsaures	» phosphoricum
» » , schwefelsaures, gebranntes	» sulfuricum ustum
» » , unterchlorigsaures	Calcaria chlorata
» phosphat, gefälltes	Calcium phosphoricum
» sulfat, gebranntes	» sulfuricum ustum
Calcium hypochlorosum	Calcaria chlorata
» oxydatum.......................	» usta
» subchlorosum....................	» chlorata
Calomelas	Hydrargyrum chloratum
» vapore paratum................	» » vapore paratum
Calx chlorata	Calcaria chlorata
» viva	» usta
Cambogium	Gutti
Capita Papaveris immaturi...............	Fructus Papaveris immaturi
Capsulae Papaveris immaturae	» » »
Carbo Ligni praeparatus, auch purus, auch vegetabilis............................	Carbo Ligni pulveratus
Carboneum jodatum	Jodoformium
Cardamomen, auch kleine	Fructus Cardamomi
Cardamomum malabaricum, auch minus.....	» »
Carragaheen	Carrageen
Carvolum	Oleum Carvi
Caryophylli aromatici	Caryophylli
Cascarille	Cortex Cascarillae
Cassia cinnamomea	» Cinnamomi
Castoröl	Oleum Ricini
Cederatöl, auch Cedroessenz oder Cedröl	» Citri
Cera, auch Cera citrina	Cera flava
Cerat, einfaches, auch Ceratsalbe	Unguentum cereum
Ceratum cantharidatum..................	» Cantharidum
» Myristicae.....................	Balsamum Nucistae
» Saturni	Unguentum Plumbi
Chamaeleon minerale....................	Kalium permanganicum
Charta antiasthmatica	Charta nitrata
» Guttae Perchae s. Gutta Percha (Percha lamellata)	
» nitrosa	» »
Chilisalpeter, gereinigter...................	Natrium nitricum
Chinaöl	Balsamum peruvianum
» tinktur, einfache	Tinctura Chinae

Chinin-Eisencitrat, auch citronensaures Chinin-
    eisen..........................   Chininum ferro-citricum
  » sulfat, basisches, auch neutrales........   »   sulfuricum
Chininum citricum ferratum, auch citricum
    martiatum....................   »   ferro-citricum
   »   et Ferrum citricum.............   »   »   »
   »   hydrochloratum, auch muriaticum..   »   hydrochloricum
   »   sulfuricum basicum.............   »   sulfuricum
   »   »   neutrale.............   »   »
Chinium s. Chininum.
Chloral..................................   Chloralum hydratum
Chloralamidum, auch Chloralum amidatum..   »   formamidatum
Chloralum hydratum crystallisatum........   »   hydratum
Chlorammonium   Ammonium chloratum
   »   »   -Eisen...................   »   »   ferratum
   »   natrium.....................   Natrium   »
   »   quecksilber, ätzendes ....   Hydrargyrum bichloratum
   »   » , mildes, auch versüßtes.......   »   chloratum
Chlorum solutum   Aqua chlorata
Chlorwasserstoff-Ammoniak...............   Ammonium chloratum
   »   (-saures) Chinin..............   Chininum hydrochloricum
   »   säure, auch reine.............   Acidum hydrochloricum
Chlorzink...............................   Zincum chloratum
Christuspalmenöl........................   Oleum Ricini
Chromsäure, krystallisirte, auch -anhybrid.....   Acidum chromicum
Chrysarobina...........................   Chrysarobinum
Chrysophansäure, rohe ....   »
Cineres clavellati........................   Kalium carbonicum crudum
Cininum................................   Santoninum
Cinnamomum, auch C. chinense oder indicum   Cortex Cinnamomi
Citronenmelissenblätter...................   Folia Melissae
   »   salz.....................   Acidum citricum
Clavi aromatici..........................   Caryophylli
Clavus secalinus.........................   Secale cornutum
Cocaïnum muriaticum....................   Cocaïnum hydrochloricum
Codia Papaveris immatura................   Fructus Papaveris immaturi
Cognak.................................   Spiritus e Vino
Collodium cantharidale...................   Collodium cantharidatum
   »   flexile, auch tenax.............   »   elasticum
   »   vesicans.....................   »   cantharidatum
Colocynthides...........................   Fructus Colocynthidis
Condurango de Loja.....................   Cortex Condurango
Cortex antifebrilis........................   »   Chinae
   »   Aurantii Pomorum ....   »   Aurantii Fructus
   »   Aurantiorum ....   »   »   »
   »   Cassiae cinnamomeae ....   »   Cinnamomi
   »   Cinnamomi Cassiae, auch C. chinensis   »   »
   »   Eluteriae ....   »   Cascarillae
   »   Fructuum Aurantii ....   »   Aurantii Fructus
   »   Granati Radicis ....   »   Granati
   »   Pomorum Aurantii ....   »   Aurantii Fructus
   »   Punicae Granati Radicis ....   »   Granati

Cortex Quillajae Chilensis	Cortex Quillaiae
» Radicis Granati	» Granati
» Rhamni Frangulae	» Frangulae
Cremor Tartari	Tartarus depuratus
Crocus orientalis	Crocus
Crystalli Tartari (pulverati)	Tartarus depuratus
Cuprisulfat, reines	Cuprum sulfuricum
» , rohes	» » crudum
Cuprum sulfuricum purum	» »
» vitriolatum crudum	» » »
Cyanquecksilber	Hydrargyrum cyanatum
Dammarharz, auch ostindisches	Dammar
Dampfkalomel	Hydrargyrum chloratum vapore paratum
Daturinum s. Atropinum.	
Decoctum Salep	Mucilago Salep
» Sarsae compositum, auch Zittmanni	Decoctum Sarsaparillae compositum
Dermatol	Bismutum subgallicum
Deutojoduretum Hydrargyri	Hydrargyrum bijodatum
Diachylonpflaster, einfaches	Emplastrum Lithargyri
» , gelbes, auch zusammengesetztes	» » compositum
» , weißes	» »
Diachylonsalbe	Unguentum diachylon
Digestivsalbe, einfache	» Terebinthinae
Dimethyloxychinizin (auch »Sternmarke«)	Pyrazolonum phenyldimethylicum
Distel, gesegnete, auch Distelkraut	Herba Cardui benedicti
Diuretin	Theobrominum natrio-salicylicum
Dorschleberthran	Oleum Jecoris Aselli
Dreiblatt	Folia Trifolii fibrini
» extrakt	Extractum Trifolii fibrini
Dreifachchloressigsäure	Acidum trichloraceticum
Dreifaltigkeitskraut	Herba Violae tricoloris
Drüsenöl	Linimentum ammoniato-camphoratum
Drupae Cubebarum	Cubebae
» Juniperi	Fructus Juniperi
» Rhamni catharticae, auch Spinae cervinae	» Rhamni catharticae
Duplikatsalz	Kalium sulfuricum
Durchliegsalbe	Unguentum Plumbi tannici
Eibischkraut	Folia Althaeae
Eieralbumin, trockenes	Albumen Ovi siccum
Einstreupulver	Lycopodium
Eisenammoniumchlorid	Ammonium chloratum ferratum
» blumen	Ferrum sesquichloratum
» carbonat, zuckerhaltiges	» carbonicum saccharatum
» chinin, citronensaures	Chininum ferro-citricum
» citrat	Ferrum citricum oxydatum
» , citronensaures	» » »
» , dialysirtes	Liquor Ferri oxychlorati
» , durch Wasserstoff reduzirtes	Ferrum reductum
» extrakt	Extractum Ferri pomati
» feile, reine	Ferrum pulveratum
» flüssigkeit, eiweißhaltige	Liquor Ferri albuminati

Eisenhutknollen............................ Tubera Aconiti
  » » tinktur............................ Tinctura »
  » , hybrogenisirtes .... Ferrum reductum
  » laktat, auch milchsaures Eisen .... » lacticum
  » oxychlorid, flüssiges .... Liquor Ferri oxychlorati
  » » flüssigkeit .... » » »
  » oxyd, citronensaures .... Ferrum citricum oxydatum
  » » , dialysirtes .... Liquor Ferri oxychlorati
  » » lösung, eiweißhaltige............ » » albuminati
  » » saccharat, lösliches, auch zuckerhaltiges
      Eisenoxyd...................... Ferrum oxydatum saccharatum
  » oxydul, kohlensaures, zuckerhaltiges ..... » carbonicum saccharatum
  » » , milchsaures .... » lacticum
  » » , schwefelsaures, auch reines schwefel-
      saures...................... » sulfuricum
  » oxydul, schwefelsaures, trockenes .... » » siccum
  » perchlorid.............................. » sesquichloratum
  » » lösung .... Liquor Ferri sesquichlorati
  » pulver................................ Ferrum pulveratum
  » saccharat, auch konzentrirtes .... » oxydatum saccharatum
  » sesquichlorid........................... » sesquichloratum
  » » lösung .... Liquor Ferri sesquichlorati
  » sulfat................................ Ferrum sulfuricum
  » » , entwässertes .... » » siccum
  » vitriol, entwässerter, auch trockener ...... » » »
  » » , reiner ....
Eisessig................................ Acidum aceticum
» salbe............................... Unguentum Plumbi
Eiweiß, trockenes .... Albumen Ovi siccum
Electuarium aperiens, auch eccoproticum oder
  lenitivum............................ Electuarium e Senna
Elixir, saures .... Mixtura sulfurica acida
  » , schwedisches .... Tinctura Aloës composita
Elixir acidum Halleri, auch Dipellii .... Mixtura sulfurica acida
  » ad longam vitam, auch amarum Hjaerneri Tinctura Aloës composita
  » balsamicum Hoffmannii .... Elixir Aurantii compositum
  » e Succo, auch e Succo Glycyrrhizae.. » e Succo Liquiritiae
  » paregoricum .... Tinctura Opii benzoïca
  » pectoralis, auch Regis Daniae oder
    Ringelmanni .... Elixir e Succo Liquiritiae
  » roborans Whyttii................... Tinctura Chinae composita
  » sacrum........................... » Aloës »
  » salutis .... » Rhei vinosa
  » simplex .... Elixir Aurantii compositum
  » stomachicum Viennense .... » » »
  » » Whyttii .... Tinctura Chinae composita
  » suecicum......... » Aloës »
  » viscerale Hoffmannii, auch viscerale
    Kleinii .... Elixir Aurantii compositum
Emplastrum album coctum .... Emplastrum Cerussae
  » diachylon album............ » Lithargyri
  » » compositum......... » » compositum

Emplastrum diachylon simplex	Emplastrum Lithargyri
» domesticum	» fuscum camphoratum
» Euphorbii	» Cantharidum perpetuum
» fuscum Pharm. Boruss.	» fuscum camphoratum
» Galbani compositum	» Lithargyri compositum
» gummosum	» » »
» Janini	» Cantharidum perpetuum
» Lithargyri simplex............	» Lithargyri
» Matris fuscum	» fuscum camphoratum
» mercuriale	» Hydrargyri
» Minii adustum, auch Minii camphoratum	» fuscum camphoratum
» nigrum, auch Noricum	» » »
» Plumbi	» Lithargyri
» » adustum..............	» fuscum camphoratum
» » compositum	» Lithargyri compositum
» » saponatum............	» saponatum
» » simplex	» Lithargyri
» saponaceum, auch saponatum camphoratum..................	» saponatum
» simplex	» Lithargyri
» universale	» fuscum camphoratum
» vesicatorium Janini	» Cantharidum perpetuum
» » ordinarium	» » ordinarium
» » perpetuum	» » perpetuum
Engelwurzel	Radix Angelicae
» spiritus, zusammengesetzter	Spiritus » compositus
Enzian	Radix Gentianae
Epsomsalz	Magnesium sulfuricum
Erde, japanische..........................	Catechu
Ergota...................................	Secale cornutum
Ergotin	Extractum Secalis cornuti
Ergotina, auch Ergotinum.................	» » »
Eselshufblätter	Folia Farfarae
Eserin, auch in chemischen Verbindungen......	Physostigminum
Essentia amara	Tinctura amara
» Menthae piperitae	Spiritus Menthae piperitae
» Pepsini......................	Vinum Pepsini
Essig, konzentrirter	Acidum aceticum dilutum
» naphtha	Aether aceticus
» , rabikaler	Acidum aceticum
» , roher	Acetum
Essigsäure-Aether, auch Essigsäure-Aethyläther.	Aether aceticus
» , dreifach gechlorte	Acidum trichloraceticum
» hydrat, auch konzentrirte Essigsäure ..	» aceticum
Euphorbiumharz...........................	Euphorbium
Extractum Calami aromatici	Extractum Calami
» catholicum	» Rhei compositum
» Chinae frigide paratum	» Chinae aquosum
» Cubebarum aethereum..........	» Cubebarum
» Ergotae	» Secalis cornuti
» » fluidum...............	» » » fluidum

Extractum Ferri .... Extractum Ferri pomati
» Filicis aethereum .... » Filicis
» Glycyrrhizae crudum .... Succus Liquiritiae
» » depuratum .... » » depuratus
» haemostaticum................. Extractum Secalis cornuti
» Juniperi .... Succus Juniperi inspissatus
» Liquiritiae crudum .... » Liquiritiae
» » depuratum .... » » depuratus
» Malatis Ferri, auch Martis pomatum Extractum Ferri pomati
» Meconii .... » Opii
» Menyanthis .... » Trifolii fibrini
» Nucum vomicarum spirituosum .. » Strychni
» Opii aquosum .... » Opii
» panchymagogum .... » Rhei compositum
» Plumbi...................... Liquor Plumbi subacetici
» Rhamni Frangulae fluidum ...... Extractum Frangulae fluidum
» Saturni .... Liquor Plumbi subacetici
» Strychni spirituosum .... Extractum Strychni
» thebaïcum .... » Opii
Faecula................................. Amylum Tritici
Fallkrautblumen .... Flores Arnicae
Farina Lini.............................. Placenta Seminis Lini (pulverata)
» Lycopodii.................. Lycopodium
Farnkrautwurzel......................... Rhizoma Filicis
» wurzelextrakt .... Extractum »
Faulbaumrindenfluidextrakt .... » Frangulae fluidum
Feldkümmel .... Herba Serpylli
» lattig .... Folia Farfarae
» polei, auch ·thymian .... Herba Serpylli
Fenchel, deutscher, auch sächsischer .... Fructus Foeniculi
» holz .... Lignum Sassafras
» samen .... Fructus Foeniculi
Ferrialbuminatflüssigkeit.................. Liquor Ferri albuminati
» chlorid .... Ferrum sesquichloratum
» » lösung .... Liquor Ferri sesquichlorati
» oxyd, bialysirtes .... » » oxychlorati
» » , zuckerhaltiges, auch Ferrisaccharat .. Ferrum oxydatum saccharatum
» saccharatsirup .... Sirupus Ferri oxydati
Ferro-Ammonium chloratum .... Ammonium chloratum ferratum
» -Chininum citricum .... Chininum ferro-citricum
Ferrojodidlösung .... Liquor Ferri jodati
» » sirup .... Sirupus » »
» laktat .... Ferrum lacticum
» sulfat, reines .... » sulfuricum
Ferrum alcoholisatum .... » pulveratum
» carbonicum mellitum.............. » carbonicum saccharatum
» chloridatum .... » sesquichloratum
» dialysatum s. Liquor Ferri oxychlorati
» Hydrogenio reductum .... » reductum
» malicum .... Extractum Ferri pomati
» muriaticum oxydatum............ Ferrum sesquichloratum
» **oxydatum dialysatum s.** Liquor Ferri
oxychlorati

461

Ferrum oxydatum mellitum .... Ferrum oxydatum saccharatum
» » saccharatum solubile .... » » »
» perchloratum .... » sesquichloratum
» saccharo-natricum .... » oxydatum saccharatum
» sesquichloratum solutum .... Liquor Ferri sesquichlorati
» sulfuricum calcinatum, auch exsiccatum Ferrum sulfuricum siccum
» » crystallisatum .... » »
» » oxydulatum .... » »
» » purum .... » »
» » venale .... » » crudum
Feuerschwamm, zubereiteter .... Fungus Chirurgorum
Fichtentheer .... Pix liquida
Fieberklee .... Folia Trifolii fibrini
» kraut .... Herba Centaurii
» rinde .... Cortex Chinae
Fingerhut .... Folia Digitalis
Fischthran .... Oleum Jecoris Aselli
Flavedo Aurantii .... Cortex Aurantii Fructus
» Citri .... » Citri Fructus
Flechte, isländische .... Lichen islandicus
Fleckenschierling .... Herba Conii
Flieder, auch -blumen .... Flores Sambuci
Fliegenholz .... Lignum Quassiae
Fliege, spanische .... Emplastrum Cantharidum ordinarium
» » , immerwährende .... » » perpetuum
Flores Benzoës .... Acidum benzoïcum
» Brayerae anthelminticae .... Flores Koso
» Caryophylli .... Caryophylli
» Chamomillae vulgaris .... Flores Chamomillae
» Kosso, auch Kusso .... » Koso
» Malvae silvestris, auch M. vulgaris... » Malvae
» Rosae incarnatae, auch Rosarum..... » Rosae
» Salis Ammoniaci .... Ammonium chloratum
» » » martiales .... » » ferratum
» Sulfuris depurati, auch Sulfuris loti .. Sulfur depuratum
» Zinci .... Zincum oxydatum crudum
Flußpflaster .... Emplastrum Cantharidum perpetuum
» spiritus .... Spiritus saponato-camphoratus
Foenum graecum .... Semen Foenugraeci
Folia Arctostaphyli .... Folia Uvae Ursi
» Bismalvae .... » Althaeae
» Cardui benedicti .... Herba Cardui benedicti
» Daturae .... Folia Stramonii
» Digitalis purpureae .... » Digitalis
» Hyoscyami .... Herba Hyoscyami
» Malvae silvestris, auch M. vulgaris ... Folia Malvae
» Melissae citratae .... » Melissae
» Menthae .... » Menthae piperitae
» Menyanthis .... » Trifolii fibrini
» Nicotianae virginianae .... » Nicotianae
» Sennae Tinnevelly .... » Sennae
» Tabaci .... » Nicotianae

Folia Trifolii aquatici.....................	Folia Trifolii fibrini
» Tussilaginis	» Farfarae
» Yaborandi	» Jaborandi
Formalin	Formaldehydum solutum
Formylchlorid, auch -trichlorid............	Chloroformium
» jobid, auch -trijobid	Jodoformium
Formylum chloratum, auch trichloratum....	Chloroformium
» jodatum, auch trijodatum	Jodoformium
Franzosenholz	Lignum Guajaci
Freisamkraut	Herba Violae tricoloris
Frostsalbe..............................	Unguentum Plumbi
Fructus Anisi vulgaris	Fructus Anisi
» Capsici annui	» Capsici
» Cardamomi minoris	» Cardamomi
» Cubebarum.....................	Cubebae
» Spinae cervinae.................	Fructus Rhamni catharticae
» Tamarindorum	Pulpa Tamarindorum cruda
» » praeparati	» » depurata
Fucus crispus...........................	Carrageen
» islandicus	Lichen islandicus
Fungus igniarius	Fungus Chirurgorum
» Quercus praeparatus	» »
» Secalis	Secale cornutum
Galbanharz	Galbanum
Galgantwurzel	Rhizoma Galangae
Galizienstein, auch Galitzenstein, blauer......	Cuprum sulfuricum
» , » » , weißer	Zincum »
Gallae asiaticae, auch halepenses oder levanticae oder turcicac	Gallae
Galläpfelgerbsäure	Acidum tannicum
Gambir (-Katechu).......................	Catechu
Gambogia	Gutti
Gartenkümmel	Fructus Carvi
» thymian	Herba Thymi
Gaze (nicht gesteifte) gereinigte	Tela depurata
Geigenharz	Colophonium
Geistersalz..............................	Ammonium carbonicum
Geist, Minderer'scher.....................	Liquor Ammonii acetici
Gelatine	Gelatina alba
» kapseln s. Capsulae	
Gelbwurzel, kanadische	Rhizoma Hydrastis
» fluidextrakt	Extractum Hydrastis fluidum
Gewürzessig	Acetum aromaticum
» kräuter	Species aromaticae
» näglein	Caryophylli
» nelkenöl	Oleum Caryophyllorum
» tinktur	Tinctura aromatica
Giftmehl...............................	Acidum arsenicosum
Glätte.................................	Lithargyrum
Glandulae Malloti, auch Rottlerae	Kamala
Glaubersalz	Natrium sulfuricum
» , entwässertes, auch -pulver.......	» » siccum

Gliederbalsam	Mixtura oleoso-balsamica
„ salbe	Unguentum Rosmarini compositum
Gliederspiritus........................	Spiritus Angelicae compositus
Glyceratum simplex	Unguentum Glycerini
Glycerina	Glycerinum
Glycerolatum simplex	Unguentum Glycerini
Goapulver	Chrysarobinum
Goldtinktur, Lamotte's	Tinctura Ferri chlorati aetherea
Granatwurzelrinde......................	Cortex Granati
Guaraninum	Coffeïnum
Gummi Acaciae, auch acanthinum	Gummi arabicum
„ Ammoniacum	Ammoniacum
„ Asa dulcis.......................	Benzoë
„ „ foetida.....................	Asa foetida
„ de Bassora.....................	Tragacantha
„ elasticum.......................	Cautschuc
„ Euphorbium	Euphorbium
„ Galbanum	Galbanum
„ Gambogiae	Gutti
„ Gutti	„
„ Mimosae	Gummi arabicum
„ Myrrha	Myrrha
„ Tragacantha....................	Tragacantha
„ -Resina Ammoniacum	Ammoniacum
„ „ Asa dulcis	Benzoë
„ „ „ foetida	Asa foetida
„ „ Benzoës	Benzoë
„ „ Euphorbium.............	Euphorbium
„ „ Galbanum................	Galbanum
„ „ Gutti...................	Gutti
„ „ Myrrha..................	Myrrha
Gutta Gambir	Catechu
„ Percha chartacea, auch foliacea, s. Gutta Percha (Percha lamellata)	
„ „ cruda........................	Gutta Percha
Guttaperchapapier s. Gutta Percha (Percha lamellata)	
Gutta Pertscha	Gutta Percha
Gypsum ustum.........................	Calcium sulfuricum ustum
Hämorrhoidalpulver, grünes.............	Pulvis Liquiritiae compositus
Harzsalbe	Unguentum basilicum
Heiligenstein	Cuprum aluminatum
Heilpflaster, schwarzes	Emplastrum fuscum camphoratum
Hepar Sulfuris, auch H. S. ad usum externum oder kalinum oder pro balneo	Kalium sulfuratum
Herba Althaeae	Folia Althaeae
„ Arctostaphyli	„ Uvae Ursi
„ Belladonnae	„ Belladonnae
„ Centaurii minoris..................	Herba Centaurii
„ Conii maculati	„ Conii
„ Daturae.........................	Folia Stramonii
„ Digitalis purpureae	„ Digitalis

Herba Erythraeae	Herba Centaurii
» Farfarae	Folia Farfarae
» Jaceae	Herba Violae tricoloris
» Lobeliae inflatae	» Lobeliae
» Malvae, auch M. vulgaris	Folia Malvae
» Meliloti citrini	Herba Meliloti
» Menthae, auch M. piperitae	Folia Menthae piperitae
» Menyanthis	» Trifolii fibrini
» Nicotianae virginianae	» Nicotianae
» Salviae hortensis	» Salviae
» Stramonii	» Stramonii
» Tabaci	» Nicotianae
» Taraxaci cum radice	Radix Taraxaci cum herba
» Trifolii aquatici, auch T. fibrini	Folia Trifolii fibrini
» Trinitatis	Herba Violae tricoloris
» Tussilaginis	Folia Farfarae
» Uvae Ursi	» Uvae Ursi
Herbstzeitlosensamen	Semen Colchici
» wein	Vinum »
Heusamen, griechischer	Semen Foenugraeci
Hexenmehl	Lycopodium
Hirschhornsalz	Ammonium carbonicum
Höllenstein	Argentum nitricum
» , salpeterhaltiger, auch verdünnter	» » cum Kalio nitrico
Hoffmannstropfen	Spiritus aethereus
Holzessig, rektifizirter	Acetum pyrolignosum rectificatum
» säure, rektifizirte	» » »
» » , rohe	» » crudum
Holztheerkreosot	Kreosotum
Hüttenrauch, gereinigter	Acidum arsenicosum
Huflattig	Folia Farfarae
» salbe	Unguentum Cantharidum pro usu veterinario
Hustenelixir	Elixir e Succo Liquiritiae
» pulver	Pulvis Liquiritiae compositus
» thee	Species pectorales
Hydrargyrum amidato-bichloratum, auch ammoniato-muriaticum oder ammoniatum oder bichloratum ammoniatum	Hydrargyrum praecipitatum album
» bichloratum corrosivum	» bichloratum
» bijodatum rubrum	» bijodatum
» chloratum mite, auch chloratum laevigatum	» chloratum
» hydrocyanicum	» cyanatum
» jodatum rubrum	» bijodatum
» muriaticum corrosivum	» bichloratum
» » mite	» chloratum
» » » vapore paratum	» » vapore paratum
» oxydatum flavum	» oxydatum via humida paratum
» » rubrum	» oxydatum
» perchloratum	» bichloratum

Hydrargyrum praecipitatum rubrum........	Hydrargyrum oxydatum
Hydrastiswurzel..........................	Rhizoma Hydrastis
Infusiones...............................	**Infusa**
Infusum laxativum........................	Infusum Sennae compositum
Ingwerwurzel............................	Rhizoma Zingiberis
Ipecacuanha, graue......................	Radix Ipecacuanhae
Isonaphthol.............................	Naphtholum
Jaborandi...............................	Folia Jaborandi
Jalapenharzseife.........................	Sapo jalapinus
» knollen..........................	Tubera Jalapae
Jobeisensirup...........................	Sirupus Ferri jodati
Jodina..................................	Jodum
Jobkali, auch Jobkalium.................	Kalium jodatum
» kaliumsalbe..........................	Unguentum Kalii jodati
» natrium..........................	Natrium jodatum
» quecksilber, rothes oder Zweifach•........	Hydrargyrum bijodatum
Johanniswurzel...........................	Rhizoma Filicis
Jungfernschwefel.........................	Sulfur sublimatum
» wachs.............................	Cera alba
Kabbikbeeren............................	Fructus Juniperi
» mus..........................	Succus » inspissatus
Käsepappelblätter........................	Folia Malvae
» blüthen............................	Flores »
Kaffein.................................	Coffeïnum
Kailkenblumen...........................	Flores Sambuci
Kakaofett, auch •öl oder •talg.............	Oleum Cacao
Kali, kaustisches.........................	Kali causticum fusum
» (in chemischen Verbindungen) s. Kalium	
» , dichromsaures, auch doppelt, zweifach oder rothes chromsaures..................	Kalium dichromicum
» , doppelt oder zweifach kohlensaures......	» bicarbonicum
» , » weinsaures, auch doppelt weinsteinsaures............................	Tartarus depuratus
» , kohlensaures, reines..................	Kalium carbonicum
» •Natron, weinsaures....................	Tartarus natronatus
» , saures chromsaures...................	Kalium dichromicum
» , » kohlensaures..................	» bicarbonicum
» , » weinsaures, auch saures weinsteinsaures............................	Tartarus depuratus
» , weinsaures, auch weinsteinsaures........	Kalium tartaricum
» , zweifach weinsaures, auch zweifach weinsteinsaures............................	Tartarus depuratus
Kaliflüssigkeit, auch Kalilösung.............	Liquor Kali caustici
» , » » , arsenigsaure...	» Kalii arsenicosi
» , » » , essigsaure.....	» » acetici
» , » » , kaustische.....	» Kali caustici
» , » » , kohlensaure....	» Kalii carbonici
Kalisalpeter.............................	Kalium nitricum
» schwefelleber, rohe, auch Kalischwefelleber zu Bädern........................	» sulfuratum
Kali causticum..........................	Kali causticum fusum
» » solutum..................	Liquor Kali caustici

Kali hydricum	Kali causticum fusum
» » solutum...................	Liquor Kali caustici
» (in chemischen Verbindungen) f. Kalium	
» aceticum solutum	Liquor Kalii acetici
» arsenicosum »	» » arsenicosi
» bichromicum	Kalium dichromicum
» bitartaricum	Tartarus depuratus
» carbonicum acidulum	Kalium bicarbonicum
» » e cineribus clavellatis	» carbonicum crudum
» » e Tartaro, auch c. purum ..	» carbonicum
» » solutum	Liquor Kalii carbonici
» chlorinicum	Kalium chloricum
» chromicum acidulum, auch chromicum rubrum	» dichromicum
» hydrobromicum.....................	» bromatum
» hydrojodicum......................	» jodatum
» hypermanganicum	» permanganicum
» muriaticum oxygenatum...............	» chloricum
» - Natron tartaricum	Tartarus natronatus
» oxymuriaticum	Kalium chloricum
» stibiato-tartaricum	Tartarus stibiatus
» sulfuratum crudum, auch sulfuratum pro balneo	Kalium sulfuratum
» sulfuricum purum	» sulfuricum
» supermanganicum	» permanganicum
» tartaricum acidulum	Tartarus depuratus
» » boraxatum	» boraxatus
» » stibiatum	» stibiatus
Kaliumaluminiumsulfat	Alumen
» antimonyltartrat...................	Tartarus stibiatus
» arsenitlösung.....................	Liquor Kalii arsenicosi
» bichromat	Kalium dichromicum
» bitartrat	Tartarus depuratus
» carbonat, reines...................	Kalium carbonicum
» chromat, rothes	» dichromicum
» hydrat	Kali causticum fusum
» » lösung, auch - hydroxydlösung	Liquor Kali caustici
» hydrotartrat	Tartarus depuratus
» hypermanganat	Kalium permanganicum
» - Natriumboryltartrat	Tartarus boraxatus
» polysulfid, rohes	Kalium sulfuratum
» sulfat, reines	» sulfuricum
» sulfid, rohes, auch Kaliumsulfid zu Bädern	» sulfuratum
» supermanganat	» permanganicum
Kalk, auch Kalkerde, gebrannte	Calcaria usta
Kalkerde, kohlensaure, gefällte, auch reine kohlensaure	Calcium carbonicum praecipitatum
» , schwefelsaure, gebrannte	» sulfuricum ustum
» , unterchlorigsaure	Calcaria chlorata
Kalmuswurzel	Rhizoma Calami
Kalomel	Hydrargyrum chloratum
» , vegetabilischer	Podophyllinum

Kamillen, gemeine	Flores Chamomillae
Kampher, chinesischer, auch japanischer	Camphora
» geist	Spiritus camphoratus
» salbe, flüchtige	Linimentum ammoniato-camphoratum
Kanarienzucker	Saccharum
Kanneel, brauner	Cortex Cinnamomi
Kanthariden (auch in Zubereitungen)	Cantharides
Karbol	Acidum carbolicum
» , verflüssigtes	» » liquefactum
» säure, krystallisirte	» »
» » wasser	Aqua carbolisata
Kardamomen, malabarische	Fructus Cardamomi
Karmeliterpflaster	Emplastrum fuscum camphoratum
» wasser	Spiritus Melissae compositus
Karvol	Oleum Carvi
Kastoröl	» Ricini
Katechunuß	Semen Arecae
Katzenbaldrian	Radix Valerianae
Kinderpulver, Hufeland'sches, auch Ribke'sches	Pulvis Magnesiae cum Rheo
Knorpeltang	Carrageen
Kochsalz (reines)	Natrium chloratum
Königselixir	Elixir e Succo Liquiritiae
» kerzenblumen	Flores Verbasci
Kohle, gepulverte	Carbo Ligni pulveratus
Kollodium, blasenziehendes	Collodium cantharidatum
Koloquinthenäpfel	Fructus Colocynthidis
» kürbisse	»
Koso	Flores Koso
Krähenaugen	Semen Strychni
Kräuter, aromatische	Species aromaticae
» essig	Acetum aromaticum
Krampftropfen, ätherische	Tinctura Valerianae aetherea
» » , braune	» »
» » , weiße	Spiritus aethereus
» wurzel	Radix Valerianae
Kreide, spanische	Talcum
Kreosot, mineralisches	Acidum carbolicum
» , vegetabilisches	Kreosotum
Kreosotum faginum	»
Kressylsäure (rohe)	Cresolum crudum
Kreuzbeeren	Fructus Rhamni catharticae
Kropfsalbe	Unguentum Kalii jodati
Kubebenpfeffer	Cubebae
Küchensalz (reines)	Natrium chloratum
Kühlsalbe	Unguentum Plumbi
» wasser	Aqua Plumbi
Kümmelfrüchte, auch ·samen	Fructus Carvi
» öl	Oleum »
Kupferoxyd, schwefelsaures, auch reines schwefelsaures	Cuprum sulfuricum
» , schwefelsaures, rohes	» » crudum
Kupferrauch, weißer	Zincum sulfuricum

Kupfervitriol, reiner...................... Cuprum sulfuricum
» » , roher .... » » crudum
Russo .... Flores Koso
Lac Sulfuris .... Sulfur praecipitatum
Lakritze, auch Lakritzensaft .... Succus Liquiritiae
Lakritzenholz .... Radix »
Lana gossypina .... Gossypium depuratum
» philosophica .... Zincum oxydatum crudum
Lanolin .... Adeps Lanae cum Aqua
Lapis causticus chirurgorum .... Kali causticum fusum
» divinus........................ Cuprum aluminatum
» infernalis .... Argentum nitricum
» » dilutus, auch inf. mitigatus
oder nitratus .... » » cum Kalio nitrico
» ophthalmicus .... Cuprum aluminatum
Latwerge, eröffnende .... Electuarium e Senna
Laudanum .... Opium
» , flüssiges, s. Tinctura Opii
» liquidum Sydenhami .... Tinctura Opii crocata
Laugensalz, ätzendes .... Kali causticum fusum
» , flüchtiges .... Ammonium carbonicum
» , geschwefeltes................... Kalium sulfuratum
Laxirmus .... Electuarium e Senna
» salz, englisches..................... Magnesia sulfurica
» thee .... Species laxantes
» trank........................... Infusum Sennae compositum
Lebenselixir, schwedisches, auch schwedische Lebens-
essenz .... Tinctura Aloës composita
Lebensöl............................... Mixtura oleoso - balsamica
» tinktur .... Tinctura Aloës composita
Leinmehl............................... Placenta Seminis Lini (pulverata)
Lichen irlandicus .... Carrageen
Liebstengel .... Radix Levistici
Lignum benedictum .... Lignum Guajaci
» Pavanum .... » Sassafras
» Quassiae surinamensis .... » Quassiae
» sanctum .... » Guajaci
Limatura Ferri, auch Martis .... Ferrum pulveratum
Limonenschale .... Cortex Citri Fructus
Lindenkohle............................ Carbo Ligni pulveratus
Linimentum ammoniacale.................. Linimentum ammoniatum
» camphoratum .... » ammoniato - camphoratum
» saponato - camphoratum liquidum Spiritus saponato - camphoratus
» volatile...................... Linimentum ammoniatum
» » camphoratum .... » » camphoratum
Liquor .... Spiritus aethereus
» , eisenhaltiger .... Tinctura Ferri chlorati aetherea
Liquor Aluminae aceticae................. Liquor Aluminii acetici
» Ammoniaci etc. s. Liquor Ammonii etc.
» anodynus mineralis Hoffmanni ...... Spiritus aethereus
» » martiatus .... Tinctura Ferri chlorati aetherea
» arsenicalis Fowleri .... Liquor Kalii arsenicosi

Liquor Chlori .... Aqua chlorata
» de Lamotte .... Tinctura Ferri chlorati aetherea
» digestivus .... Liquor Kalii acetici
» Ferri muriatici, auch F. m. oxydati .. » Ferri sesquichlorati
» » oxydati dialysati f. Liquor Ferri
    oxychlorati.
» » perchlorati .... » » »
» » peroxychlorati, auch subchlori-
    dati .... » » oxychlorati
» Kali hydrici .... » Kali caustici
» Mindereri .... » Ammonii acetici
» Natri hydrici .... » Natri caustici
» oleoso - balsamicus .... Mixtura oleoso - balsamica
» Plumbi acetici, auch hydrico - acetici .. Liquor Plumbi subacetici
» stypticus Loofii .... » Ferri sesquichlorati
» Terrae foliatae Tartari .... • Kalii acetici
Lithion, kohlensaures .... Lithium carbonicum
» , salicylsaures .... » salicylicum
Lixivium causticum .... Liquor Kali caustici
Löwenzahnwurzel mit Kraut .... Radix Taraxaci cum herba
Luftkuchen .... Rotulae Menthae piperitae
Macisöl .... Oleum Macidis
Magenbalsam .... Balsamum Nucistae
» elixir, Hoffmann'sches .... Elixir Aurantii compositum
» tropfen, bittere .... Tinctura amara
Magisterium Bismuti .... Bismutum subnitricum
» Jalapae .... Resina Jalapae
Magnesia, basisch kohlensaure, auch kohlensaure Magnesium carbonicum
» , citronensaure, aufbrausende .... » citricum effervescens
» , schwefelsaure .... » sulfuricum
» , weiße .... » carbonicum
Magnesia alba .... » »
» calcinata .... Magnesia usta
» carbonica, auch hydrico - carbonica,
    auch subcarbonica .... Magnesium carbonicum
» citrica effervescens .... » citricum effervescens
» pura .... Magnesia usta
» sulfurica .... Magnesium sulfuricum
» » dilapsa, auch sicca ...... » siccum
Magnesiumcitrat, brausendes .... » citricum effervescens
» oxyd .... Magnesia usta
» subcarbonat .... Magnesium carbonicum
» sulfat, entwässertes .... » sulfuricum siccum
Magnesium carbonicum hydrooxydatum..... » carbonicum
» hydrico - carbonicum .... » »
» oxydatum .... Magnesia usta
Malvenkraut .... Folia Malvae
Meconium .... Opium
Meerzwiebelsauerhonig .... Oxymel Scillae
Mel despumatum .... Mel depuratum
» Rosarum .... » rosatum
Melilotenklee, auch -kraut .... Herba Meliloti

Melissenkraut .... Folia Melissae
  » geist, auch ·spiritus, zusammengesetzter.. Spiritus Melissae compositus
Mercurius corrosivus..................... Hydrargyrum bichloratum
  » dulcis .... » chloratum
  » jodatus ruber .... » bijodatum
  » oxydatus flavus, auch praecipitatus
      flavus...................... » oxydatum via humida paratum
  » oxydatus praecipitatus ruber .... » »
  » praecipitatus albus .... » praecipitatum album
  » sublimatus corrosivus........... » bichloratum
  » vivus........................
Merkurialpflaster .... Emplastrum Hydrargyri
  » salbe, graue .... Unguentum » cinereum
  » » , weiße .... » » album
Merkuriammoniumchlorid................. Hydrargyrum praecipitatum album
  » chlorid, auch ätzendes .... » bichloratum
  » cyanid .... » cyanatum
  » jodid .... » bijodatum
  » oxyd........................... » oxydatum
  » » , gefälltes, auch gelbes.......... » » via humida paratum
  » » , rothes .... » »
Merkurochlorid, auch mildes .... » chloratum
Mierenspiritus........................... Spiritus Formicarum
Mimosengummi .... Gummi arabicum
Mixtura arsenicalis .... Liquor Kalii arsenicosi
  » salina Riveri................... Potio Riveri
Mohnkapseln, unreife .... Fructus Papaveris immaturi
  » samen, weißer..................... Semen Papaveris
Morphinhydrochlorat .... Morphinum hydrochloricum
Morphium muriaticum .... » »
Mucilago Gummi Mimosae................ Mucilago Gummi arabici
Muscae hispanicae........................ Cantharides
Muskatblüthenöl .... Oleum Macidis
  » butter .... » Nucistae
  » nußbalsam .... Balsamum Nucistae
  » samen .... Semen Myristicae
Mutterharz.............................. Galbanum
  » krampf- oder Muttertropfen, ätherische, auch
      gelbe...................... Tinctura Valerianae aetherea
  » » oder Muttertropfen, braune, ... » »
  » » » » , weiße ...... Spiritus aethereus
  » lorbeeren....................... Fructus Lauri
  » pflaster, weißes.................. Emplastrum Lithargyri
  » zimmt .... Cortex Cinnamomi
Myrrhen, auch rothe M., auch ·gummi ...... Myrrha
Nägelein................................ Caryophylli
Naphtha .... Aether
Naphthalen, auch Naphthalina.............. Naphthalinum
Naphthol, auch Naphthylalkohol .... Naphtholum
Natriumbiborat .... Borax
  » carbonat, entwässertes .... Natrium carbonicum siccum
  » » , krystallisirtes, reines ...... » »

Natriumferrisaccharat.................... Ferrum oxydatum saccharatum
» hydratlösung, auch ‧hydroxydlösung... Liquor Natri caustici
» hyposulfit...................... Natrium thiosulfuricum
» ‧Kaliumboryltartrat............... Tartarus boraxatus
» orthophosphat, auch neutrales N.‑phos‑
phat......................... Natrium phosphoricum
» silikatlösung..................... Liquor Natrii silicici
» subsulfit........................ Natrium thiosulfuricum
» sulfat, krystallisirtes.............. » sulfuricum
» » , entwässertes, auch zerfallenes... » » siccum
Natrium biboracicum, auch biboricum...... Borax
» bisalicylicum.................... Natrium salicylicum
» carbonicum acidulum............ » bicarbonicum
» » crystallisatum......... » carbonicum
» » purum................ » »
» chloratum purum................ » chloratum
» ferrisaccharatum................. Ferrum oxydatum saccharatum
» hydrobromicum.................. Natrium bromatum
» hydrojodicum.................... » jodatum
» hyposulfurosum.................. » thiosulfuricum
» muriaticum, auch m. purum....... » chloratum
» orthophosphoricum................ » phosphoricum
» salicylicum theobromatum......... Theobrominum natrio‑salicylicum
» silicicum solutum................. Liquor Natrii silicici
» spiricum....................... Natrium salicylicum
» subsulfurosum................... » thiosulfuricum
» sulfuricum crystallisatum.......... » sulfuricum
» tartaricum cum Kalio tartarico.... Tartarus natronatus
Natro‑Kali tartaricum.................... » »
Natron.................................. Natrium bicarbonicum
» ‧Eisenoxydsaccharat.................. Ferrum oxydatum saccharatum
» » lösung............. Sirupus Ferri oxydati
» flüssigkeit, kieselsaure............... Liquor Natrii silicici
» hydratlösung....................... » Natri caustici
» salpeter........................... Natrium nitricum
» weinstein.......................... Tartarus natronatus
» , dithionigsaures..................... Natrium thiosulfuricum
» , doppelt oder zweifach borsaures...... Borax
» , doppelt oder zweifach kohlensaures.... Natrium bicarbonicum
» , essigsaures........................ » aceticum
» , kohlensaures....................... » carbonicum
» , » , entwässertes............ » » siccum
» , » , krystallisirtes, auch reines. » carbonicum
» , » , saures................. » bicarbonicum
» , phosphorsaures..................... » phosphoricum
» , salicylsaures....................... » salicylicum
» , salpetersaures...................... » nitricum
» , salzsaures.......................... » chloratum
» , schwefelsaures...................... » sulfuricum
» , » , entwässertes, auch trockenes » » siccum
» , thioschwefelsaures, auch unterschweflig‑
saures.......................... » thiosulfuricum

Natrum causticum solutum	Liquor Natri caustici
» hydricum solutum..............	» » »
» (in chem. Verbindungen) f. Natrium	
Nelken	Caryophylli
» öl	Oleum Caryophyllorum
Nervensalbe	Unguentum Rosmarini compositum
» tinktur, Bestuscheff'sche	Tinctura Ferri chlorati aetherea
Nichtssalbe, weiße	Unguentum Zinci
» , weißes	Zincum oxydatum crudum
Nihilum album...........................	» » »
Nitrum cubicum........................	Natrium nitricum
» depuratum, auch prismaticum	Kalium »
» rhomboïdale	Natrium »
Nuces moschatae	Semen Myristicae
» vomicae...........................	» Strychni
Nucleï Amygdali amari	Amygdalae amarae
» dulces....................	» dulces
Nußbaumblätter	Folia Juglandis
Ochsenbrechwurzel........................	Radix Ononidis
Oelsüß	Glycerinum
Oleum Amygdalarum expressum, auch A. frigide paratum oder A. pingue	Oleum Amygdalarum
» Anthos	» Rosmarini
» Calami aromatici...................	» Calami
» Cantharidum, auch C. infusum	» cantharidatum
» Cassiae, auch C. cinnamomeae oder Cinnamomi Cassiae..............	» Cinnamomi
» Castoris	» Ricini
» Corticis Citri.....................	» Citri
» Crotonis Tiglii....................	» Crotonis
» de Cedro.........................	» Citri
» Hyoscyami coctum, auch H. infusum..	» Hyoscyami
» Jecoris Gadi	» Jecoris Aselli
» Juniperi Baccarum, auch J. Fructus..	» Juniperi
» Lauri expressum, auch L. unguinosum, auch laurinum	» Lauri
» Limonis	» Citri
» Martis	Liquor Ferri sesquichlorati
» Menthae piperitae chinense, auch M. p. crystallisatum oder M. p. japonicum	Mentholum
» Morrhuae.........................	Oleum Jecoris Aselli
» Myristicae, auch M. expressum	» Nucistae
» Nucis moschatae, auch Nucistae expressum	» »
» Olivarum optimum, auch O. provinciale	» Olivarum
» » viride.................	» » commune
» Palmae Christi	» Ricini
» provinciale	» Olivarum
» Rorismarini	» Rosmarini
» Rosarum	» Rosae
» Sinapis aethereum	» Sinapis
» Tiglii	» Crotonis

Oleum Vitrioli	Acidum sulfuricum crudum
Olivenöl, gemeines, auch grünes	Oleum Olivarum commune
„ , reines	„ „
Orangenschale	Cortex Aurantii Fructus
„ , unreife	Fructus Aurantii immaturi
Oxymel scilliticum, auch Squillae	Oxymel Scillae
Panamarinde, auch -spähne	Cortex Quillaiae
Pappelblüthen, wilde	Flores Malvae
„ käseblätter	Folia „
„ „ blüthen	Flores „
Paraacetphenetidin	Phenacetinum
Pegu-Katechu	Catechu
Percha chartacea, foliacea, auch lamellata f. Gutta Percha.	
„ cruda	Gutta Percha
Perlasche	Kalium carbonicum
„ moos, auch -tang	Carrageen
„ salz	Natrium phosphoricum
Pestessig, auch Pestilenzessig	Acetum aromaticum
Pestilenzkraut	Folia Farfarae
Petala Rosae	Flores Rosae
Petroleobenzinum	Benzinum Petrolei
Pfeffer, indischer, auch türkischer	Fructus Capsici
Pfefferminzkampher	Mentholum
„ kuchen	Rotulae Menthae piperitae
„ öl, chinesisches, auch japanisches	Mentholum
„ tropfen	Spiritus Menthae piperitae
Pflaster, Hamburger, Nürnberger, auch schwarzes	Emplastrum fuscum camphoratum
„ käfer	Cantharides
Phenazon (Antipyrin) »Sternmarke«	Pyrazolonum phenyldimethylicum
Phenol, auch absolutes oder krystallisirtes	Acidum carbolicum
„ , verflüssigtes	„ „ liquefactum
Phenylalkohol, auch -säure	„ „
Pili Gossypii	Gossypium depuratum
Pillen, italienische	Pilulae aloëticae ferratae
Pilulae italicae nigrae	„ „ „
„ laxantes, auch purgantes	„ Jalapae
Pimpinellenwurzel	Radix Pimpinellae
Pinangnuß	Semen Arecae
Piper hispanicum, auch indicum oder turcicum	Fructus Capsici
Plumbum carbonicum, auch hydrico-carbonicum, auch subcarbonicum	Cerussa
„ hydrico-aceticum solutum	Liquor Plumbi subacetici
„ hyperoxydatum, auch oxydato-hyperoxydatum, auch oxydatum rubrum	Minium
„ oxydatum	Lithargyrum
Pockensalbe	Unguentum Tartari stibiati
Pockholz	Lignum Guajaci
Podophyllharz	Podophyllinum
Polychrestsalz	Tartarus natronatus
Poma Aurantiorum immatura	Fructus Aurantii immaturi

Poma Colocynthidis	Fructus Colocynthidis
Pomeranzenelixir, zusammengesetztes	Elixir Aurantii compositum
» schalentinktur	Tinctura Aurantii
Potio laxativa, auch Viennensis............	Infusum Sennae compositum
Pottasche, reine.........................	Kalium carbonicum
Potus Riveri	Potio Riveri
» Viennensis........................	Infusum Sennae compositum
Präcipitat, rother......................	Hydrargyrum oxydatum
» , weißer	» praecipitatum album
» salbe, rothe.....................	Unguentum Hydrargyri rubrum
» » , weiße....................	» » album
Provenceröl	Oleum Olivarum
Puder, gelber, auch Pudermehl.............	Lycopodium
Pulverholzrinde	Cortex Frangulae
Pulver, Kurella'sches	Pulvis Liquiritiae compositus
Pulvis aërophorus cum Magnesia citrica....	Magnesium citricum effervescens
» » Seidlitzensis	Pulvis aërophorus laxans
» antacidus	» Magnesiae cum Rheo
» Bahia	Chrysarobinum
» Diatragacanthae	Pulvis gummosus
» Doweri	» Ipecacuanhae opiatus
» effervescens	» aërophorus
» emolliens........................	Species emollientes
» Glycyrrhizae compositus	Pulvis Liquiritiae compositus
» Goa	Chrysarobinum
» infantum, auch pro infantibus	Pulvis Magnesiae cum Rheo
» inspersorius salicylicus	» salicylicus cum Talco
» Ipecacuanhae compositus	» Ipecacuanhae opiatus
» Magnesiae compositus..............	» Magnesiae cum Rheo
» pectoralis Kurellae	» Liquiritiae compositus
» puerorum	» Magnesiae cum Rheo
Pyrogallussäure	Pyrogallolum
Quecksilberbichlorid	Hydrargyrum bichloratum
» , blausaures.....................	» cyanatum
» chloramid	» praecipitatum album
» chlorid, ätzendes..................	» bichloratum
» chlorür, mildes	» chloratum
» jodid, rothes	» bijodatum
» oxyd, gefälltes, auch präcipitirtes ...	» oxydatum via humida paratum
» » , rothes	» »
» präcipitat, gelber	» » via humida paratum
» » , rother	» »
» sublimat, auch ätzendes	» bichloratum
» , versüßtes	» chloratum
Quendel, römischer	Herba Thymi
Quillajarinde	Cortex Quillaiae
Radix Aconiti	Tubera Aconiti
» Acori Calami	Rhizoma Calami
» Archangelicae	Radix Angelicae
» Calami aromatici	Rhizoma Calami
» Calumbae, auch Columbo	Radix Colombo
» Filicis Maris, auch F. M. mundata...	Rhizoma Filicis

Radix Galangae minoris	Rhizoma Galangae
» Gentianae rubrae	Radix Gentianae
» Glycyrrhizae mundata, auch G. russica	» Liquiritiae
» Hellebori albi.....................	Rhizoma Veratri
» Hydrastis	» Hydrastis
» Ireos, auch Iridis florentinae	» Iridis
» Jalapae	Tubera Jalapae
» Kalumbae........................	Radix Colombo
» Krameriae........................	» Ratanhiae
» Ligustici	» Levistici
» Liquiritiae, auch L. russica	» Liquiritiae
» Pimpinellae albae, auch P. minoris...	» Pimpinellae
» Polygalae virginianae	» Senegae
» Rhabarbari	» Rhei
» Salep............................	Tubera Salep
» Salsaparillae, auch Sarsae oder Sassaparillae	Radix Sarsaparillae
» Sassafras.........................	Lignum Sassafras
» Scillae, auch Squillae	Bulbus Scillae
» Smilacis..........................	Radix Sarsaparillae
» Valerianae minoris, auch V. montanae oder silvestris	» Valerianae
» Veratri albi	Rhizoma Veratri
» Zedoariae	» Zedoariae
» Zingiberis	» Zingiberis
Räuberessig	Acetum aromaticum
Ratanha................................	Radix Ratanhiae
Reizsalbe	Unguentum Cantharidum
Resina Benzoës	Benzoë
» Colophonii	Colophonium
» Dammar.........................	Dammar
» elastica	Cautschuc
» empyreumatica liquida.............	Pix liquida
» Euphorbii........................	Euphorbium
» Gutti	Gutti
» Jalapae saponata	Sapo jalapinus
» Podophylli	Podophyllinum
Rhabarber, chinesischer, auch echter oder ostindischer	Radix Rhei
» wein......................	Tinctura Rhei vinosa
» wurzel	Radix Rhei
Rhizoma s. Radix	
Rinde, faule	Cortex Frangulae
» , peruvianische	» Chinae
Rochellesalz.............................	Tartarus natronatus
Rohrzucker..............................	Saccharum
Roob Juniperi inspissatus	Succus Juniperi inspissatus
Rosenblüthen	Flores Rosae
Rosmarinbutter..........................	Unguentum Rosmarini compositum
Roßhufblätter	Folia Farfarae
Rutschpulver	Talcum
Saccharum album	Saccharum

Saccharum Saturni crudum . . . .   Plumbum aceticum crudum
» » depuratum, auch purum .   » »
Säure, arsenige . . . .   Acidum arsenicosum
Saint-Germainthee . . . .   Species laxantes
Sal amarum . . . .   Magnesium sulfuricum
  » Ammoniaci depuratum . . . .   Ammonium chloratum
  » anglicum . . . .   Magnesium sulfuricum
  » Carolinum artificiale . . . .   Sal Carolinum factitium
  » commune depuratum, auch culinare depuratum . . . .   Natrium chloratum
  » de duobus . . . .   Kalium sulfuricum
  » essentiale Tartari . . . .   Acidum tartaricum
  » Glauberi auch mirabile Glauberi . . . .   Natrium sulfuricum
  » mirabile Glauberi dilapsum, auch siccum   » sulfuricum siccum
  » » perlatum . . . .   » phosphoricum
  » Nitri . . . .   Kalium nitricum
  » polychrestum . . . .   Tartarus natronatus
  » polychrestum Seignetti . . . .   » »
  » sedativum Hombergii . . . .   Acidum boricum
  » Seidlitzense . . . .   Magnesium sulfuricum
  » Sodae crudum . . . .   Natrium carbonicum crudum
  » » depuratum . . . .   » »
  » Tartari . . . .   Kalium carbonicum
  » » crystallisatum . . . .   » bicarbonicum
  » Thermarum Carolinensium factitium . . . .   Sal Carolinum factitium
  » volatile narcoticum . . . .   Acidum boricum
  » » siccum . . . .   Ammonium carbonicum
Salbe, einfache . . . .   Unguentum cereum
  » , flüchtige . . . .   Linimentum ammoniatum
  » , graue, auch neapolitanische . . . .   Unguentum Hydrargyri cinereum
  » , Hebra'sche . . . .   » diachylon
  » , scharfe . . . .   » Cantharidum
  » , » zum thierärztlichen Gebrauch . . .   » » pro usu veterinario
Salepknollen, auch -wurzel . . . .   Tubera Salep
Salipyrin . . . .   Pyrazolonum phenyldimethylicum salicylicum
Salmiak . . . .   Ammonium chloratum
  » geist, auch -spiritus . . . .   Liquor Ammonii caustici
  » , gereinigter . . . .   Ammonium chloratum
Salol . . . .   Phenylum salicylicum
Salpeter, auch rhombischer . . . .   Kalium nitricum
  » , kubischer . . . .   Natrium »
  » ätherweingeist, auch Salpeternaphtha oder versüßte Salpetersäure . . . .   Spiritus Aetheris nitrosi
Salpetrigsäure-Amyläther . . . .   Amylium nitrosum
Salvey, auch schmale Salvey . . . .   Folia Salviae
Salz, Berliner, auch Bullrich'sches . . . .   Natrium bicarbonicum
  » , Braunschweiger . . . .   » sulfuricum
  » , Eger, auch englisches . . . .   Magnesium sulfuricum
  » , flüchtiges englisches . . . .   Ammonium carbonicum
  » , Rocheller . . . .   Tartarus natronatus
  » , Seidlitzer . . . .   Magnesium sulfuricum
Salzsäure, oxydirte . . . .   Aqua chlorata

Sanguisugae	Hirudines
Santonina	Santoninum
Santon-, auch Santoninsäure	»
Santoninzeltchen	Pastilli Santonini
Sapo medicinalis, auch natrico-oleosus	Sapo medicatus
» niger, auch viridis	» kalinus venalis
Sarsaparillwurzel	Radix Sarsaparillae
Sauertropfen, weiße	Mixtura sulfurica acida
Scheidewasser	Acidum nitricum crudum
Schierling, gefleckter	Herba Conii
Schmalz	Adeps suillus
Schöpfentalg	Sebum ovile
Schotenpfeffer	Fructus Capsici
Schottenzucker	Saccharum Lactis
Schwefel, gefällter, auch präcipitirter	Sulfur praecipitatum
», gewaschener	» depuratum
», sublimirter	» sublimatum
» äther	Aether
» » weingeist	Spiritus aethereus
» alkali	Kalium sulfuratum
» antimon, graues, auch schwarzes	Stibium sulfuratum nigrum
» », rothes	» » aurantiacum
» blüthen, auch -blumen	Sulfur sublimatum
» blumen, gereinigte, auch gewaschene	» depuratum
» kalium, auch rohe Schwefelleber, auch Schwefelkalium u. s. w. zu Bädern	Kalium sulfuratum
» mehl	Sulfur sublimatum
» säure, englische	Acidum sulfuricum crudum
» », konzentrirte reine, auch rektifizirte	
» spießglanz	Stibium sulfuratum nigrum
Schweinefett	Adeps suillus
Schwertelwurzel	Rhizoma Iridis
Sebum ovillum	Sebum ovile
Sedativsalz	Acidum boricum
Seemoos	Carrageen
Seidlitzpulver	Pulvis aërophorus laxans
Seife, grüne, auch schwarze	Sapo kalinus venalis
Seifenbalsam	Linimentum saponato-camphoratum
» geist	Spiritus saponatus
Seignettesalz	Tartarus natronatus
Semen Amygdali amarum	Amygdalae amarae
» dulce	» dulces
» Anisi, auch A. vulgaris	Fructus Anisi
» Cardamomi, auch C. minoris	» Cardamomi
» Carvi	» Carvi
» Cinae, auch Contra oder contra vermes	Flores Cinae
» Foeniculi	Fructus Foeniculi
» Foeni graeci	Semen Foenugraeci
» Lycopodii	Lycopodium
» Nucistae	Semen Myristicae
» Papaveris album	» Papaveris
» sanctum, auch santonicum	Flores Cinae

Semen Sinapis albae	Semen Erucae
» » nigrae, auch Sinapeos.......	» Sinapis
» Trigonellae	» Foenugraeci
» Zinae	Flores Cinae
Senfgeist	Spiritus Sinapis
», grüner, auch schwarzer...............	Semen »
» öl, ätherisches	Oleum »
Sennaaufguß, zusammengesetzter............	Infusum Sennae compositum
Sennesblätterlatwerge, auch · mus...........	Electuarium e Senna
Sevum	Sebum
Silberglätte	Lithargyrum
» » essig...........................	Liquor Plumbi subacetici
» nitrat, geschmolzenes	Argentum nitricum
» oxyd, salpetersaures...................	» »
» , salpetersaures	» »
» salpeter	» »
» schaum	» foliatum
Siliqua Vanillae...........................	Fructus Vanillae
Sirup, einfacher	Sirupus simplex
Sirupus albus	» »
» amygdalinus.....................	» Amygdalarum
» Capitum Papaveris	» Papaveris
» Cerasi...........................	» Cerasorum
» Corticum, auch Corticum Aurantiorum	» Aurantii Corticis
» Diacodii	» Papaveris
» domesticus	» Rhamni catharticae
» emulsivus	» Amygdalarum
» ferratus.........................	» Ferri oxydati
» Glycyrrhizae	» Liquiritiae
» mannatus	» Mannae
» Menthae piperitae.................	» Menthae
» Sacchari	» simplex
» Sennae cum Manna, s. bei Sir. Sennae	
» Spinae cervinae	» Rhamni catharticae
Skorbutkraut	Herba Cochleariae
Soda depurata	Natrium carbonicum
Soda, getrocknete	» » siccum
», reine...............................	» »
» lösung, kaustische....................	Liquor Natri caustici
Soda tartarisata..........................	Tartarus natronatus
Solutio Ammoniaci	Liquor Ammonii caustici
» Calcis............................	Aqua Calcariae
» Fowleri, auch arsenicalis oder mineralis F.	Liquor Kalii arsenicosi
Spathsalbe	Unguentum Cantharidum pro usu veterinario
Species ad cataplasma	Species emollientes
» » decoctum lignorum	» Lignorum
» » infusum pectorale, auch Althaeae compositae	
» cephalicae.......................	» pectorales
» Guajaci compositae	» aromaticae
» laxantes St. Germain, auch laxativae	» Lignorum
	» laxantes

Species pro cucupha	Species aromaticae
» purgativae	» laxantes
» purificantes, auch sudorificae	» Lignorum
Speckstein	Talcum
Sperma Ceti	Cetaceum
Spießglanz, roher	Stibium sulfuratum nigrum
» schwefel, grauer	» » »
» , pomeranzenfarbiger	» » » aurantiacum
» weinstein	Tartarus stibiatus
Spiritus Aetheris	Spiritus aethereus
» » ferratus auch Ferri chlorati aethereus	Tinctura Ferri chlorati aetherea
» Carmelitorum....................	Spiritus Melissae compositus
» Menthae piperitae anglicus	» Menthae piperitae
» Mindereri.......................	Liquor Ammonii acetici
» nervinus camphoratus.............	Spiritus saponato-camphoratus
» Nitri	Acidum nitricum
» Nitri dulcis	Spiritus Aetheris nitrosi
» » fumans	Acidum nitricum fumans
» nitrico-aethereus, auch nitroso-aethereus	Spiritus Aetheris nitrosi
» Rabellii........................	Mixtura sulfurica acida
» rubefaciens	Spiritus Sinapis
» Salis Ammoniaci anisatus	Liquor Ammonii anisatus
» » » causticus	» » caustici
» Saponis.........................	Spiritus saponatus
» sulfurico-aethereus...............	» aethereus
» Terebinthinae	Oleum Terebinthinae
» theriacalis......................	Spiritus Angelicae compositus
» Vini	»
» » Cognac	» e Vino
» » dilutus, auch rectificatus	» dilutus
» » rectificatissimus..............	
Spiroylsäure, auch Spirsäure...............	Acidum salicylicum
Stahltropfen, apfelsaure	Tinctura Ferri pomati
Stein, göttlicher	Cuprum aluminatum
Steinkohlenkampher	Naphthalinum
» theerkreosot.................	Acidum carbolicum
Steinsalz, gereinigtes	Natrium chloratum
Stibio-Kali tartaricum	Tartarus stibiatus
Stibium persulfuratum	Stibium sulfuratum aurantiacum
» sulfuratum nigrum crudum	» » nigrum
Stinkasant	Asa foetida
Stockfischleberthran	Oleum Jecoris Aselli
Storaxbalsam, auch flüssiger Storax	Styrax
Streupulver	Lycopodium
Strychnium s. Strychninum	
Strychnossamen	Semen Strychni
» extrakt, auch weingeistiges	Extractum »
Stuhlzäpfchen s. Suppositoria.	
Sturmhutknollen	Tubera Aconiti
» tinktur........................	Tinctura »

Styrax liquidus .... Styrax
Sublimat, auch ätzendes .... Hydrargyrum bichloratum
Sublimatum corrosivum .... „
Succus Glycyrrhizae crudus .... Succus Liquiritiae
   „   „   depuratus ....   „   „   depuratus
Süß, Scheele'sches....................... Glycerinum
  „ holz, geschältes, auch russisches .... Radix Liquiritiae
  „ wurzel............................ „
  „ mandelöl.......................... Oleum Amygdalarum
Sulfas kalicus............................ Kalium sulfuricum
  „ Magnesiae .... Magnesium sulfuricum
Sulfur auratum .... Stibium sulfuratum aurantiacum
  „ „ Antimonii ....   „ „
  „ „ diaphoreticum..............   „ „
  „ depuratum lotum, auch S. lotum ...., Sulfur depuratum
  „ stibiatum aurantiacum .... Stibium sulfuratum aurantiacum
Summitates Absinthii .... Herba Absinthii
  „ Centaurii ....   „ Centaurii
  „ Meliloti ....   „ Meliloti
Syrupi .... Sirupi
Tabak, indischer......................... Herba Lobeliae
  „ , virginischer .... Folia Nicotianae
Tabletten s. Pastilli
Tabulae s.   „
Tabulettae s.   „
Täfelchen s.   „
Talcum venetum .... Talcum
Talg .... Sebum ovile
Talkstein, gepulverter .... Talcum
Tamarinden............................. Pulpa Tamarindorum cruda
  „ , gereinigte.....................   „ „ depurata
Tamarindi praeparati ....   „ „ „
Tannenzapfenöl .... Oleum Terebinthinae
Tannin.................................. Acidum tannicum
  „ bleisalbe .... Unguentum Plumbi tannici
Tartarus antimoniatus, auch emeticus ...... Tartarus stibiatus
  „ tartarisatus .... Kalium tartaricum
  „ vitriolatus depuratus............   „ sulfuricum
Terebinthina communis................... Terebinthina
Terpentin, dicker ....   „
  „ geist .... Oleum Terebinthinae
  „ , gemeiner .... Terebinthina
  „ pflaster ....   „
  „ spiritus .... Oleum Terebinthinae
  „ , weißer .... Terebinthina
Terra argillacea alba .... Bolus alba
  „ Catechu .... Catechu
  „ foliata Tartari crystallisata .... Natrium aceticum
  „ japonica........................ Catechu
Teufelsdreck .... Asa foetida
Theer................................... Pix liquida
Thein................................... Coffeïnum

481

Theobromino-Natrium cum Natrio salicylico	Theobrominum natrio-salicylicum
» » salicylicum	» » »
Theriakgeist	Spiritus Angelicae compositus
Thonerdelösung, essigsaure	Liquor Aluminii acetici
» , schwefelsaure	Aluminium sulfuricum
Thymian, wilder	Herba Serpylli
Tinctura Aconiti tuberis	Tinctura Aconiti
» Arnicae florum	» Arnicae
» Aurantii corticis	» Aurantii
» Camphorae	Spiritus camphoratus
» Capsici annui	Tinctura Capsici
» Cassiae cinnamomeae	» Cinnamomi
» Chinae simplex	» Chinae
» Cinnamomi composita	» aromatica
» Colchici seminis	» Colchici
» Ferri muriatici aetherea	» Ferri chlorati aetherea
» Gentianae composita	» amara
» Hellebori albi	» Veratri
» Jodinae	» Jodi
» Malatis ferri	» Ferri pomati
» Martis pomata	» » »
» Meconii	» Opii simplex
» » benzoïca	» » benzoïca
» » crocata	» » crocata
» Nucis vomicae, auch Nucum vomicarum	» Strychni
» Opii	» Opii simplex
» » camphorata	» » benzoïca
» Piperis hispanici	» Capsici
» Pomorum ferrata	» Ferri pomati
» Ratanhae	» Ratanhiae
» regia	» aromatica
» Rhei	» Rhei aquosa
» » Darelii	» » vinosa
» roborans	» Chinae composita
» Saponis	Spiritus saponatus
» Seminis Colchici	Tinctura Colchici
» thebaïca	» Opii simplex
» tonico-nervina Bestuscheffii	» Ferri chlorati aetherea
» Veratri albi	» Veratri
Tinkal, gereinigter	Borax
Tinktur, schwedische	Tinctura Aloës composita
Tollkirschenblätter	Folia Belladonnae
» extrakt	Extractum Belladonnae
» kraut, auch Tollkraut	Folia »
Trichloraldehydhydrat	Chloralum hydratum
Trional	Methylsulfonalum
Trochisci s. Pastilli	
» contra vermes	Pastilli Santonini
Tropfen, Hoffmann'sche	Spiritus aethereus
» , saure	Mixtura sulfurica acida
» , schwedische	Tinctura Aloës composita

Umschlagskräuter	Species emollientes
Unguentum acre	Unguentum Cantharidum
» » pro usu veterinario	» » pro usu veterinario
» ad decubitum	» Plumbi tannici
» » fonticulos	» Cantharidum
» album	» Cerussae
» » camphoratum	» » camphoratum
» » simplex	»
» Cetacei rosatum	» leniens
» de Nihilo	» Zinci
» diachylon Hebrae, auch Hebrae .	» diachylon
» digestivum	» Terebinthinae
» emolliens	» leniens
» Hydrargyri amidato-bichlorati ..	» Hydrargyri album
» irritans	» Cantharidum
» Kali hydrojodici	» Kalii jodati
» mercuriale album	» Hydrargyri album
» mercuriale cinereum, auch Neapolitanum	
»	» Hydrargyri cinereum
» minerale	» Paraffini
» nervinum	» Rosmarini compositum
» nutritum	» Plumbi
» Plumbi hydrico-carbonici, auch P. subcarbonici	
» plumbicum	» Cerussae
» plumbotannicum	» Plumbi
» Praecipitati albi	» » tannici
» refrigerans	» Hydrargyri album
» Rorismarini compositum	» leniens
» saturninum	» Rosmarini compositum
» simplex	» Plumbi
» stibiatum, auch U. Stibio-Kali tartarici	» cereum
»	» Tartari stibiati
» Terebinthinae resinosum, auch U. tetrapharmacum	» basilicum
» tripharmacum	» Plumbi
Universalpflaster	Emplastrum fuscum camphoratum
Unschlitt	Sebum ovile
Vaginalkugeln, s. unter Suppositoria	
Veilchenkraut	Herba Violae tricoloris
» wurzel, Florentiner	Rhizoma Iridis
Vesikatorpflaster	Emplastrum Cantharidum ordinarium
Vierräuberessig	Acetum aromaticum
Vinum amarum, auch Aurantiorum compositum	Elixir Aurantii compositum
» antimoniale, auch benedictum, auch emeticum	Vinum stibiatum
» Opii compositum, auch paregoricum ..	Tinctura Opii crocata
» pepticum	Vinum Pepsini
» Rhei	Tinctura Rhei vinosa
» Seminis Colchici	Vinum Colchici
» Stibio-Kali tartarici	» stibiatum

Violenwurzel	Rhizoma Iridis
Visceralelixir	Elixir Aurantii compositum
Vitriol, blauer, auch cyprischer	Cuprum sulfuricum crudum
» , grüner	Ferrum » »
» , weißer, reiner	Zincum »
» öl	Acidum » crudum
Vitriolum	Zincum »
» caeruleum	Cuprum » crudum
» camphoratum	» aluminatum
» Cupri	» sulfuricum crudum
» viride	Ferrum » »
» Zinci purum	Zincum »
Wacholderbeeröl	Oleum Juniperi
» saft	Succus » inspissatus
Waldnachtschattenblätter	Folia Belladonnae
Walratsalbe	Unguentum leniens
Wasserklee	Folia Trifolii fibrini
» » extrakt	Extractum Trifolii fibrini
» krautwurzel, kanadische	Rhizoma Hydrastis
» extrakt	Extractum » fluidum
Weinsteinkrystalle, gepulverte	Tartarus depuratus
» rahm	» »
» » , löslicher	» boraxatus
» säure	Acidum tartaricum
» salz	Kalium carbonicum
» » , wesentliches	Acidum tartaricum
» , tartarisirter	Kalium »
Wermut, bitterer	Herba Absinthii
Wiesenkümmel	Fructus Carvi
Wismutnitrat, präzipitirtes	Bismutum subnitricum
» oxyd, basisch salicylsaures, auch salicylsaures	» subsalicylicum
» » , » salpetersaures, auch salpetersaures	» subnitricum
» subnitrat, auch Wismutweiß	» »
Wohlverleihblüthen	Flores Arnicae
» tinktur	Tinctura »
Wolfsmilchgummi	Euphorbium
Würfelsalpeter	Natrium nitricum
Wundersalz, Glauber's	» sulfuricum
Wundstein	Cuprum aluminatum
Wurmfarnextrakt	Extractum Filicis
» wurzel	Rhizoma »
Wurmsamen	Flores Cinae
Wurzel, Florentiner	Rhizoma Iridis
Jaborandi	Folia Jaborandi
Zahnpflaster	Emplastrum Cantharidum perpetuum
Zeltchen s. Pastilli	
Zimmt, auch Zimmtkassie	Cortex Cinnamomi
» kassienöl	Oleum »
» wasser, weingeistiges	Aqua »
Zincum muriaticum	Zincum chloratum

Zincum oxydatum venale	Zincum oxydatum crudum
» » via humida paratum	» oxydatum
Zinkblumen	» » crudum
» butter	» chloratum
» oxyd, essigsaures	» aceticum
» » , käufliches	» oxydatum crudum
» » , reines	» »
» » , schwefelsaures	» sulfuricum
» vitriol, reiner	» »
» weiß	» oxydatum crudum
Zitwerblüthen	Flores Cinae
Zottenblumenblätter	Folia Trifolii fibrini
Zucker, weißer	Saccharum
» sirup, auch einfacher S.	Sirupus simplex
Zugpflaster	Emplastrum Cantharidum perpetuum
» , gelbes, auch zusammengesetztes ...	» Lithargyri compositum.

Anlage VIII.

Verzeichniß

der

in das Arzneibuch aufgenommenen deutschen Arzneimittel-Namen.

A.

Deutsch	Latein
Abführender Thee	Species laxantes
Abführendes Brausepulver	Pulvis aërophorus laxans
Abkochungen:	Decocta:
Sarsaparill-Abkochung	Decoctum Sarsaparillae compositum
Absoluter Alkohol	Alcohol absolutus
Aether	Aether
» , Essig-	» aceticus
» , Narkose-	» pro narcosi
Aetherische Baldriantinktur	Tinctura Valerianae aetherea
» Chloreisentinktur	» Ferri chlorati aetherea
Aetherisches Muskatnußöl	Oleum Macidis
Aetherweingeist	Spiritus aethereus
Aethylbromid	Aether bromatus
Aetzstifte	Styli caustici
Agaricin	Agaricinum
Akonitknollen	Tubera Aconiti
» tinktur	Tinctura »
Alkohol, absoluter	Alcohol absolutus
Aloe	Aloë
» extrakt	Extractum Aloës
» pillen, eisenhaltige	Pilulae aloëticae ferratae
» tinktur	Tinctura Aloës
» » , zusammengesetzte	» » composita
Aluminiumacetatlösung	Liquor Aluminii acetici
» sulfat	Aluminium sulfuricum

Ameisensäure.....................	Acidum formicicum
» spiritus....................	Spiritus Formicarum
Ammoniakflüssigkeit...............	Liquor Ammonii caustici
» » , anetholhaltige...	» » anisatus
» gummi	Ammoniacum
Ammoniumacetatlösung.............	Liquor Ammonii acetici
» bromid	Ammonium bromatum
» carbonat	» carbonicum
» chlorid...............	» chloratum
Amylenhydrat	Amylenum hydratum
Amylnitrit.......................	Amylium nitrosum
Anethol.........................	Oleum Anisi
Anetholhaltige Ammoniakflüssigkeit....	Liquor Ammonii anisatus
Angelikaspiritus, zusammengesetzter ...	Spiritus Angelicae compositus
» wurzel	Radix Angelicae
Anis	Fructus Anisi
Antifebrin	Acetanilidum
Antrophore s. Cereoli	
Apfelsaure Eisentinktur.............	Tinctura Ferri pomati
Apfelsaures Eisenextrakt............	Extractum » »
Apomorphinhydrochlorid............	Apomorphinum hydrochloricum
Arabisches Gummi	Gummi arabicum
Arekanuß........................	Semen Arecae
Arekolinhydrobromid..............	Arecolinum hydrobromicum
Arnikablüthen	Flores Arnicae
» tinktur	Tinctura »
Aromatischer Essig	Acetum aromaticum
Aromatische Tinktur	Tinctura aromatica
Arsenige Säure...................	Acidum arsenicosum
Arzneistäbchen	Cereoli
Asant	Asa foetida
Atropinsulfat.....................	Atropinum sulfuricum
Aufgüsse :	Infusa:
Wiener Trank................	Infusum Sennae compositum

B.

Bärentraubenblätter	Folia Uvae Ursi
Bärlappsamen....................	Lycopodium
Baldrian	Radix Valerianae
» tinktur	Tinctura »
» » , ätherische	» » aetherea

Balsame: Balsama:
  Copaivabalsam ....   Balsamum Copaïvae
  Muskatbalsam ....   »   Nucistae
  Perubalsam ....   »   peruvianum
  Tolubalsam ....   »   tolutanum
Baryumchlorid ....   Baryum chloratum
Basisches Wismutgallat ....   Bismutum subgallicum
  »   » nitrat ....   ».   subnitricum
  »   » salicylat ....   »   subsalicylicum
Baumöl ....   Oleum Olivarum commune
Baumwolle, gereinigte ....   Gossypium depuratum
Belladonnablätter ....   Folia Belladonnae
  »   extrakt ....   Extractum Belladonnae
Benzoe ....   Benzoë
  » säure ....   Acidum benzoïcum
  » » haltige Opiumtinktur .....   Tinctura Opii benzoïca
  » schmalz ....   Adeps benzoatus
  » tinktur ....   Tinctura Benzoës
Beta-Naphthol ....   Naphtholum
Bibernelltinktur ....   Tinctura Pimpinellae
  »   wurzel ....   Radix   »
Bilsenkrautblätter ....   Herba Hyoscyami
  »   extrakt ....   Extractum »
  »   öl ....   Oleum   »
Bittere Mandeln ....   Amygdalae amarae
Bitteres Elixir ....   Elixir amarum
Bittere Tinktur ....   Tinctura amara
Bitterklee ....   Folia Trifolii fibrini
  »   extrakt ....   Extractum Trifolii fibrini
Bittermandelwasser ....   Aqua Amygdalarum amararum
Blätter: Folia:
  Bärentraubenblätter ....   Folia Uvae Ursi
  Belladonnablätter ....   »   Belladonnae
  Bilsenkrautblätter ....   Herba Hyoscyami
  Bitterklee ....   Folia Trifolii fibrini
  Eibischblätter ....   »   Althaeae
  Fingerhutblätter ....   »   Digitalis
  Huflattigblätter ....   »   Farfarae
  Jaborandiblätter ....   »   Jaborandi
  Malvenblätter ....   »   Malvae
  Melissenblätter ....   »   Melissae
  Pfefferminzblätter ....   »   Menthae piperitae

Blätter: Folia:
    Rosenblätter ....   Flores Rosae
    Salbeiblätter ....   Folia Salviae
    Sennesblätter ....   »   Sennae
    Stechapfelblätter ....   »   Stramonii
    Tabakblätter ....   »   Nicotianae
    Walnußblätter ....   »   Juglandis
Blattsilber ....   Argentum foliatum
Blaud'sche Pillen ....   Pilulae Ferri carbonici Blaudii
Bleiacetat ....   Plumbum aceticum
    » , rohes ....   »   »   crudum
Bleiessig ....   Liquor Plumbi subacetici
 » glätte ....   Lithargyrum
 » pflaster ....   Emplastrum Lithargyri
 »   »   salbe ....   Unguentum diachylon
 » salbe ....   »   Plumbi
 »   » , Gerbsäure- ....   »   »   tannici
 » wasser ....   Aqua Plumbi
 » weiß ....   Cerussa
 »   » pflaster ....   Emplastrum Cerussae
 »   » salbe ....   Unguentum   »
 »   »   » , kampherhaltige ......   »   »   camphoratum
Blüthen: Flores:
    Arnikablüthen ....   Flores Arnicae
    Holunderblüthen ....   »   Sambuci
    Kamillen ....   »   Chamomillae
    Kosoblüthen ....   »   Koso
    Lavendelblüthen ....   »   Lavandulae
    Lindenblüthen ....   »   Tiliae
    Malvenblüthen ....   »   Malvae
    Rosenblätter ....   »   Rosae
    Wollblumen ....   »   Verbasci
    Zitwersamen ....   »   Cinae
Blutegel ....   Hirudines
Bockshornsamen ....   Semen Foenugraeci
Boraxweinstein ....   Tartarus boraxatus
Borsalbe ....   Unguentum Acidi borici
 » säure ....   Acidum boricum
Brausemagnesia ....   Magnesium citricum effervescens
 »   pulver ....   Pulvis aërophorus
 »   » , abführendes ....   »   »   laxans
 »   » , englisches ....   »   »   anglicus

Brechnuß .... Semen Strychni
» » extrakt .... Extractum Strychni
» » tinktur .... Tinctura »
» wein .... Vinum stibiatum
» weinstein................ Tartarus stibiatus
» » salbe.............. Unguentum Tartari stibiati
» wurzel .... Radix Ipecacuanhae
» » sirup.............. Sirupus »
» » wein .... Vinum »
Brom .... Bromum
Bromoform................... Bromoformium
Bromwasserstoffsäure........ Acidum hydrobromicum
Brustelixir................. Elixir e Succo Liquiritiae
» pulver................... Pulvis Liquiritiae compositus
» thee..................... Species pectorales

C.

Calciumcarbonat .... Calcium carbonicum praecipitatum
» phosphat................. » phosphoricum
Cardobenedictenextrakt...... Extractum Cardui benedicti
» kraut.................... Herba » »
Carvon .... Oleum Carvi
Cascarillextrakt .... Extractum Cascarillae
» rinde .... Cortex »
Chinaextrakt, wässeriges ... Extractum Chinae aquosum
» , weingeistiges .... » » spirituosum
Chinarinde.................. Cortex Chinae
» tinktur .... Tinctura »
» » , zusammengesetzte .... » » composita
Chinawein................... Vinum »
Chinesischer Zimmt .... Cortex Cinnamomi
Chininhydrochlorid .... Chininum hydrochloricum
» sulfat................... » sulfuricum
» tannat................... » tannicum
Chloralformamid .... Chloralum formamidatum
» hydrat .... » hydratum
Chloreisentinktur, ätherische .. Tinctura Ferri chlorati aetherea
» kalk..................... Calcaria chlorata
Chloroform .... Chloroformium
» öl...................... Oleum Chloroformii
Chlorwasser................. Aqua chlorata

Chromsäure	Acidum chromicum
Chrysarobin	Chrysarobinum
Citronenöl	Oleum Citri
» säure	Acidum citricum
» schale	Cortex Citri Fructus
Cocainhydrochlorid	Cocaïnum hydrochloricum
Cold Cream	Unguentum leniens
Colombowurzel	Radix Colombo
Condurango-Fluidextrakt	Extractum Condurango fluidum
» rinde	Cortex »
» wein	Vinum »
Copaivabalsam	Balsamum Copaïvae

D.

Dammar	Dammar
Destillirtes Wasser	Aqua destillata
Destillirte Wässer	Aquae destillatae
Diphtherie-Heilserum	Serum antidiphthericum
Dover'sches Pulver	Pulvis Ipecacuanhae opiatus
Durch Dampf bereitetes Quecksilberchlorür	Hydrargyrum chloratum vapore paratum

E.

Eibischblätter	Folia Althaeae
» sirup	Sirupus »
» wurzel	Radix »
Eichenrinde	Cortex Quercus
Einfache Opiumtinktur	Tinctura Opii simplex
Eisenalbuminatlösung	Liquor Ferri albuminati
» chinincitrat	Chininum ferro-citricum
» chlorid	Ferrum sesquichloratum
» » lösung	Liquor Ferri sesquichlorati
» extrakt, apfelsaures	Extractum Ferri pomati
» , gepulvertes	Ferrum pulveratum
» haltige Aloepillen	Pilulae aloëticae ferratae
» hutknollen, siehe Akonitknollen.	
» jodür, siehe Eisenjodürlösung.	
» » lösung	Liquor Ferri jodati
» jodürsirup	Sirupus » »
» oxychloridlösung	Liquor » oxychlorati
» , reduzirtes	Ferrum reductum

Eisensalmiak	Ammonium chloratum ferratum
» tinktur, apfelsaure	Tinctura Ferri pomati
» vitriol	Ferrum sulfuricum crudum
» zucker......................	» oxydatum saccharatum
» zuckersirup	Sirupus Ferri oxydati
Elastisches Kollodium	Collodium elasticum
Elixir, bitteres	Elixir amarum
Elixire:	Elixiria:
Bitteres Elixir	Elixir amarum
Brustelixir...................	» e Succo Liquiritiae
Pomeranzenelixir.............	» Aurantii compositum
Emulsionen	Emulsiones
Englisches Brausepulver	Pulvis aërophorus anglicus
Enzianextrakt...................	Extractum Gentianae
» tinktur	Tinctura »
» wurzel	Radix »
Erweichende Kräuter..............	Species emollientes
Essig	Acetum
» äther	Aether aceticus
Essige:	Aceta:
Aromatischer Essig	Acetum aromaticum
Holzessig, gereinigter...........	» pyrolignosum rectificatum
» , roher...............	» pyrolignosum crudum
Meerzwiebelessig	» Scillae
Essigsäure	Acidum aceticum
» , verdünnte	» » dilutum
Eugenol........................	Oleum Caryophyllorum
Euphorbium	Euphorbium
Extrakte:	Extracta:
Aloeextrakt	Extractum Aloës
Belladonnaextrakt	» Belladonnae
Bilsenkrautextrakt	» Hyoscyami
Bitterkleeextrakt...............	» Trifolii fibrini
Brechnußextrakt...............	» Strychni
Cardobenedictenextrakt	» Cardui benedicti
Cascarillextrakt	» Cascarillae
Chinaextrakt, wässeriges	» Chinae aquosum
» , weingeistiges	» » spirituosum
Condurango-Fluidextrakt	» Condurango fluidum
Eisenextrakt, apfelsaures	» Ferri pomati
Enzianextrakt.................	» Gentianae

Extrakte: Extracta:
    Farnextrakt ....   Extractum Filicis
    Faulbaum-Fluidextrakt ......   »   Frangulae fluidum
    Fluidextrakte ....   Extracta fluida
    Hydrastis-Fluidextrakt .....   Extractum Hydrastis fluidum
    Kalmusextrakt ....   »   Calami
    Koloquinthenextrakt ....   »   Colocynthidis
    Kubebenextrakt ....   »   Cubebarum
    Löwenzahnextrakt ....   »   Taraxaci
    Mutterkornextrakt ....   »   Secalis cornuti
        »   -Fluidextrakt ..   »   »   » fluidum
    Opiumextrakt ....   »   Opii
    Rhabarberextrakt ....   »   Rhei
        »   , zusammen-
        gesetztes ....   »   »   compositum
    Wermutextrakt ....   »   Absinthii

F.

Farnextrakt ....   Extractum Filicis
  » wurzel ....   Rhizoma   »
Faulbaum-Fluidextrakt ....   Extractum Frangulae fluidum
  » rinde ....   Cortex   »
Fenchel ....   Fructus Foeniculi
  » öl ....   Oleum   »
  » wasser ....   Aqua   »
Ferricitrat ....   Ferrum citricum oxydatum
Ferrocarbonat, zuckerhaltiges ..   »   carbonicum saccharatum
  » laktat ....   »   lacticum
  » sulfat ....   »   sulfuricum
  »   »   , getrocknetes ......   »   »   siccum
Festes Paraffin ....   Paraffinum solidum
Fette:
    Wollfett ....   Adeps Lanae anhydricus
      » , wasserhaltiges ....   »   »   cum Aqua
Fingerhutblätter ....   Folia Digitalis
  » tinktur ....   Tinctura Digitalis
Fliegen, Spanische ....   Cantharides
Flüchtiges Kampherliniment .....   Linimentum ammoniato-campho-
                                                ratum
  »   Liniment ....   »   ammoniatum

Flüssiger Opodeldok .... Spiritus saponato-camphoratus
Flüssiges Paraffin .... Paraffinum liquidum
Fluidextrakte: Extracta fluida:
   Condurango-Fluidextrakt .... Extractum Condurango fluidum
   Faulbaum-Fluidextrakt .... » Frangulae »
   Hydrastis-Fluidextrakt......... » Hydrastis »
   Mutterkorn-Fluidextrakt .... » Secalis cornuti fluidum
Formaldehydlösung .... Formaldehydum solutum
Fowler'sche Lösung .... Liquor Kalii arsenicosi
Früchte: Fructus:
   Anis .... Fructus Anisi
   Fenchel .... » Foeniculi
   Kardamomen, Malabar- .... » Cardamomi
   Koloquinthen............... » Colocynthidis
   Kreuzdornbeeren .... » Rhamni catharticae
   Kümmel .... » Carvi
   Lorbeeren.................. » Lauri
   Mohnköpfe, unreife .... » Papaveris immaturi
   Pfeffer, Spanischer .... » Capsici
   Pomeranzen, unreife .... » Aurantii immaturi
   Vanille .... » Vanillae
   Wacholderbeeren .... » Juniperi

G.

Galbanum..................... Galbanum
Galgant .... Rhizoma Galangae
Galläpfel .... Gallae
  » tinktur.................. Tinctura Gallarum
Gebrannte Magnesia............... Magnesia usta
Gebrannter Gips .... Calcium sulfuricum ustum
  » Kali-Alaun .... Alumen ustum
  » Kalk.................. Calcaria usta
Gelbes Quecksilberoxyd .... Hydrargyrum oxydatum via humida paratum
  » Wachs .... Cera flava
Gepulverte Holzkohle............... Carbo Ligni pulveratus
Gepulvertes Eisen .... Ferrum pulveratum
Gerbsäure .... Acidum tannicum
Gerbsäure-Bleisalbe .... Unguentum Plumbi tannici
Gereinigte Baumwolle .... Gossypium depuratum

Gereinigter Holzessig...............	Acetum pyrolignosum rectificatum
" Honig	Mel depuratum
" Mull	Tela depurata
" Schwefel	Sulfur depuratum
" Süßholzsaft...........	Succus Liquiritiae depuratus
Gereinigtes Tamarindenmus.........	Pulpa Tamarindorum depurata
" Terpentinöl	Oleum Terebinthinae rectificatum
Getrocknetes Ferrosulfat	Ferrum sulfuricum siccum
" Magnesiumsulfat........	Magnesium sulfuricum siccum
" Natriumcarbonat	Natrium carbonicum "
" Natriumsulfat........	" sulfuricum "
Gewürzhafte Kräuter	Species aromaticae
Gewürznelken....................	Caryophylli
Gips, gebrannter	Calcium sulfuricum ustum
Glycerin	Glycerinum
" salbe.....................	Unguentum Glycerini
Goldschwefel	Stibium sulfuratum aurantiacum
Granatrinde	Cortex Granati
Graue Quecksilbersalbe.............	Unguentum Hydrargyri cinereum
Guajakholz.....................	Lignum Guajaci
Gummi, Arabisches................	Gummi arabicum
" gutt.....................	Gutti
" pflaster	Emplastrum Lithargyri compositum
" pulver, zusammengesetztes	Pulvis gummosus
" schleim....................	Mucilago Gummi arabici
Guttapercha....................	Gutta Percha

H.

Hallersches Sauer	Mixtura sulfurica acida
Hammeltalg....................	Sebum ovile
Harntreibender Thee	Species diureticae
Harze:	Resinae:
Dammar	Dammar
Jalapenharz	Resina Jalapae
Hauhechelwurzel	Radix Ononidis
Heftpflaster	Emplastrum adhaesivum
Heilserum, Diphtherie-............	Serum antidiphthericum
Himbeersirup	Sirupus Rubi Idaei
Hoffmann'scher Lebensbalsam	Mixtura oleoso-balsamica
Holunderblüthen	Flores Sambuci

Holzarten:	Ligna:
Guajakholz	Lignum Guajaci
Quassiaholz	» Quassiae
Sassafrasholz	» Sassafras
Holzessig, gereinigter	Acetum pyrolignosum rectificatum
» roher	» » crudum
Holzkohle, gepulverte	Carbo Ligni pulveratus
» thee	Species Lignorum
» theer	Pix liquida
Homatropinhydrobromid	Homatropinum hydrobromicum
Honig	Mel
», gereinigter	» depuratum
», Meerzwiebel-	Oxymel Scillae
», Rosen-	Mel rosatum
Hühnereiweiß, trockenes	Albumen Ovi siccum
Huflattigblätter	Folia Farfarae
Hydrastininhydrochlorid	Hydrastininum hydrochloricum
Hydrastis-Fluidextrakt	Extractum Hydrastis fluidum
» rhizom	Rhizoma »

I.

Ingwer	Rhizoma Zingiberis
» tinktur	Tinctura »
Irländisches Moos	Carrageen
Isländisches »	Lichen islandicus

J.

Jaborandiblätter	Folia Jaborandi
Jalapenharz	Resina Jalapae
» pillen	Pilulae »
» seife	Sapo jalapinus
» wurzel	Tubera Jalapae
Jod	Jodum
Jodoform	Jodoformium
Jodtinktur	Tinctura Jodi

K.

Kakaobutter	Oleum Cacao
Kali-Alaun	Alumen

Kali-Alaun, gebrannter	Alumen ustum
» lauge	Liquor Kali caustici
» seife	Sapo kalinus
Kaliumacetatlösung	Liquor Kalii acetici
» bicarbonat	Kalium bicarbonicum
» bromid	» bromatum
» carbonat	» carbonicum
» » lösung	Liquor Kalii carbonici
» chlorat	Kalium chloricum
» dichromat	» dichromicum
» hydroxyd	Kali causticum fusum
» jodid	Kalium jodatum
» jodidsalbe	Unguentum Kalii jodati
» natriumtartrat	Tartarus natronatus
» nitrat	Kalium nitricum
» permanganat	» permanganicum
» sulfat	» sulfuricum
» tartrat	» tartaricum
Kalk, Chlor-	Calcaria chlorata
» , gebrannter	» usta
» wasser	Aqua Calcariae
Kalmus	Rhizoma Calami
» extrakt	Extractum »
» öl	Oleum »
» tinktur	Tinctura »
Kamala	Kamala
Kamillen	Flores 'Chamomillae
Kampher	Camphora
» haltige Bleiweißsalbe	Unguentum Cerussae camphoratum
» liniment, flüchtiges	Linimentum ammoniato-camphoratum
» öl	Oleum camphoratum
» », starkes	» » » forte
» säure	Acidum camphoricum
» spiritus	Spiritus camphoratus
» wein	Vinum camphoratum
Kapseln	Capsulae
Karbolsäure	Acidum carbolicum
» » , verflüssigte	» » liquefactum
» wasser	Aqua carbolisata
Kardamomen, Malabar-	Fructus Cardamomi
Karlsbader Salz, künstliches	Sal Carolinum factitium

Karmelitergeist	Spiritus Melissae compositus
Katechu	Catechu
» tinktur	Tinctura Catechu
Kautschuk	Cautschuc
Kinderpulver	Pulvis Magnesiae cum Rheo
Kirschensirup	Sirupus Cerasorum
Knollen:	Tubera:
Akonitknollen	Tubera Aconiti
Salep	» Salep
Kodeinphosphat	Codeïnum phosphoricum
Königssalbe	Unguentum basilicum
Körner	Granula
Koffein	Coffeïnum
» -Natriumsalicylat	Coffeïno-Natrium salicylicum
Kollodium	Collodium
» , elastisches	» elasticum
» , Spanischfliegen-	» cantharidatum
Kolophonium	Colophonium
Koloquinthen	Fructus Colocynthidis
» extrakt	Extractum »
» tinktur	Tinctura »
Kosoblüthen	Flores Koso
Kräuter:	Herbae:
Bilsenkrautblätter	Herba Hyoscyami
Cardobenedictenkraut	» Cardui benedicti
erweichende	Species emollientes
gewürzhafte	» aromaticae
Lobelienkraut	Herba Lobeliae
Löffelkraut	» Cochleariae
Quendel	» Serpylli
Schierling	» Conii
Steinklee	» Meliloti
Stiefmütterchen	» Violae tricoloris
Tausendgüldenkraut	» Centaurii
Thymian	» Thymi
Wermut	» Absinthii
Kreosot	Kreosotum
» pillen	Pilulae Kreosoti
Kresol, rohes	Cresolum crudum
» seifenlösung	Liquor Cresoli saponatus
» wasser	Aqua cresolica
Kreuzdornbeeren	Fructus Rhamni catharticae

Kreuzdornbeerensirup...............	Sirupus Rhamni catharticae
Krotonöl........................	Oleum Crotonis
Kubeben	Cubebae
» extrakt	Extractum Cubebarum
Kümmel	Fructus Carvi
Künstliches Karlsbader Salz	Sal Carolinum factitium
Kupferalaun	Cuprum aluminatum
» sulfat	» sulfuricum
» » , rohes	» » crudum

L.

Latwergen:	Electuaria:
Sennalatwerge	Electuarium e Senna
Lavendelblüthen...................	Flores Lavandulae
» öl.....................	Oleum »
» spiritus	Spiritus »
Lebensbalsam, Hoffmann'scher	Mixtura oleoso-balsamica
Leberthran	Oleum Jecoris Aselli
Leim, weißer....................	Gelatina alba
Leinkuchen	Placenta Seminis Lini
» öl.........................	Oleum Lini
» samen.....................	Semen »
Liebstöckelwurzel	Radix Levistici
Lindenblüthen	Flores Tiliae
Linimente:	Linimenta:
Kampherliniment, flüchtiges	Linimentum ammoniato-camphoratum
Liniment, flüchtiges	Linimentum ammoniatum
Opodeldok	» saponato-camphoratum
Lithiumcarbonat	Lithium carbonicum
» salicylat..................	» salicylicum
Lobelienkraut...................	Herba Lobeliae
» tinktur..................	Tinctura Lobeliae
Löffelkraut....................	Herba Cochleariae
» spiritus	Spiritus »
Lösungen (Flüssigkeiten):	Liquores:
Aluminiumacetatlösung	Liquor Aluminii acetici
Ammoniakflüssigkeit...........	» Ammonii caustici
» , anetholhaltige	» » anisatus

Lösungen (Flüssigkeiten):	Liquores:
Ammoniumacetatlösung	Liquor Ammonii acetici
Bleiessig	» Plumbi subacetici
Eisenalbuminatlösung	» Ferri albuminati
» chloridlösung	» » sesquichlorati
» jodürlösung	» » jodati
» oxychloridlösung	» » oxychlorati
Formaldehydlösung	Formaldehydum solutum
Fowler'sche Lösung	Liquor Kalii arsenicosi
Kalilauge	» Kali caustici
Kaliumacetatlösung	» Kalii acetici
» carbonatlösung	» » carbonici
Kresolseifenlösung	» Cresoli saponatus
Natronlauge	» Natri caustici
» wasserglaslösung	» Natrii silicici
Löwenzahn	Radix Taraxaci cum herba
» extrakt	Extractum Taraxaci
Lorbeeren	Fructus Lauri
Lorbeeröl	Oleum »

M.

Magnesia, Brause-	Magnesium citricum effervescens
» , gebrannte	Magnesia usta
Magnesiumcarbonat	Magnesium carbonicum
» sulfat	» sulfuricum
» » , getrocknetes	» » siccum
Malabar-Kardamomen	Fructus Cardamomi
Malvenblätter	Folia Malvae
» blüthen	Flores »
Mandeln, bittere	Amygdalae amarae
» , süße	» dulces
Mandelöl	Oleum Amygdalarum
» sirup	Sirupus »
Manna	Manna
» sirup	Sirupus Mannae
Medizinische Seife	Sapo medicatus
Meerzwiebel	Bulbus Scillae
» essig	Acetum »
» honig	Oxymel »
» tinktur	Tinctura »
Melissenblätter	Folia Melissae

Mennige	Minium
Menthol	Mentholum
Methylsulfonal	Methylsulfonalum
Milchsäure	Acidum lacticum
〃 zucker	Saccharum Lactis
Mohnköpfe, unreife	Fructus Papaveris immaturi
〃 öl	Oleum 〃
〃 samen	Semen 〃
〃 sirup	Sirupus 〃
Moos, Irländisches	Carrageen
〃 , Isländisches	Lichen islandicus
Morphinhydrochlorid	Morphinum hydrochloricum
Mull, gereinigter	Tela depurata
Muskatbalsam	Balsamum Nucistae
〃 nuß	Semen Myristicae
〃 〃 öl	Oleum Nucistae
〃 〃 〃 , ätherisches	〃 Macidis
Mutterkorn	Secale cornutum
〃 extrakt	Extractum Secalis cornuti
〃 -Fluidextrakt	〃 〃 〃 fluidum
Mutterpflaster	Emplastrum fuscum camphoratum
Myrrhe	Myrrha
Myrrhentinktur	Tinctura Myrrhae

N.

Naphthalin	Naphthalinum
Naphthol, Beta-	Naphtholum
Narkoseäther	Aether pro narcosi
Natriumacetat	Natrium aceticum
〃 bicarbonat	〃 bicarbonicum
〃 borat	Borax
〃 bromid	Natrium bromatum
〃 carbonat	〃 carbonicum
〃 〃 , getrocknetes	〃 〃 siccum
〃 chlorid	〃 chloratum
〃 jodid	〃 jodatum
〃 nitrat	〃 nitricum
〃 phosphat	〃 phosphoricum
〃 salicylat	〃 salicylicum
〃 sulfat	〃 sulfuricum
〃 〃 , getrocknetes	〃 〃 siccum

Natriumthiosulfat .... Natrium thiosulfuricum
Natronlauge .... Liquor Natri caustici
» wasserglaslösung .... » Natrii silicici
Nieswurzeltinktur .... Tinctura Veratri
Nieswurzel, weiße................ Rhizoma »

O.

Oele: Olea:
   Anethol .... Oleum Anisi
   Baumöl .... » Olivarum commune
   Bilsenkrautöl .... » Hyoscyami
   Carvon .... » Carvi
   Chloroformöl .... » Chloroformii
   Citronenöl.................. » Citri
   Eugenol.................... ₁ Caryophyllorum
   Fenchelöl .... » Foeniculi
   Kakaobutter................ » Cacao
   Kalmusöl .... » Calami
   Kampheröl .... » camphoratum
    » , starkes .... » » forte
   Krotonöl................... » Crotonis
   Lavendelöl .... » Lavandulae
   Leberthran .... » Jecoris Aselli
   Leinöl .... » Lini
   Lorbeeröl................... » Lauri
   Mandelöl .... » Amygdalarum
   Mohnöl .... » Papaveris
   Muskatnußöl................ » Nucistae
    » , ätherisches .... » Macidis
   Olivenöl .... » Olivarum
   Pfefferminzöl .... » Menthae piperitae
   Ricinusöl .... » Ricini
   Rosenöl.................... » Rosae
   Rosmarinöl .... » Rosmarini
   Sandelöl .... » Santali
   Senföl .... » Sinapis
   Spanischfliegenöl............ » cantharidatum
   Terpentinöl................. » Terebinthinae
    » , gereinigtes .... » » rectificatum

Oele:					Olea:
    Thymianöl					 Oleum Thymi
    Wacholderöl					 » Juniperi
    Zimmtöl					 » Cinnamomi
Oelzucker					Elaeosacchara
Olivenöl					Oleum Olivarum
Opium					Opium
  » extrakt..................					Extractum Opii
  » tinktur, benzoesäurehaltige					Tinctura Opii benzoïca
  » » , einfache					» » simplex
  » » , safranhaltige					» » crocata
Opodeldok					Linimentum saponato-camphoratum
  » , flüssiger					Spiritus saponato-camphoratus

P.

Papier, Salpeter-					Charta nitrata
  » , Senf-					» sinapisata
Paraffin, festes..................					Paraffinum solidum
  » , flüssiges					» liquidum
  » salbe					Unguentum Paraffini
Paraldehyd					Paraldehydum
Pastillen:					Pastilli:
    Santoninpastillen					 Pastilli Santonini
    Sublimatpastillen					 » Hydrargyri bichlorati
Pepsin.........................					Pepsinum
  » wein					Vinum Pepsini
Perubalsam......................					Balsamum peruvianum
Petroleumbenzin					Benzinum Petrolei
Pfeffer, Spanischer...............					Fructus Capsici
Pfefferminzblätter					Folia Menthae piperitae
  » öl					Oleum » »
  » plätzchen					Rotulae » »
  » sirup					Sirupus »
  » spiritus					Spiritus » piperitae
  » wasser					Aqua » »
Pflaster:					Emplastra:
    Bleipflaster					 Emplastrum Lithargyri
    Bleiweißpflaster					 » Cerussae
    Gummipflaster................					 » Lithargyri com-
                                  positum

Pflaster:	Emplastra:
Heftpflaster	Emplastrum adhaesivum
Mutterpflaster	» fuscum camphoratum
Quecksilberpflaster	» Hydrargyri
Seifenpflaster.................	» saponatum
Spanischfliegenpflaster	» Cantharidum ordinarium
Spanischfliegenpflaster für thierärztlichen Gebrauch.............	» Cantharidum pro usu veterinario
Spanischfliegenpflaster, immerwährendes	» Cantharidum perpetuum
Phenacetin	Phenacetinum
Phenyldimethylpyrazolon	Pyrazolonum phenyldimethylicum
» » , salicylsaures	» » salicylicum
Phenylsalicylat	Phenylum salicylicum
Phosphor	Phosphorus
» säure	Acidum phosphoricum
Physostigminsalicylat	Physostigminum salicylicum
» sulfat	» sulfuricum
Pillen:	Pilulae:
Aloepillen, eisenhaltige	Pilulae aloëticae ferratae
Blaud'sche Pillen	» Ferri carbonici Blaudii
Jalapenpillen	» Jalapae
Kreosotpillen	» Kreosoti
Pilokarpinhydrochlorid	Pilocarpinum hydrochloricum
Plätzchen, Zucker-	Rotulae Sacchari
Podophyllin	Podophyllinum
Pomeranzenelixir.................	Elixir Aurantii compositum
» schale	Cortex » Fructus
» schalensirup............	Sirupus » Corticis
» tinktur	Tinctura »
» , unreife	Fructus » immaturi
Pottasche.....................	Kalium carbonicum crudum
Pulver:	Pulveres:
Brausepulver.................	Pulvis aërophorus
» , abführendes	» » laxans
» , englisches	» » anglicus

Pulver:	Pulveres:
Brustpulver..................	Pulvis Liquiritiae compositus
Dover'sches Pulver	» Ipecacuanhae opiatus
Gummipulver, zusammengesetztes..	» gummosus
Kinderpulver.................	» Magnesiae cum Rheo
Salicylstreupulver............	» salicylicus cum Talco
Pyrogallol	Pyrogallolum

Q.

Quassiaholz	Lignum Quassiae
Quecksilber.....................	Hydrargyrum
» chlorid..................	» bichloratum
» chlorür..................	» chloratum
» » , durch Dampf bereitetes	» chloratum vapore paratum
» cyanid..................	» cyanatum
» jodid...................	» bijodatum
» oxyd...................	» oxydatum
» » , gelbes	» » via humida paratum
» pflaster................	Emplastrum Hydrargyri
» präcipitat, weißer	Hydrargyrum praecipitatum album
» salbe, graue	Unguentum Hydrargyri cinereum
» » , rothe.............	» » rubrum
» » , weiße.............	» » album
» salicylat................	Hydrargyrum salicylicum
Quendel.........................	Herba Serpylli

R.

Ratanhiawurzel...................	Radix Ratanhiae
» tinktur	Tinctura »
Rauchende Salpetersäure	Acidum nitricum fumans
Reduzirtes Eisen	Ferrum reductum
Resorcin	Resorcinum
Rhabarber	Radix Rhei
» extrakt	Extractum Rhei
» » , zusammengesetztes ..	» » compositum
» sirup	Sirupus »

Rhabarbertinktur, wässerige .... Tinctura Rhei aquosa
" , weinige .... " " vinosa
Ricinusöl .... Oleum Ricini
Rinden (und Fruchtschalen): Cortices:
   Cascarillrinde .... Cortex Cascarillae
   Chinarinde .... " Chinae
   Citronenschale .... " Citri Fructus
   Condurangorinde.............. " Condurango
   Eichenrinde .... " Quercus
   Faulbaumrinde .... " Frangulae
   Granatrinde .... " Granati
   Pomeranzenschale............. " Aurantii Fructus
   Seifenrinde .... " Quillaiae
   Zimmt, Chinesischer .... " Cinnamomi
River'scher Trank .... Potio Riveri
Roher Holzessig.................. Acetum pyrolignosum crudum
Rohe Salpetersäure .... Acidum nitricum crudum
Rohes Bleiacetat................. Plumbum aceticum "
Rohe Schwefelsäure .... Acidum sulfuricum "
Rohes Kresol .... Cresolum crudum
   " Kupfersulfat................ Cuprum sulfuricum crudum
   " Zinkoxyd................... Zincum oxydatum "
Rosenblätter .... Flores Rosae
   " honig .... Mel rosatum
   " öl .... Oleum Rosae
   " wasser..................... Aqua "
Rosmarinöl .... Oleum Rosmarini
   " salbe .... Unguentum Rosmarini compositum
Rothe Quecksilbersalbe............. " Hydrargyri rubrum

S.

Säfte: Succi:
   Süßholzsaft.................. Succus Liquiritiae
   " , gereinigter .... " " depuratus
   Wacholdermus .... " Juniperi inspissatus
Säuren: Acida:
   Ameisensäure .... Acidum formicicum
   Arsenige Säure............... " arsenicosum
   Benzoesäure .... " benzoïcum
   Borsäure.................... " boricum

Säuren:	Acida:
Bromwasserstoffsäure...........	Acidum hydrobromicum
Chromsäure	» chromicum
Citronensäure	» citricum
Essigsäure	» aceticum
» , verdünnte	» » dilutum
Gerbsäure	» tannicum
Kamphersäure	» camphoricum
Karbolsäure..................	» carbolicum
» , verflüssigte	» » liquefactum
Milchsäure	» lacticum
Phosphorsäure	» phosphoricum
Salicylsäure	» salicylicum
Salpetersäure	» nitricum
» , rauchende	» » fumans
» , rohe	» » crudum
Salzsäure	» hydrochloricum
» , verdünnte	» » dilutum
Schwefelsäure	» sulfuricum
» , rohe.............	» » crudum
» , verdünnte	» » dilutum
Trichloressigsäure	» trichloraceticum
Weinsäure	» tartaricum
Safran	Crocus
» haltige Opiumtinktur.........	Tinctura Opii crocata
Salbeiblätter....................	Folia Salviae
Salben:	Unguenta:
Bleipflastersalbe................	Unguentum diachylon
» salbe	» Plumbi
» weißsalbe...................	» Cerussae
» » , kampherhaltige	» » camphoratum
Borsalbe	» Acidi borici
Brechweinsteinsalbe	» Tartari stibiati
Cold Cream	» leniens
Gerbsäure-Bleisalbe	» Plumbi tannici
Glycerinsalbe	» Glycerini
Kaliumjodidsalbe................	» Kalii jodati
Königssalbe.....................	» basilicum
Paraffinsalbe	» Paraffini
Quecksilbersalbe, graue	» Hydrargyri cinereum

Salben: | Unguenta:
Quecksilbersalbe, rothe.......... | Unguentum Hydrargyri rubrum
 „ , weiße .... | „ „ album
Rosmarinsalbe .... | „ Rosmarini compositum
Spanischfliegensalbe............ | „ Cantharidum
 „ , für thierärztlichen Gebrauch | „ Cantharidum pro usu veterinario
Terpentinsalbe................ | „ Terebinthinae
Wachssalbe .... | „ cereum
Wollfettsalbe .... | „ Adipis Lanae
Zinksalbe .... | „ Zinci
Salep .... | Tubera Salep
 „ schleim .... | Mucilago „
Salicylsäure .... | Acidum salicylicum
 „ saures Phenyldimethylpyrazolon | Pyrazolonum phenyldimethylicum salicylicum
 „ streupulver................. | Pulvis salicylicus cum Talco
 „ talg .... | Sebum salicylatum
Salpetergeist, versüßter............ | Spiritus Aetheris nitrosi
 „ haltiges Silbernitrat........ | Argentum nitricum cum Kalio nitrico
 „ papier .... | Charta nitrata
 „ säure .... | Acidum nitricum
 „ „ , rauchende .... | „ „ fumans
 „ „ , rohe .... | „ „ crudum
Salz, Karlsbader, künstliches........ | Sal Carolinum factitium
Salzsäure .... | Acidum hydrochloricum
 „ , verdünnte .... | „ „ dilutum
Samen: | Semina:
Arekanuß..................... | Semen Arecae
Bärlappsamen .... | Lycopodium
Bockshornsamen .... | Semen Foenugraeci
Brechnuß..................... | „ Strychni
Leinsamen .... | „ Lini
Mohnsamen .... | „ Papaveris
Muskatnuß .... | „ Myristicae
Senfsamen .... | „ Sinapis
 „ , weißer .... | „ Erucae
Strophanthussamen .... | „ Strophanthi
Zeitlosensamen .... | „ Colchici

Samen:	Semina:
Zitwersamen	Flores Cinae
Sandelöl	Oleum Santali
Santonin	Santoninum
» pastillen	Pastilli Santonini
Sarsaparill-Abkochung	Decoctum Sarsaparillae compositum
Sarsaparille	Radix »
Sassafrasholz	Lignum Sassafras
Saturationen	Saturationes
Sauer, Haller'sches	Mixtura sulfurica acida
Schierling	Herba Conii
Schmalze:	Adipes:
Benzoeschmalz	Adeps benzoatus
Schweineschmalz	» suillus
Schmierseife	Sapo kalinus venalis
Schwefel	Sulfur sublimatum
», gereinigter	» depuratum
» leber	Kalium sulfuratum
» milch	Sulfur praecipitatum
» säure	Acidum sulfuricum
» », rohe	» » crudum
» », verdünnte	» » dilutum
Schweineschmalz	Adeps suillus
Seife, medizinische	Sapo medicatus
Seifen:	Sapones:
Jalapenseife	Sapo jalapinus
Kaliseife	» kalinus
Medizinische Seife	» medicatus
Schmierseife	» kalinus venalis
Seifenpflaster	Emplastrum saponatum
» rinde	Cortex Quillaiae
» spiritus	Spiritus saponatus
Senegasirup	Sirupus Senegae
» wurzel	Radix »
Senföl	Oleum Sinapis
» papier	Charta sinapisata
» samen	Semen Sinapis
» », weißer	» Erucae
» spiritus	Spiritus Sinapis
Sennalatwerge	Electuarium e Senna
» sirup	Sirupus Sennae

Sennesblätter	Folia Sennae
Silbernitrat	Argentum nitricum
„ , salpeterhaltiges	„ „ cum Kalio nitrico
Sirupe:	Sirupi:
Brechwurzelsirup	Sirupus Ipecacuanhae
Eibischsirup	„ Althaeae
Eisenjodürsirup	„ Ferri jodati
Eisenzuckersirup	„ „ oxydati
Himbeersirup	„ Rubi Idaei
Kirschensirup	„ Cerasorum
Kreuzdornbeerensirup	„ Rhamni catharticae
Mandelsirup	„ Amygdalarum
Mannasirup	„ Mannae
Mohnsirup	„ Papaveris
Pfefferminzsirup	„ Menthae
Pomeranzenschalensirup	„ Aurantii Corticis
Rhabarbersirup	„ Rhei
Senegasirup	„ Senegae
Sennasirup	„ Sennae
Sirup, weißer	„ simplex
Süßholzsirup	„ Liquiritiae
Zimmtsirup	„ Cinnamomi
Sirup, weißer	Sirupus simplex
Skopolaminhydrobromid	Scopolaminum hydrobromicum
Soda	Natrium carbonicum crudum
Spanische Fliegen	Cantharides
Spanischer Pfeffer	Fructus Capsici
Spanischfliegen-Kollodium	Collodium cantharidatum
„ öl	Oleum „
„ pflaster	Emplastrum Cantharidum ordinarium
„ „ für thierärztlichen Gebrauch	„ „ pro usu veterinario
„ „ immerwährendes	„ Cantharidum perpetuum
„ salbe	Unguentum „
„ „ für thierärztlichen Gebrauch	„ „ pro usu veterinario
„ tinktur	Tinctura Cantharidum
Spanischpfeffertinktur	„ Capsici
Spießglanz	Stibium sulfuratum nigrum

Spiritus: Spiritus:
    Aetherweingeist ....   Spiritus aethereus
    Ameisenspiritus ....   » Formicarum
    Angelikaspiritus, zusammengesetzter   » Angelicae compositus
    Kampherspiritus ....   » camphoratus
    Karmelitergeist ....   » Melissae compositus
    Lavendelspiritus ....   » Lavandulae
    Löffelkrautspiritus ....   » Cochleariae
    Opodeldok, flüssiger ....   » saponato - camphoratus
    Pfefferminzspiritus ....   » Menthae piperitae
    Salpetergeist, versüßter ......   » Aetheris nitrosi
    Seifenspiritus ....   » saponatus
    Senfspiritus ....   » Sinapis
    Wacholderspiritus ....   » Juniperi
    Weinbranntwein ....   » e Vino
      » geist ....   »
      » », verdünnter ....   » dilutus
Starkes Kampheröl .... Oleum camphoratum forte
Stechapfelblätter .... Folia Stramonii
Steinklee .... Herba Meliloti
Stiefmütterchen ....   » Violae tricoloris
Storax .... Styrax
Strophanthussamen .... Semen Strophanthi
    » tinktur .... Tinctura   »
Strychninnitrat .... Strychninum nitricum
Sublimatpastillen .... Pastilli Hydrargyri bichlorati
Süße Mandeln .... Amygdalae dulces
Süßholz .... Radix Liquiritiae
    » saft .... Succus   »
    » », gereinigter ....   »   » depuratus
    » sirup .... Sirupus   »
Sulfonal .... Sulfonalum
Suppositorien .... Suppositoria

T.

Tabakblätter .... Folia Nicotianae
Talg, Hammel- .... Sebum ovile
  » , Salicyl- ....   » salicylatum
Talk .... Talcum

Tamarindenmus	Pulpa Tamarindorum cruda
„ , gereinigtes	„ „ depurata
Tausendgüldenkraut	Herba Centaurii
Terpentin	Terebinthina
„ öl	Oleum Terebinthinae
„ „, gereinigtes	„ „ rectificatum
„ salbe	Unguentum Terebinthinae
Terpinhydrat	Terpinum hydratum
Thee, abführender	Species laxantes
„ , harntreibender	„ diureticae
Theegemische:	Species:
Brustthee	Species pectorales
Holzthee	„ Lignorum
Kräuter, erweichende	„ emollientes
„ , gewürzhafte	„ aromaticae
Thee, abführender	„ laxantes
„ , harntreibender	„ diureticae
Theerwasser	Aqua Picis
Theobrominnatriosalicylat	Theobrominum natrio-salicylicum
Thon, weißer	Bolus alba
Thymian	Herba Thymi
„ öl	Oleum „
Thymol	Thymolum
Tinkturen:	Tincturae:
Akonittinktur	Tinctura Aconiti
Aloetinktur	„ Aloës
„ , zusammengesetzte	„ „ composita
Arnikatinktur	„ Arnicae
Aromatische Tinktur	„ aromatica
Baldriantinktur	„ Valerianae
„ , ätherische	„ „ aetherea
Benzoetinktur	„ Benzoës
Bibernelltinktur	„ Pimpinellae
Bittere Tinktur	„ amara
Brechnußtinktur	„ Strychni
Chinatinktur	„ Chinae
„ , zusammengesetzte	„ „ composita
Chloreisentinktur, ätherische	„ Ferri chlorati aetherea
Eisentinktur, apfelsaure	„ „ pomati
Enziantinktur	„ Gentianae
Fingerhuttinktur	„ Digitalis

Tinkturen: Tincturae:
  Galläpfeltinktur............   Tinctura Gallarum
  Ingwertinktur..............   „ Zingiberis
  Jodtinktur.................   „ Jodi
  Kalmustinktur..............   „ Calami
  Katechutinktur.............   „ Catechu
  Koloquinthentinktur........   „ Colocynthidis
  Lobelientinktur............   „ Lobeliae
  Meerzwiebeltinktur.........   „ Scillae
  Myrrhentinktur.............   „ Myrrhae
  Nieswurzeltinktur..........   „ Veratri
  Opiumtinktur, benzoesäurehaltige.   „ Opii benzoïca
    „ , einfache........   „ „ simplex
    „ , safranhaltige....   „ „ crocata
  Pomeranzentinktur..........   „ Aurantii
  Ratanhiatinktur............   „ Ratanhiae
  Rhabarbertinktur, wässerige   „ Rhei aquosa
    „ , weinige.........   „ „ vinosa
  Spanischfliegentinktur.....   „ Cantharidum
  „ pfeffertinktur...........   „ Capsici
  Strophanthustinktur........   „ Strophanthi
  Wermuttinktur..............   „ Absinthii
  Zeitlosentinktur...........   „ Colchici
  Zimmttinktur...............   „ Cinnamomi
Tolubalsam.....................   Balsamum tolutanum
Traganth.......................   Tragacantha
Trank, River'scher.............   Potio Riveri
  „ , Wiener.................   Infusum Sennae compositum
Trichloressigsäure.............   Acidum trichloraceticum
Trockenes Hühnereiweiß.........   Albumen Ovi siccum
Tuberkulin.....................   Tuberculinum Kochi.

U.

Unreife Mohnköpfe..............   Fructus Papaveris immaturi
  „ Pomeranzen...............   „ Aurantii „

V.

Vanille........................   Fructus Vanillae
Veilchenwurzel.................   Rhizoma Iridis

Veratrin	Veratrinum
Verdünnte Essigsäure	Acidum aceticum dilutum
Verdünnter Weingeist	Spiritus dilutus
Verdünnte Salzsäure	Acidum hydrochloricum dilutum
» Schwefelsäure	» sulfuricum dilutum
Verflüssigte Karbolsäure	» carbolicum liquefactum
Versüßter Salpetergeist	Spiritus Aetheris nitrosi

W.

Wacholderbeeren	Fructus Juniperi
» mus	Succus » inspissatus
» öl	Oleum »
» spiritus	Spiritus »
Wachs, gelbes	Cera flava
» salbe	Unguentum cereum
» , weißes	Cera alba
Wässer, destillirte	Aquae destillatae
Wässerige Rhabarbertinktur	Tinctura Rhei aquosa
Wässeriges Chinaextrakt	Extractum Chinae aquosum
Walnußblätter	Folia Juglandis
Walrat	Cetaceum
Wasser:	Aquae:
Bittermandelwasser	Aqua Amygdalarum amararum
Bleiwasser	» Plumbi
Chlorwasser	» chlorata
Destillirtes Wasser	» destillata
Destillirte Wässer	Aquae destillatae
Fenchelwasser	Aqua Foeniculi
Kalkwasser	» Calcariae
Karbolwasser	» carbolisata
Kresolwasser	» cresolica
Pfefferminzwasser	» Menthae piperitae
Rosenwasser	» Rosae
Theerwasser	» Picis
Zimmtwasser	» Cinnamomi
Wasser, destillirtes	Aqua destillata
Wein	Vinum
Weine:	Vina:
Brechwein	Vinum stibiatum
Brechwurzelwein	» Ipecacuanhae

Weine:	Vina:
Chinawein	Vinum Chinae
Condurangowein	» Condurango
Kampherwein	» camphoratum
Pepsinwein	» Pepsini
Zeitlosenwein	» Colchici
Weinbranntwein	Spiritus e Vino
Weingeist	Spiritus
» geistiges Chinaextrakt	Extractum Chinae spirituosum
» geist, verdünnter	Spiritus dilutus
Weinige Rhabarbertinktur	Tinctura Rhei vinosa
Weinsäure	Acidum tartaricum
Weinstein	Tartarus depuratus
» , Borax-	» boraxatus
» , Brech-	» stibiatus
Weiße Nießwurzel	Rhizoma Veratri
» Quecksilbersalbe	Unguentum Hydrargyri album
Weißer Leim	Gelatina alba
» Quecksilberpräcipitat	Hydrargyrum praecipitatum album
» Senfsamen	Semen Erucae
» Sirup	Sirupus simplex
» Thon	Bolus alba
Weißes Wachs	Cera »
Weizenstärke	Amylum Tritici
Wermut	Herba Absinthii
» extrakt	Extractum Absinthii
» tinktur	Tinctura Absinthii
Wiener Trank	Infusum Sennae compositum
Wismutgallat, basisches	Bismutum subgallicum
» nitrat, »	» subnitricum
» salicylat, »	» subsalicylicum
Wollblumen	Flores Verbasci
Wollfett	Adeps Lanae anhydricus
» salbe	Unguentum Adipis Lanae
» , wasserhaltiges	Adeps Lanae cum Aqua
Wundschwamm	Fungus Chirurgorum
Wurzeln und Rhizome:	Radices et Rhizomata:
Angelikawurzel	Radix Angelicae
Baldrian	» Valerianae
Bibernellwurzel	» Pimpinellae
Brechwurzel	» Ipecacuanhae

Wurzeln und Rhizome: Radices et Rhizomata:
- Colombowurzel .... Radix Colombo
- Eibischwurzel .... » Althaeae
- Enzianwurzel .... » Gentianae
- Farnwurzel .... Rhizoma Filicis
- Galgant .... » Galangae
- Hauhechelwurzel .... Radix Ononidis
- Hydrastisrhizom .... Rhizoma Hydrastis
- Ingwer .... » Zingiberis
- Jalapenwurzel .... Tubera Jalapae
- Kalmus .... Rhizoma Calami
- Liebstöckelwurzel .... Radix Levistici
- Löwenzahn .... » Taraxaci cum herba
- Nießwurzel, weiße .... Rhizoma Veratri
- Ratanhiawurzel .... Radix Ratanhiae
- Rhabarber .... » Rhei
- Sarsaparille .... » Sarsaparillae
- Senegawurzel .... » Senegae
- Süßholz .... » Liquiritiae
- Veilchenwurzel .... Rhizoma Iridis
- Zitwerwurzel .... » Zedoariae

Z.

Zeitlosensamen .... Semen Colchici
  » tinktur .... Tinctura »
  » wein .... Vinum »
Zimmt, Chinesischer .... Cortex Cinnamomi
  » öl .... Oleum »
  » sirup .... Sirupus »
  » tinktur .... Tinctura »
  » wasser .... Aqua »
Zinkacetat .... Zincum aceticum
  » chlorid .... » chloratum
  » oxyd .... » oxydatum
  » » , rohes .... » » crudum
  » salbe .... Unguentum Zinci
  » sulfat .... Zincum sulfuricum
Zitwersamen .... Flores Cinae
  » wurzel .... Rhizoma Zedoariae

Zucker	Saccharum
” , Milch-	” Lactis
” , Oel-	Elaeosacchara
” haltiges Ferrocarbonat	Ferrum carbonicum saccharatum
” plätzchen	Rotulae Sacchari
Zusammengesetzte Aloetinktur	Tinctura Aloës composita
” Chinatinktur	” Chinae ”
Zusammengesetzter Angelikaspiritus	Spiritus Angelicae compositus
Zusammengesetztes Gummipulver	Pulvis gummosus
” Rhabarberextrakt ...	Extractum Rhei compositum.

Berlin, gedruckt in der Reichsdruckerei.
1078. 00.

DIE VIERTE DEUTSCHE REICHSPHARMAKOPÖE

Nachwort zu
ARZNEIBUCH FÜR DAS DEUTSCHE REICH
Vierte Ausgabe

von
Prof. Dr. Wolfgang Schneider, Braunschweig

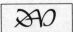

DEUTSCHER APOTHEKER VERLAG STUTTGART
1986

Die vierte Deutsche Reichspharmakopöe (DAB 4) bildet nicht nur durch ihr Erscheinungsjahr 1900 eine Schwelle, über die man von einem Zeitraum, dem 19. Jahrhundert, in einen neuen, das 20. Jahrhundert, hineingelangte. Sie wird von den Historikern auch sachlich als Entwicklungsabschluß und zugleich als Anfang einer neuen Ära beurteilt. Was sich seit Herausgabe der ersten „Pharmacopœa Germanica" (DAB 1, 1872) anbahnte, war schrittweise erreicht und dabei der letzte Schritt zum DAB 4 von 1900 in schon eingefahrenen Bahnen der einfachste, wenn er auch die Pharmakopöe-Benutzer vor schwierige Probleme stellte, wie sie dann für das 20. Jahrhundert typisch wurden.

Rückblick

Wie mühsam war es am Anfang gewesen, die Experten aller Bundesländer, die das Deutsche Kaiserreich seit 1870 bildeten, zur Anerkennung eines einheitlichen Arzneibuch-Textes zu bringen. Manches geschah übereilt und daher Korrekturen herausfordernd, manches war jedoch endgültig, z. B.

- die Einführung der metrischen Einheiten im Maß- und Gewichtssystem,
- die Fortschreibung des Charakters eines Gesetzbuches unter Verdrängung des Lehrbuchhaften,
- die Billigung der Verwendung von industriellen Arzneimittelprodukten, die früher durch die Apotheker selbst hergestellt werden mußten.

Die Pharmacopœa Germanica editio altera (DAB 2, 1882) brachte dann vor allem analytische Fortschritte mit vielen gründlichen qualitativen und quantitativen Prüfmethoden unter Einsatz volumetrischer Titrationen. Seit dem „Arzneibuch für das Deutsche Reich, Dritte Ausgabe" (DAB 3, 1890, mit einem umfangreichen Nachtrag bzw. der zweiten erweiterten Fassung von 1895) wurden die Texte in deutscher Sprache veröffentlicht, nur die Arzneibezeichnungen blieben lateinisch, dabei in den Überschriften vor den deutschen Namen rangierend. Für die Edition verantwortlich war jetzt eine Behörde, das Kaiserliche Gesundheitsamt, in dem 1887 eine ständige Pharmakopöe-Kommission eingerichtet war, in die hervorragende Fachleute berufen wurden. Damit war die Bahn frei für regelmäßig zu besorgende und schrittweise zu verbessernde Neuausgaben der Pharmakopöe Deutschlands.

Ständige Pharmakopöe-Kommission

Die Erarbeitung des DAB 4, 1900 („Arzneibuch für das Deutsche Reich, Vierte Ausgabe") ist in seiner Vorrede ausführlich dargelegt, es fehlen dort aber die Namen der Mitglieder der „Ständigen Kommission", der die Arzneibuch-Ausgabe von 1895 (DAB 3 und Nachtrag) und nun des neuen Werkes zu verdanken war. Es heißt lediglich: „Die Zahl der Mitglieder wurde im Jahre 1892 [von zuvor 12] auf 15 und im Jahre 1897 auf 18 erhöht."

Das Bundesratssitzungs-Protokoll (Berlin, 14. 12. 1896, § 734) sagt dazu aus:

– Gemäß Bundesratsbeschluß vom 17. 2. 1887 und entsprechend der dem Bundesrat unter dem 3. 12. 1891 gemachten Mitteilung ist zur Zeit die Kommission für Bearbeitung des deutschen Arzneibuches neben dem Vorsitzenden und denjenigen außerordentlichen Mitgliedern des Kaiserlichen Gesundheitsamtes, welche eine Stellung in der obersten Medizinalverwaltungsbehörde eines Bundesstaates einnehmen, aus weiteren fünfzehn vom Reichskanzler aus dem Kreise technischer Sachverständiger berufenen Mitgliedern zusammengesetzt.

Die von dieser Kommission zu erledigenden Arbeiten haben seit einiger Zeit, namentlich durch die Untersuchung und Begutachtung der vielen neuen Arzneistoffe, welche unablässig seitens der chemischen Industrie in den Verkehr gebracht werden, eine solche Zunahme erfahren, daß eine Entlastung der einzelnen, durch ihren Hauptberuf in Anspruch genommenen Kommissionsmitglieder dringend wünschenswert erscheint. Es ist deshalb in Aussicht genommen, die Kommission von der mit dem nächsten Jahre beginnenden neuen Dienstperiode ab durch Einberufung je eines weiteren Klinikers, Apothekers und pharmazeutischen Chemikers zu verstärken und demgemäß die Mitgliederzahl von fünfzehn auf achtzehn zu erhöhen. –

Wer waren die 15 Mitglieder der Ständigen Kommission seit 1892, welche Veränderungen gab es seit 1897? In der Pharmazeutischen Zeitung vom 2. 4. 1892 ist der augenblickliche Stand dokumentiert worden, dabei werden genannt:

1. Prof. Dr. Gerhardt, Berlin ⎱ Mediziner
2. Prof. Dr. Bruns, Tübingen ⎰

3. Prof. Dr. Binz, Bonn ⎱ Pharmakologen
4. Prof. Dr. Jaffé, Königsberg ⎰

5. Prof. Dr. Meyer, Marburg	Botaniker
6. Prof. Dr. Schmidt, Marburg 7. Prof. Dr. Hilger, Erlangen	} Chemiker
8. Prof. Dr. Fröhner, Berlin	Veterinärprofessor
9. Geh. Med.-Rat Dr. Fiedler, Dresden 10. Med.-Rat Dr. Merkel, Nürnberg	} Medizinalbeamte
11. Apoth. Dr. Brunnengraeber, Rostock 12. Apoth. Dr. Schacht, Berlin 13. Apoth. Dr. Vulpius, Heidelberg	} Apotheker
14. Dr. Holtz, Charlottenburg 15. Kommerzienrat Dr. Luboldt, Dresden	} chem. Großindustrielle

„Nationalitäten": Preußen 8, Bayern 2, Sachsen 2, Württemberg, Baden, Mecklenburg je 1.

Außerdem gehören der Kommission an:

Der Direktor des Kaiserlichen Gesundheitsamtes als Vorsitzender, 2 Kommissarien der Militärverwaltung und die a.o. Mitglieder des Gesundheitsamtes, die eine Stellung in der obersten Medizinalverwaltungsbehörde eines Bundesstaates einnehmen (in summa: 26 Mitglieder, die sich auf 6 deutsche Staaten verteilen).
Veränderungen gegenüber der Kommission vor 1892 waren hierbei: Der bedeutende Pharmakognost Flückiger gehörte ihr nicht mehr an, an seine Stelle war Prof. Dr. Meyer getreten. Neuerlich zugewählt waren der Veterinärprofessor Fröhner und die beiden „chemischen Großindustriellen" Luboldt und Holtz. Der erste hing mit der Drogengroßhandlung (mit Fabrikbetrieb) Gehe & Co zusammen, der andere mit der chemischen Fabrik E. Schering; von ihm ist u.a. bekannt, daß er – als Apotheker – Mitbegründer des „Vereins zur Wahrung der Interessen der chemischen Industrie Deutschlands" und längere Zeit Vorsitzender der „Berufsgenossenschaft der chemischen Industrie" war.
Auch nach 1896, in der nächsten Dienstperiode, blieb die Kontinuität im wesentlichen gewahrt. Lediglich der Heidelberger Apotheker Gustav Vulpius war – aus Gesundheitsgründen – ausgeschieden, an seine Stelle der Hospitalapotheker Schneegans aus Straßburg getreten; außerdem gehörten der DAB 4-Kommission an: Der Braunschweiger Pharmazeut Prof. Dr. Heinrich Beckurts und die Apotheker Carl Jehn, Besitzer in Geske, sowie Otto Schweißner, Besitzer in Dresden (beide sind in die

Deutsche Apotheker-Biographie von Hein-Schwarz, Stuttgart 1978, ihrer vielseitigen Verdienste wegen aufgenommen).
Ausgeschieden waren ferner Prof. Fröhner und Geh.-Rat Fiedler, eingetreten dafür Prof. Eber, Berlin, und Geh.-Rat von Ziemssen, München.

Neuerungen

Es ist aus der Entwicklung verständlich, daß sich das DAB 4 von dem vorangegangenen nicht zu sehr unterschied. Der Umfang des berücksichtigten Arzneischatzes war etwas größer geworden (Zu- und Abgänge sind in der Vorrede aufgezählt, dort stehen 26 Artikel als neu, 10 als gestrichen); man findet insgesamt 628 Kapitel gegenüber 592 im Jahre 1890 (600 im DAB 2, 906 im DAB 1).
Diese Zahlen gaben in einer Besprechung des DAB 4, in der Pharmazeutischen Zeitung vom 22. 8. 1900, zu folgenden Bemerkungen berechtigten Anlaß: Arzneischatz (Materia medica) und Arzneibuch (Pharmakopöe) sind jetzt verschiedene Dinge [und so ist es dann in der Zukunft geblieben]. Früher deckten sich beide Begriffe einigermaßen, d. h. bis Ende des 18. Jahrhunderts war so gut wie alles Apothekenübliche in den Pharmakopöen verzeichnet und bis gegen Mitte des 19. Jahrhunderts auch noch der wesentliche Bestand. Jetzt entwickeln sich beide nebeneinander, ohne sich viel umeinander zu kümmern. Geschätzt wird, daß im letzten Jahrzehnt des 19. Jahrhunderts 3000–4000 Arzneimittel organischer Zusammensetzung neu dargestellt sind; dem stehen die 26 Neuheiten des DAB 4 gegenüber, die zum Teil noch von recht zweifelhaftem Wert sind.
Auch das Umtaufen von Arzneimittelnamen großer Firmen wird geprüft oder, wie es einmal heißt, mit „lautem Erstaunen" registriert. Die aufgenommenen Firmenmittel waren, mit den folgenden Kapitelüberschriften:

DAB 3, 1895	DAB 4, 1900
Acetanilidum – Antifebrin	war geblieben
Antipyrinum – Antipyrin	Pyrazolonum phenyldimethylicum – Phenyldimethylpyrazolon
Theobrominum natrio-salicylicum – Diuretin	Theobrominum natrio-salicylicum – Theobrominnatriosalicylat
Phenacetinum – Phenacetin	war geblieben

Salolum – Salol	Phenylum salicylicum – Phenylsalicylat
Sulfonalum – Sulfonal	war geblieben
	„Trional" wurde als Methylsulfonalum – Methylsulfonal aufgenommen

Diese Namensänderungen hatten patentrechtliche Gründe. Wurde z. B. Antipyrin in einer Pulvermischung verordnet, so mußte das Originalpräparat der Höchster Farbwerke genommen werden. Unter der (unbequemen) Bezeichnung Pyrazolonum phenyldimethylicum konnten dagegen auch die entsprechenden, oft billigeren Substanzen anderer Firmen zur Anwendung kommen. – Diese Regelung war wieder ein Schritt in die Zukunft, denn es konnte abgesehen werden, daß sich solche Fälle bald häufen würden.

Noch eine Neuerung erregte das Mißfallen der Kritiker, nämlich die Aufnahme einer Atomgewichtstabelle jener Elemente, die für das Arzneibuch in Betracht kamen (Anlage V des DAB 4). Man sah dies als unmotiviert an, da im Arzneibuch (noch) keine einzige chemische Formel oder stöchiometrische Gleichung vorkam. Zudem war die Diskussion nicht abgeschlossen, ob man die (relativen) Atomgewichte auf $O = 16$ oder $H = 1$ beziehen sollte. War die Wahl des Sauerstoffs als Bezugsgröße für die Tabelle die richtige gewesen? Gab es nun nicht Widersprüche mit gebräuchlichen Lehrbüchern, die aufgrund des anderen Bezuges andere Atomgewichte benutzten?

In der Tat, der praktische Apotheker brauchte die Tabelle nicht, sie konnte jedoch Pharmazeuten in Wissenschaft und Industrie nützlich sein. Wieder war hier ein Schritt in die Zukunft getan: Der Bezug $O = 16$ setzte sich durch, und es dauerte auch nicht mehr lange, bis die praktischen Apotheker mit chemischen Formeln, Gleichungen und stöchiometrischen Rechnungen konfrontiert wurden. War hiermit ein Vorgriff auf die Wissenschaftlichkeit des Apothekers getan, so zeigt sich diese Tendenz in der gesamten Arzneibuchanalytik.

Perfektionierung der Analytik

Seit Erscheinen des DAB 1 (1870) hatte die Zahl der erforderlichen Reagentien und, seit DAB 2 (1982), der volumetrischen Lösungen zugenommen.

DAB 1, 1870	55 Reagentien
DAB 2, 1882	57 Reagentien und volumetrische Lösungen (es waren hier de facto mehr als 2 Zugänge, da manches gestrichen und durch neues ersetzt war)
DAB 3, 1890	88 Reagentien und vol. Lösungen
DAB 4, 1900	106 Reagentien und vol. Lösungen

Die letzten Zugänge waren
  Ammoniumrhodanidlösung, Zehntel-Normal
  Ferri-Ammoniumsulfatlösung
  Haematoxylin
  Jodeosin
  Jodeosinlösung
  Jodlösung, weingeistige
  Kalilauge, Zehntel-Normal
  Kalilauge, Hundertel-Normal
  Kalilauge, weingeistige, Halb-Normal
  Kurkumatinktur
  Marmor, gebrannter
  Natriumbisulfitlösung
  Natriumborat
  Quecksilberchloridlösung, weingeistige
  Salzsäure, Halb-Normal
  Salzsäure, Zehntel-Normal
  Salzsäure, Hundertel-Normal
  Salzsäure, rauchende

Dieser Ausbau der Analytik brachte vielerlei mit sich. Zunächst hatte er sich vor allem auf Identitäts- und Reinheitsprüfungen der Chemikalien ausgewirkt, dann auf ihre Gehaltsbestimmungen, für die die Maßanalyse Methode der Wahl war. Bei zahlreichen Arzneibuchartikeln fehlte jedoch noch dergleichen. Solche Lücken zu schließen, gehörte zu den wissenschaftlichen Arbeitsgebieten von Heinrich Beckurts; man kannte von ihm bereits Lehrbücher über Maßanalyse (Neubearbeitung der 5. Auflage des berühmten Titrierbuches von Friedrich Mohr) und über „Analytische Chemie für Apotheker" (Stuttgart 1896). Ihm wird es in erster Linie zu verdanken gewesen sein, daß viele neue Wertbestimmungen mittels Titration in das neue Arzneibuch hineinkamen: Von Alkaloiddrogen und Zubereitungen daraus (z. B. Semen, Extractum und Tinctura Strychni), von Fetten und Ölen (z. B. Ester-, Säure-, Jodzahlen), von Formaldehydlösung, Senföl usw. Berechnungen des Gehaltes fehlten noch, es wird lediglich angegeben, wieviel Maßlösung nach einem genormten Arbeitsgang verbraucht werden muß, manchmal außerdem, wieviel nicht überschritten werden darf.

Das Streben der Kommissionsmitglieder, ein jedes Arzneimittel der Pharmakopöe so vollständig, wie es der Wissensstand der Zeit ermöglichte und wie es im Apothekenlaboratorium durchführbar war, qualitativ und quantitativ prüfbar zu machen, konnte nicht an den pflanzlichen Drogen vorbeigehen, vor allem deswegen nicht, weil sich die Handelsverhältnisse verändert hatten. Die Zeit, daß die Apotheker die Ganzdrogen einkauften, sie organoleptisch, d. h. nach Aussehen, Geschmack, Geruch usw., beurteilten, dann zerkleinerten, bis zum Pulver hin, von dem sie sicher wußten, daß es von den eingesetzten Drogen stammte, war vorbei. Man sparte die Arbeit und kaufte die zerkleinerten Drogen beim Großhändler (wie z. B. Gehe & Co). Qualität wurde so zur Vertrauensfrage, die jedoch nicht die Pharmakognosten ruhen ließ. Sie lieferten vor allem mikroskopische Erkennungsmethoden.

So lange nun der Altmeister Friedrich August Flückiger (1828–1894) die Pharmakognosie in der Ständigen Arzneibuchkommission vertreten hatte (bis 1892), war es nicht möglich gewesen, der weitreichenden Forderung nach genauer Analytik bei Drogenteilen und -pulvern Gehör zu verschaffen. Zum einen handelte es sich um sehr zahlreiche Arzneibuchkapitel, die durch solche spezielle pharmakobotanische Analytik erweitert werden mußtem, zum andern erhob sich die Frage, ob man es den Apothekern zumuten konnte, solche diffizilen Arbeiten mit dem Mikroskop zu leisten, besonders wenn die Ausbildungsjahre schon lange zurücklagen. Dem Nachfolger Flückigers in der Kommission, Arthur Meyer (seit 1891 Professor der Botanik und Pharmakognosie sowie Direktor des Botanischen Gartens der Universität Marburg), der wie Flückiger die Apothekerausbildung durchlaufen hatte und ein Schüler Flückigers in Straßburg gewesen war, gelang es, die Bedenken zu zerstreuen, und er lieferte hervorragende Arbeit, die nach Erscheinen des DAB 4 in wissenschaftlichen Kreisen, weit über die Grenzen Deutschlands hinaus, anerkannt wurde.

Stimmen zur neuen Pharmakopöe

In der Apothekerschaft riefen so weitgehende Neuerungen in ihrem Gesetzbuch verständliches Unbehagen hervor. Man fühlte sich unaufhaltsamen Entwicklungen ausgeliefert, die das Ende der „guten alten Apothekerkunst" bringen mußten. Das Apothekenlaboratorium verlor mehr und mehr seinen Charakter der Arzneiherstellungsstätte, Industrie und Handel machten das Rennen. Eine zeitlang hatte es so geschienen, als würde die wissenschaftliche Kontrolle eine Neubelebung des Laboratoriums bringen, doch man merkte schon, daß es auf eine Überforderung herauskam, der sich selbst der Gesetzgeber beugen mußte. Ein signifikantes Beispiel boten die erstmals 1900 in einer deutschen Pharmakopöe auftauchenden Vertreter der modernen Antitoxintherapie: Tuberkulin und Serum antidiphthericum. Bei beiden hatte der Apotheker mit Herstellung, geschweige denn Wertbestimmung, nichts mehr zu tun. Für ihn galt im wesentlichen nur der fettgedruckte Schlußsatz beider Pharmakopöe-Artikel: „An einem kühlen Orte und vor Licht geschützt aufzubewahren."

Wie bewußt dies alles den Pharmazeuten im Anfangsjahr des 20. Jahrhunderts war, belegt die Besprechung der neuen Pharmakopöe in der Pharmazeutischen Zeitung vom 22. 8. 1900. Leicht ironisch wird auf die Perfektionierung der Prüfungsvorschriften (die nur ein Anfang war!) eingegangen; man kann dort lesen:

– Eine der bekannten deutschen Großdrogenfirmen hat sich in ihrem Handelsbericht einmal dahin geäußert, daß eine gewisse Sucht unter den Arzneibuchkommissionen der einzelnen Länder eingerissen sei, wonach dieselben ihren Stolz darein setzen, sich bezüglich der Kompliziertheit und Ausdehnung der Prüfungsvorschriften möglichst zu übertrumpfen. Nun, wir können da ganz ruhig sein; das neue Deutsche Arzneibuch wird nach dieser Richtung hin so leicht nicht übertrumpft werden. Das neue Arzneibuch stempelt den Apotheker zum Analytiker par excellence. –

Es folgen in der Buchbesprechung Betrachtungen darüber, was die Apotheker nun alles neu zu lernen haben und was für Kosten entstehen. Für eine einzige Alkaloidbestimmung der Tinctura Opii simplex mußten 50 Gramm eingesetzt werden! Dann die Überlegungen:

– Nicht die Unlust oder Unfähigkeit unserer Generation bedingt die sog. Verödung des Apothekenlaboratoriums und den Aufschwung der Industrie und des Spezialitätenwesens, sondern der Zug der Zeit, dem auch die Gesetzgebung und mit ihr das Arzneibuch gefolgt ist. Wie die neuen Branntweinsteuervorschriften, so drängt auch das Deutsche Arzneibuch den Apotheker aus seinem Laboratorium hinaus in die wissenschaftlichen Institute und die Fabriken.

Die Großlaboratorien können sämtliche Kriterien innehalten, welche das Arzneibuch vorschreibt. Sie können von ihren großen Vorräten Durchschnittsproben zur Prüfung bereit stellen und ihren Abnehmern eine gewisse Garantie für die Güte der Präparate leisten. Hieran wird sich in Zukunft der Vorstand kleiner Apothekenbetriebe vielfach halten müssen, und der Bezug von starkwirkenden galenischen Präparaten wird demgemäß zunehmen. Ebenso wird das Spezialitätenwesen weiter florieren, denn das Arzneibuch bietet Ärzten und Apothekern keinen Ersatz für gangbare Spezialitäten, und schließlich wird auch die ganze erste Ausbildung des Apothekers sowie ein Teil des Revisionsgeschäftes aus der Apotheke heraus in pharmazeutische Lehr- und Untersuchungsanstalten verlegt werden müssen, denn es fehlt hierzu in den heutigen Apotheken vielfach an Zeit, Raum und den nötigen Lehr- bzw. Arbeitskräften. –

Es folgt ein Satz, der aus der Feder des Rezensenten im Erscheinungsjahr der Pharmakopöe besondere Beachtung verdient, will man die Bedeutung des DAB 4 gegenüber den vorangegangenen drei Arzneibuchausgaben ermessen:

„Bisher bedeutete noch keins der beiden Arzneibücher in so prägnanter Weise den Beginn oder die Dokumentierung einer neuen Ära der deutschen Pharmazie."

Braunschweig, im Mai 1986　　　　　　　Prof. Dr. Wolfgang Schneider